Nutrição na Terceira Idade

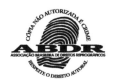

Nutrição na Terceira Idade
Daniel Magnoni
Celso Cukier
Patrícia Amante de Oliveira
Sarvier, 1ª edição, 2005
Sarvier, 2ª edição, 2010

Projeto Gráfico/Capa
CLR Balieiro Editores

Fotolitos/Impressão/Acabamento
Digitop Gráfica e Editora

Direitos Reservados
Nenhuma parte pode ser duplicada ou
reproduzida sem expressa autorização do Editor

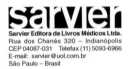

Sarvier Editora de Livros Médicos Ltda.
Rua dos Chanés 320 – Indianópolis
CEP 04087-031   Telefax (11) 5093-6966
E-mail: sarvier@uol.com.br
São Paulo – Brasil

Dados Internacionais de Catalogação na Publicação (CIP)
(Câmara Brasileira do Livro, SP, Brasil)

> Magnoni, Daniel
>   Nutrição na terceira idade / Daniel Magnoni,
> Celso Cukier, Patrícia Amante de Oliveira. --
> 2ª ed. -- São Paulo : SARVIER, 2010.
>
>   Bibliografia.
>   ISBN 978-85-7378-202-8
>
>   1. Envelhecimento 2. Idosos – Nutrição
> I. Cukier, Celso. II. Oliveira, Patrícia Amante de.
> III. Título.
>
> 09-11284   CDD-613.20846

Índices para catálogo sistemático:
   1. Idosos : Nutrição : Promoção da saúde :
         Ciências médicas   613.20846
   2. Nutrição na terceira idade : Promoção da saúde :
         Ciências médicas   613.20846
   3. Terceira idade : Nutrição : Promoção da saúde :
         Ciências médicas   613.20846

Nutrição na Terceira Idade

DANIEL MAGNONI

CELSO CUKIER

PATRÍCIA AMANTE DE OLIVEIRA

2ª edição

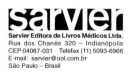

Sarvier Editora de Livros Médicos Ltda.
Rua dos Chanés 320 – Indianópolis
CEP 04087-031   Telefax (11) 5093-6966
E-mail: sarvier@uol.com.br
São Paulo – Brasil

Colaboradores

Abrão José Cury Junior – Cardiologista e Clínico Geral. Médico Assistente da Disciplina de Clínica Médica da Universidade Federal de São Paulo – UNIFESP e Médico do Hospital do Coração da Associação do Sanatório Sírio.

Alberto de Macedo Soares – Especialista em Geriatria e Gerontologia pela Sociedade Brasileira de Geriatria e Gerontologia (SBGG – AMB). Doutor em Medicina pela Faculdade de Medicina da Universidade de São Paulo – FMUSP. Professor Responsável pela Disciplina de Geriatria – Faculdade de Ciências Médicas de Santos – UNILUS. Orientador Didático do Ambulatório de Geriatria Geral do Serviço de Geriatria do Hospital das Clínicas – FMUSP. Presidente da SBGG – Seção São Paulo.

Aliny Stefanuto – Nutricionista Mestranda em Nutrição pela Universidade Federal de Santa Catarina – UFSC. Especialista em Nutrição Clínica – GANEP e em Distúrbios Metabólicos e Risco Cardiovascular – CEU. Pós-graduada em Gerontologia pela Faculdade de Medicina da Universidade de São Paulo – FMUSP. Nutricionista Clínica do Hospital Evangélico e responsável por Wellness Check-up do Hospital Santa Cruz – Curitiba – PR.

Ana Cláudia Becattini de Oliveira – Médica Geriatra. Doutora pela Faculdade de Medicina da Universidade de São Paulo. Professora colaboradora do Curso de pós-graduação de Geriatria e Gerontologia da Universidade do Estado do Rio de Janeiro.

Ana Matilde Rodrigues – Nutricionista do Hospital do Servidor Público Municipal de São Paulo. Especialista em Nutrição Materno-Infantil pela Universidade Federal de São Paulo – UNIFESP. Nutricionista responsável pela Equipe de Educação e Diabetes Dr. Mário Gilberto de Lima desde 1996.

André Guerra de Almeida – Médico Plantonista da Unidade de Emergência do Hospital do Coração – HCor. Membro do Corpo Clínico do Instituto de Metabolismo e Nutrição – IMeN.

Anita Sachs – Nutricionista. Professora do Departamento de Medicina Preventiva da Universidade Federal de São Paulo – UNIFESP.

Antonio Cantero Gimenes – Cardiologista do Hospital do Coração da Associação do Sanatório Sírio.

Camila Andrade Pereira – Nutricionista Clínica do Hospital do Coração – HCor. Especialista em Nutrição Hospitalar pelo ICHC-FMUSP.

Camille P. Figueiredo – Médica Reumatologista Especialista pela Sociedade Brasileira de Reumatologia. Pós-Graduanda em Reumatologia pela Faculdade de Medicina da Universidade de São Paulo – FMUSP.

Claudia Satiko Takemura Matsuba – Enfermeira coordenadora técnico-administrativa da Equipe Multiprofissional de Terapia Nutricional do Hospital do Coração – HCor/São Paulo. Especialista em Metodologia da Ação Docente pela UEL. Especialista em Enfermagem em Unidade de Terapia Intensiva pela Universidade Federal de São Paulo – UNIFESP. Especialista em Nutrição Parenteral e Enteral pela Sociedade Brasileira de Nutrição Parenteral (SBNPE). Mestre em Enfermagem na Área da Saúde do Adulto e do Idoso pela Universidade Federal de São Paulo – UNIFESP. Presidente do Comitê de Enfermagem da SBNPE – Gestão 2008-2009.

Celso Cukier – Médico Cirurgião do Aparelho Digestivo. Mestre pela Faculdade de Medicina da Universidade de São Paulo – FMUSP. Diretor do Instituto de Metabolismo e Nutrição – IMeN. Chefe do Serviço de Nutrologia do Hospital São Luiz – Morumbi. Chefe do Serviço de Nutrologia do Hospital Leforte.

Cristiane Kovacs – Nutricionista Mestranda em Nutrição pela Universidade Federal de São Paulo – UNIFESP. Especialista em Nutrição Clínica – GANEP e Distúrbios Metabólicos e Risco Cardiovascular – CEU. Coordenadora do Ambulatório de Nutrição Clínica do Instituto Dante Pazzanese de Cardiologia.

Daniel Jogaib Daher – Médico Especialista em Cardiologia pela SBC. Médico da Seção de Cardiologia do Esporte e do Exercício do Instituto Dante Pazzanese de Cardiologia. Especialista em Ergometria pelo Departamento de Ergometria, Reabilitação Cardiovascular e Exercício DERC – SBC.

Daniel Magnoni – Médico Cardiologista e Nutrólogo. Chefe da Seção de Nutrição Clínica do Instituto Dante Pazzanese de Cardiologia. Responsável pelo Serviço de Terapia Nutricional do Hospital do Coração – HCor. Diretor do Instituto de Metabolismo e Nutrição – IMeN. Responsável pelo Serviço de Terapia Nutricional do Hospital Bandeirantes.

Fatima Corradini Bana – Nutricionista Clínica Responsável pela Área de Nutrição da Equipe Multiprofissional em Terapia Nutricional (EMTN) do Hospital e Maternidade São Cristovão.

Fernanda Cassullo Amparo – Nutricionista Especialista em Fisiologia do Exercício pela Universidade Federal de São Paulo – UNIFESP. Coordenadora do Ambulatório de Nutrição Esportiva da Seção Médica de Cardiologia do Esporte e do Exercício e Supervisora do Ambulatório de Nutrição Clínica do Instituto Dante Pazzanese de Cardiologia.

Fernando Seishim Hanashiro – Mestre em Dentística pela Faculdade de Odontologia da Universidade de São Paulo – FO-USP. Doutorando em Dentística pela FO-USP.

Flavio W. Carnevale Filho – Mestre e Doutor em Dentística pela Faculdade de Odontologia da Universidade de São Paulo – FO-USP. Estagiário Didático da Disciplina de Dentística da FO-USP.

Isac Jorge-Filho – Doutor em Cirurgia. Presidente do Conselho Regional de Medicina do Estado de São Paulo. Membro das Câmaras Técnicas de Bioética e de Nutrologia do Conselho Regional de Medicina de São Paulo – CREMESP. Chefe do Serviço de Gastroenterologia da Santa Casa de Ribeirão Preto.

José Antonio E. Curiati – Médico Assistente do Serviço de Geriatria do Hospital das Clínicas da Faculdade de Medicina da Universidade de São Paulo – HC-FMUSP.

Juliana Simões – Nutricionista Graduada pelo Centro Universitário São Camilo. Pós-Graduada em Vigilância dos Alimentos pela Universidade de São Paulo. Supervisora de Nutrição – Gastronomia do Hospital do Coração – HCor.

Leda Daud Lotaif – Mestre e Doutora em Nefrologia pela Escola Paulista de Medicina da Universidade Federal de São Paulo – UNIFESP. Nefrologista do Hospital do Coração da Associação do Sanatório Sírio e do Instituto Dante Pazzanese de Cardiologia.

Lillian de Carla Sant´Anna – Nutricionista pelo Centro Universitário São Camilo. Especialista em Nutrição Humana Aplicada à Prática Clínica pelo Instituto de Metabolismo e Nutrição – IMeN. Nutricionista Clínica do Setor de Nutrição do Hospital do Coração – HCor. Membro da Equipe Multiprofissional em Terapia Nutricional (EMTN) do HCor.

Ligiani Rezende Corral – Médica Especialista em Geriatria. Responsável pelo Programa de Assistência Domiciliar ao Idoso da Universidade Federal de São Paulo – UNIFESP/EPM. Médica do Centro dia do Idoso UNIFESP/ AMAVI.

Luis Alberto Saporetti – Médico Assistente da Disciplina de Geriatria do Hospital das Clínicas da Faculdade de Medicina da Universidade de São Paulo – HC-FMUSP. Médico Assistente do Ambulatório de Cuidados Paliativos do Hospital das Clínicas da Faculdade de Medicina da Universidade de São Paulo – HC-FMUSP.

Márcia M. H. A. de Oliveira Salgueiro – Nutricionista. Mestre em Saúde Pública pela Universidade de São Paulo – USP. Professora do Curso Técnico em Nutrição e Dietética do SENAC. Professora Convidada do Curso Superior de Gastronomia da Universidade Anhembi Morumbi.

Maria do Carmo Sitta – Professora Colaboradora da Faculdade de Medicina da Universidade de São Paulo – USP – Disciplina de Geriatria. Doutorado em Medicina pela Faculdade de Medicina da USP – área de envelhecimento ósseo. Médica Responsável pelo Grupo de Interconsultas do Serviço de Geriatria do Hospital das Clínicas da Faculdade de Medicina da USP.

Michel Nicolau Youssef – Professor Associado do Departamento de Dentística da Faculdade de Odontologia da Universidade de São Paulo – FO-USP. Professor Titular de Dentística da Universidade Cruzeiro do Sul.

Patrícia Amante de Oliveira – Médica Geriatra do Hospital do Coração da Associação do Sanatório Sírio. Especialista pela Sociedade Brasileira de Geriatria e Gerontologia. Médica do Instituto de Metabolismo e Nutrição – IMeN. Responsável pela Nutrologia do Hospital Bandeirantes. Membro da Câmara Técnica de Nutrologia do Conselho Regional de Medicina de São Paulo – CREMESP.

Priscila Moreira – Nutricionista Especializada em Nutrição Clínica. Supervisora do Ambulatório de Nutrição Clínica do Instituto Dante Pazzanese de Cardiologia.

Ricardo Fuller – Assistente Doutor da Disciplina de Reumatologia da Faculdade de Medicina da Universidade de São Paulo – FMUSP.

Rita de Cássia – Enfermeira Estomaterapeuta. Chefe da Unidade de Geriatria / Imunologia / Pronto-Socorro de Cirurgia Geral. Presidente da Comissão de Estudos e Tratamento de Feridas do Hospital das Clínicas da Faculdade de Medicina da Universidade de São Paulo. Supervisora do Curso Multidisciplinar de Especialização em Gerontologia da Faculdade de Medicina da Universidade de São Paulo – FMUSP.

Sami Liberman – Médico Assistente Doutor do Serviço de Geriatria do Hospital das Clínicas da Faculdade de Medicina da Universidade de São Paulo – HC-FMUSP.

Silvia Cristina Ramos – Graduada em Nutrição pelo Centro Universitário São Camilo. Especialista em Saúde Pública pela Faculdade de Saúde Pública da Universidade de São Paulo – FSP-USP. Especialista em Nutrição Materno Infantil EPM-UNIFESP. Doutoranda em Ciências pela Universidade Federal de São Paulo – UNIFESP. Coordenadora dos Cursos de Pós-Graduação e Extensão do IMeN – Educação.

Stella M. P. Vecchiatti – Médica Endocrinologista. Chefe da Clínica de Endocrinologia e Metabologia do Hospital do Servidor Público Municipal de São Paulo. Médica Responsável pela Equipe de Educação e Diabetes Dr. Mário Gilberto de Lima desde 1992.

Tatiana Souza Alvarez – Graduada em Nutrição pela Universidade São Judas Tadeu. Mestre em Ciências da Saúde pela Universidade Federal de São Paulo – UNIFESP. Docente convidada do Curso de Pós-Graduação em Nutrição Humana – Instituto de Metabolismo e Nutrição – IMeN. Docente e Coordenadora do Curso de Graduação em Nutrição – Universidade Nove de Julho.

Telma Sígolo Roberto – Médica Especialista em Terapia Nutricional. Membro do Corpo Clínico do Instituto de Metabolismo e Nutrição – IMeN.

Wilson Tavares de Oliveira Jr. – Mestre e Doutor em Dentísta pela Faculdade de Odontologia da Universidade de São Paulo – FO-USP.

Yolanda Maria Garcia – Professora Assistente Doutora da Disciplina de Geriatria do Departamento de Clínica Médica da Faculdade de Medicina da Universidade de São Paulo – FMUSP. Médica Comissionada do Serviço de Geriatria do Hospital das Clínicas da Faculdade de Medicina da Universidade de São Paulo – HC-FMUSP.

Prefácio da 1ª edição

Não há como nos furtarmos a procurar respostas que possam nos orientar a tomar as decisões corretas. As questões são reais e urge respondê-las. A importância das aquisições quantitativas que marcaram o século XX será dependente de quanto conseguirmos implementar a condição funcional de quem vai envelhecer no século XXI.

Alguns determinantes são, porém, ainda mais importantes que outros. Quando pensamos no desenvolvimento de um ser vivo, em especial do ser humano, atentamos para o fato de que a alimentação é o fenômeno mais preponderante de toda a nossa existência, visto que exerce influência fundamental na evolução mesmo antes de nos locomover, de pensar, de expressar nossa vontade ou mesmo de respirar.

Partindo desta premissa, torna-se evidente a importância da nutrição em cada uma das fases da vida, desde a concepção, seja como o agente protetor, determinante maior da plenitude do desenvolvimento, seja como fator direta ou indiretamente responsável pelos desvios metabólicos e doenças deles decorrentes.

A alimentação deve, portanto, ser vista como fator fundamental da promoção da saúde em qualquer idade, respeitando todo o seu potencial agonista, quando adequada nos parâmetros quantitativos e qualitativos ou como principal agente promotor de enfermidades, quando exagerada ou deficiente.

Com esta espetacular evolução da composição etária da população, da qual estamos sendo testemunhas oculares e ao mesmo tempo protagonistas, amplia-se sensivelmente a relação da saúde com a alimentação. O envelhecimento populacional determina novos desafios na condução dos determinantes fundamentais do desenvolvimento humano. Sabemos hoje que, desde a vida intrauterina, somam-se os fatores que determinarão os riscos de ocorrência das doenças que acometerão o indivíduo nas fases mais avançadas da sua vida.

Não há mais, portanto, a época em que se deve dar maior atenção à nutrição. Devemos estar atentos aos seus determinantes e consequências em todas as fases da vida, principalmente quando sua adequação permitir evitar as condições que favorecem a ocorrência das doenças que comprometerão a funcionalidade futura.

Excessos e privações não serão apenas responsáveis pelas consequências imediatas destes desvios nutricionais, mas devem ser entendidos como fatores cumulativos, frequentemente associados a disfunções tardias.

Tal a importância dedicada a esta interação, que hoje não se concebe uma programação destinada a abordar aspectos de saúde no envelhecimento sem a inclusão dos diversos enfoques nutricionais com que esse assunto esteja envolvido. Isso pode ser facilmente demonstrável pela existência de Periódicos Científicos e de Congressos Internacionais especialmente dedicados a "Envelhecimento e Nutrição".

Isto não quer dizer, porém, que temos respostas a todas as perguntas nesta área. Pelo contrário, temos hoje ainda mais perguntas sem respostas e isto deve ser visto com otimismo, pois é assim que caminha a ciência. Temos, felizmente, profissionais habilitados em respondê-las, com o conhecimento atual sobre o assunto e propostos a pesquisar ainda mais para buscar respostas onde o conhecimento ainda não é suficiente.

WILSON JACOB FILHO

Prefácio

Após a finalização do projeto editorial do livro "Nutrição na Terceira Idade", houve uma grande abertura na discussão temática desse segmento de atuação médica e de saúde.

O projeto editorial, inserido no rol de livros adotados pelas instituições de ensino, foi rapidamente esgotado, gerando a necessidade de atualização e inserção de subtemas.

Essa segunda edição procura absorver o conhecimento adquirido nesse pequeno hiato de anos e colocar à comunidade acadêmica a possibilidade de atualização e reciclagem.

O grupo de autores, envolvidos com a pesquisa clínica em nutrição e nas ações de atenção à saúde dos principais centros do Brasil, fornece a realidade objetiva da atualização científica e coloca ao leitor uma ampla possibilidade de discussões temáticas.

A temática dos capítulos responde as indagações dos leitores e assume ampla possibilidade de modernização dos conceitos e das técnicas em terapia nutricional.

Sem dúvida, poderemos considerar mais um marco editorial, uma obra singular e uma grande contribuição à saúde da população.

DANIEL MAGNONI

Conteúdo

Parte I
FISIOLOGIA DO ENVELHECIMENTO

1. Epidemiologia da Terceira Idade no Brasil 3
   Ligiani Rezende Corral
2. Aspectos Bioéticos na Saúde da Terceira Idade 14
   Isac Jorge-Filho
3. Avaliação Nutricional na Terceira Idade 20
   Camila Andrade Pereira
4. Recomendações e Necessidades Diárias 37
   Silvia Cristina Ramos e Tatiana Souza Alvarez
5. Riscos Nutricionais na Terceira Idade 47
   Anita Sachs, Patrícia Amante de Oliveira e Daniel Magnoni
6. Mudanças Fisiológicas do Sistema Digestório na Terceira Idade 57
   Telma Sígolo Roberto e Fatima Corradini Bana
7. Envelhecimento do Sistema Endócrino 61
   Sami Liberman
8. Envelhecimento e Saúde Bucal 67
   Wilson Tavares de Oliveira Jr. e Michel Nicolau Youssef
9. Reabilitação Oral através de Implantes Osseointegrados 72
   Wilson Tavares de Oliveira Jr., Michel Nicolau Youssef, Flavio W. Carnevale Filho e Fernando Seishim Hanashiro
10. Envelhecimento do Sistema Imune 75
    Patrícia Amante de Oliveira, Celso Cukier e Daniel Magnoni
11. Envelhecimento do Sistema Renal 83
    Leda Daud Lotaif
12. Envelhecimento do Sistema Osteoarticular 89
    Camille P. Figueiredo e Ricardo Fuller
13. Envelhecimento do Sistema Cardiovascular 94
    Abrão José Cury Junior e Antonio Cantero Gimenes

Parte II
NUTRIÇÃO EM SITUAÇÕES ESPECIAIS

14. Doenças Prevalentes do Trato Gastrintestinal 103
    Telma Sígolo Roberto, Fatima Corradini Bana, Patrícia Amante de Oliveira, Daniel Magnoni e Celso Cukier

15. Nutrição em Diabetes 109
    Stella M. P. Vecchiatti e Ana Matilde Rodrigues

16. Úlcera de Pressão 129
    Rita de Cássia e Patrícia Amante de Oliveira

17. Osteoporose 139
    Maria do Carmo Sitta e Márcia M. H. A. Oliveira Salgueiro

18. Insuficiência Cardíaca 144
    Aliny Stefanuto, Cristiane Kovacs, Daniel Magnoni e Priscila Moreira

19. Dislipidemias 152
    Alberto de Macedo Soares

20. Atividade Física e Aspectos Nutricionais no Idoso 158
    Daniel Jogaib Daher, Cristiane Kovacs, Aliny Stefanuto e Fernanda Cassullo Amparo

21. Sarcopenia 168
    Patrícia Amante de Oliveira

22. Vitaminas e Minerais 174
    Yolanda Maria Garcia e José Antonio E. Curiati

23. Sistema Nervoso, Transtornos Mentais e Comportamentais 208
    Patrícia Amante de Oliveira e Ana Cláudia Becattini de Oliveira

24. Câncer 220
    Fatima Corradini Bana, Patrícia Amante de Oliveira, Celso Cukier e Daniel Magnoni

25. Nutrição e Cuidados Paliativos 233
    Luis Alberto Saporetti

26. Dietas da Moda na Terceira Idade 241
    José Antonio E. Curiati

27. Gastronomia na Terceira Idade 246
    Juliana Simões

28. Suplementação Nutricional Oral no Idoso 256
    Lillian de Carla Sant'Anna

29. Dispositivos em Terapia Nutricional Enteral no Idoso: Implicações para a Prática da Enfermagem 260
    Claudia Satiko Takemura Matsuba

30. Terapia Nutricional Parenteral 268
    André Guerra de Almeida, Daniel Magnoni e Celso Cukier

Parte I

Fisiologia do Envelhecimento

1

Epidemiologia da Terceira Idade no Brasil

LIGIANI REZENDE CORRAL

INTRODUÇÃO

Provavelmente em 1830, a espécie humana atingiu aproximadamente um bilhão de pessoas, sendo que para isso necessitou de milhões de anos. Em 1927, esse número dobrou. Em 1960, a população mundial chegou aos três bilhões de habitantes. Desde então, esse incremento populacional experimentou substancial aceleração. Em 14 anos a marca dos quatro bilhões foi atingida, o 5º bilhão em 1987 e 12 anos depois, em 1997, alcançamos o sexto bilhão.

Acompanhando o crescimento populacional total, observamos a longevidade humana. Porém com velocidade muito maior, principalmente nos países em desenvolvimento. Esse processo de envelhecimento se ampliará em decorrência dos avanços nos conhecimentos da engenharia genética e da biotecnologia, alterando, em um futuro próximo, não apenas indicadores demográficos como a expectativa de vida, mas principalmente o próprio limite de tempo de vida ou o relógio biológico (Fries, 1980; Fries e Crapo, 1981). Nos dias atuais o relógio biológico da espécie humana atinge 90-95 anos (Veras, 2001; Veras *et al.*, 2002). Estima-se, no entanto, que nas próximas décadas esse indicador se ampliará, alcançando 120-130 anos. Decorrente dessa inversão na pirâmide etária, observamos mudanças no perfil dos idosos e as suas consequências, as quais iremos analisar no decorrer deste capítulo.

VELOCIDADE DE CRESCIMENTO

O envelhecimento populacional é um fenômeno mundial, e isso vem ocorrendo em um ritmo muito acentuado e sem precedentes na história da humanidade. Estima-se que a população mundial de idosos seja de 629 milhões de pessoas com um crescimento anual na taxa de 2%, ritmo este, consideravelmente mais alto em relação ao resto da população e três vezes maior do que há 50 anos (tabela 1.1). Porém, no bloco dos países desenvolvidos, tal processo ocorreu de forma lenta ao longo de mais de cem anos. Por exemplo, na França, foram necessários 115 anos, de 1865 a 1980, para que a proporção de idosos duplicasse, passando de 7% do total da população para 17%. Enquanto, nos países em desenvolvimento, a taxa de crescimento da população de sessenta anos e mais foi mais acelerada. Por exemplo, o Brasil levará 20 anos, de 1996 a 2016, para que a população de idosos passe de 7% para 14% do total da população.

Tabela 1.1: Número absoluto de idosos por países com população superior a 100 milhões em 2002. Fonte: Nações Unidas, 2002.

2002		2025	
China	134,2	China	287,5
Índia	81	Índia	168,5
Estados Unidos	46,9	Estados Unidos	86,1
Japão	31	Japão	43,5
Rússia	26,2	Indonésia	35
Indonésia	17,1	Brasil	33,4
Brasil	14,5	Rússia	32,7
Paquistão	8,6	Paquistão	18,3
México	7,3	Bangladesh	17,7
Bangladesh	7,2	México	17,6
Nigéria	5,7	Nigéria	11,4

O número de pessoas com mais de sessenta anos no Brasil passou de 3 milhões em 1960 para 7 milhões em 1975 e 14 milhões em 2002, apresentando aumento de 500% em 40 anos. As projeções demográficas para 2020 apontam para 32 milhões de idosos.

Segundo as projeções realizadas pelo Instituto de Pesquisa Econômica e Aplicada – IPEA, esse segmento ultrapassará os 14% do total da população em 2020. A proporção da população "mais idosa", ou seja, a de 80 anos ou mais no total da população brasileira também está aumentando, em ritmo bastante acelerado. De 166 mil pessoas em 1940, os "mais idosos" passaram para 1,9 milhão em 2000. Representava 12,6% da população idosa em 1996 e 1,1% da população total (gráfico 1.1). No início da década de 80, o World Health Statistics Annuals (WHSA) projetou que o Brasil passaria de 16º país com maior contingente de idosos no mundo em 1950 para 7º no ano 2000.

Os países em desenvolvimento estão envelhecendo "prematuramente", o estado de saúde e a incapacidade da população tendem a piorar e as redes familiares e sociais não estão preparadas para receber esse novo perfil de idosos (Palloni, 2000). Já nos países desenvolvidos o processo do envelhecimento ocorreu muito tempo após terem adquirido padrões elevados de vida, reduzindo desigualdades sociais e econômicas e implementando um número de estratégias institucionais para compensar os efeitos causados pela senescência da população. Em países da América Latina e Caribe, Kliksberg (2000) apresenta evidências que sugerem que os níveis de pobreza têm se elevado desde 1985, assim como a desigualdade econômica, as taxas de desemprego. Particularmente, o grosso da população vive uma diminuição na renda real, um acesso deficitário aos serviços de saúde. Mas os grupos mais vulneráveis são os idosos e as crianças, e é nesses grupos que o impacto dos efeitos deletérios será visto.

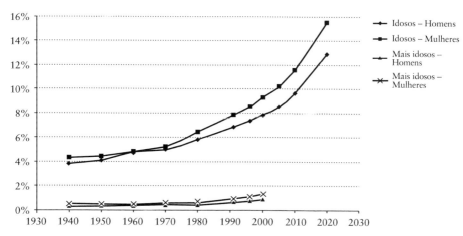

Gráfico 1.1: Evolução da proporção de idosos e mais idosos na população brasileira por sexo 1920/2020. (Fonte: IBGE, Vários Censos Demográficos. Projeções Populacionais IPEA).

MORTALIDADE E FECUNDIDADE

A transição demográfica da população jovem para uma envelhecida acontece principalmente por influência das taxas de mortalidade e fecundidade. Na Europa, no período da Revolução Industrial (final do século XVII), observou-se a queda da mortalidade e no final do século XIX a queda das taxas de fecundidade. Tendo como consequência o envelhecimento populacional. Já no Brasil, a queda das taxas de mortalidade iniciou-se em 1940 e a queda das taxas de fecundidade iniciou-se logo após, em 1970. Atualmente verifica-se que a taxa de crescimento da população idosa depende de três características: a) mudanças nas taxas de nascimento no passado; b) mudanças no passado na mortalidade de 0 a 60 anos; c) mudanças na mortalidade acima de 60 anos. Portanto, o crescimento atual e futuro do contingente de idosos é devido ao declínio da mortalidade no grupo de 0 a 60 anos de idade no passado, e não a queda da mortalidade para idosos acima de 60 anos (Palloni et al., 2001). Essa é uma estatística reveladora, a qual sugere que o envelhecimento das populações dos países em desenvolvimento pode, em parte, ser traçado pela revolução médica e de saúde pública que provocou o declínio da mortalidade há quase meio século.

ESPERANÇA DE VIDA

A esperança de vida dos brasileiros tem aumentado significativamente ao longo das últimas décadas. Na década de 50 a esperança de vida ao nascer era de aproximadamente 49 anos para os homens e 53 para as mulheres. Em 1991, a esperança de vida ao nascer era de 61 anos para os homens e de 70 para as mulheres. Em 2000, a esperança de vida ao nascer era de 70,5 anos para ambos os sexos. Os últimos dados do Instituto Brasileiro de Geografia e Estatística – IBGE revelaram que, em 2003, a esperança de vida estimada ao nascer subiu para 71,3 anos. Portanto, o Brasil ficou na 86ª posição no ranking da ONU, considerando as estimativas para 192 países ou áreas no período de 2000 a 2005 (*World Population Prospects: The 2002 Revision; 2003*). Mas o patamar desse indicador poderia ser superior em 2 ou 3 anos, não fosse o efeito de mortes prematuras de jovens por violência. Ao considerar que no Japão a vida média é superior a 81 anos, a esperança de vida no Brasil de pouco mais que 71 anos ainda é relativamente baixa. E, de acordo com a projeção mais recente de mortalidade, somente por volta de 2040 o Brasil estaria alcançando o patamar de 80 anos na esperança de vida ao nascer.

PERFIL DA POPULAÇÃO IDOSA

Baseada nos dados da Pesquisa Nacional por Amostra de Domicílios – PNAD 97, são importantes os diferenciais por gênero observados entre os idosos, com predominância das mulheres sobre os homens, 55% e 45%, respectivamente. No projeto SABE (Saúde, Bem-Estar e Envelhecimento), as mulheres representaram 58,6% do universo estudado de idosos paulistanos contra 41,4% dos homens. Existem algumas hipóteses que explicam por que as mulheres vivem mais que os homens: a) diferenças na exposição a risco – acidentes domésticos e de trabalho, de trânsito, homicídios e suicídios são, em conjunto, quatro vezes mais frequentes para os homens do que para as mulheres nas áreas urbanas brasileiras; b) diferenças no consumo de tabaco e álcool, predominando nos homens – fumar e beber são fatores de risco associados às mortes por neoplasias e doenças cardiovasculares, as duas causas de morte mais importantes na faixa etária acima de 45 anos; c) diferenças na atitude em relação às doenças – as mulheres têm melhor percepção da doença e utilizam mais os serviços de saúde, contribuindo para um melhor prognóstico; d) atendimento médico-obstétrico, a mortalidade materna, antes uma das causas principais de morte prematura entre mulheres, é atualmente bastante reduzida.

Através da tabela 1.2 observamos a distribuição por sexo segundo a faixa etária.

Tabela 1.2: Censo Demográfico 2000. Fonte: IBGE.

Sexo	População residente	População de 60 anos ou mais	População de 80 anos ou mais	Centenarianos
Homens	83.576.015 (49,3%)	6.533.784 (45%)	731.350 (40%)	10.423 (42,5%)
Mulheres	86.223.155 (50,7%)	8.002.245 (55%)	1.100.755 (60%)	14.153 (57,5%)
Total	169.799.170	14.536.029	1.832.105	24.576

As mulheres têm mais tendência a viver sozinhas na terceira idade. Em quase todos os países, o número de viúvas é superior ao de viúvos. Na África e na Ásia, mais de 50% das mulheres maiores de 60 anos são viúvas, comparado a apenas 10% entre os homens. Nos Estados Unidos, 30% das pessoas com mais de 65 anos de idade vivem sozinhas, e 80% são mulheres. Na Suíça, o número de idosas que vivem sozinhas é quatro vezes maior que o de homens, na Alemanha é seis vezes maior. Segundo a PNAD, em 1995, 45,6% das idosas brasileiras eram viúvas, as separadas 7% e as solteiras outros 7%. Enquanto 79,1% dos idosos eram casados.

No caso da pesquisa SABE em São Paulo, a proporção de casados é praticamente o dobro entre homens – 79,2% contra 41,3% entre as mulheres. Enquanto a proporção de viuvez é quatro vezes maior entre as mulheres (tabela 1.3). Esses diferenciais ocorrem devido à maior longevidade das mulheres, às normas sociais e culturais prevalecentes em nossa sociedade, que levam os homens a se casarem com mulheres mais jovens do que eles. Isso se dá, possivelmente, pelo processo que associa às mulheres, principalmente as idosas, menores oportunidades de casamento em casos de separação ou viuvez (Camarano et al., 1999).

Tabela 1.3: Estado conjugal segundo sexo. Fonte: Projeto SABE.

Estado conjugal	Homens	Mulheres	Total
Casados/unidos	79,2	41	57
Viúvos	10,9	43	29,5
Divorciados/separados	5,4	10,8	8,5
Solteiros	4,4	5,2	4,9
Total	100	100	100

Em 1996, mais da metade dos velhos declarou-se branca, representando 9,7% da população total de brancos, e menos de 1% declarou-se amarelo, porém representavam 15,3% dessa população. Nesse mesmo ano, 37% dos idosos se declararam analfabetos, havendo entre estes um excesso de mulheres e de moradores de áreas rurais. Em 2000, ainda existiam, no Brasil, 5,1 milhões de idosos analfabetos e 64,8% declararam que sabiam ler e escrever um bilhete simples. Sendo que, proporcionalmente, os homens são mais alfabetizados que as mulheres (67,7% contra 62,6%, respectivamente). Segundo o estudo SABE, a escolaridade entre os idosos paulistanos mostra a falta de oportunidade nesse sentido, pois 21% deles nunca frequentaram a escola, sendo que 46,4% tinham menos de quatro anos de estudo. Já em Cuba, mais de 50% dos idosos possuem níveis altos de escolaridade.

No aspecto religião, segundo dados do projeto SABE, 70,9% disseram ser católicos, 18,3% protestantes ou evangélicos, sendo os demais distribuídos entre as outras religiões. Apenas, 2,3% responderam que não tinham nenhum credo religioso. A religião é importante para 88,6% dos idosos, sendo que o grupo de maiores de 75 anos tinha mais católicos e o grupo de 60 a 74 anos, mais protestantes ou evangélicos. As mulheres são quatro vezes mais religiosas que os homens.

Atualmente, o conceito de que envelhecimento é sinônimo de dependência econômica está sendo alterado. O censo de 2000 verificou que 62,4% dos idosos eram responsáveis pelos domicílios brasileiros. A aposentadoria e a pensão são as principais fontes de renda dos idosos responsáveis por domicílio; entretanto, na população masculina, 36% do total do rendimento ainda vem do trabalho. Nas mulheres o percentual de responsáveis pelo domicílio é de 10%, sendo a principal fonte de renda a pensão. Em 1998, a situação do idoso brasileiro, considerando-se a renda, era bem melhor que em 1981. Dentre os idosos brasileiros, menos de 12% não tinham nenhuma renda em 1998. Enquanto, em 1981, o percentual era de 21%. De acordo com os dados da previdência social, os 20,2 milhões de aposentados ganham, em média, 305 reais por mês.

MORTALIDADE

Uma das grandes conquistas deste século foi a redução da mortalidade que atingiu todos os grupos etários. Aqueles que conseguem sobreviver às más condições de vida, nas primeiras idades, têm uma esperança de sobrevida mais elevada nas idades que se seguem. Análise recente das tendências nas taxas de mortalidade entre idosos mostrou que os padrões de mortalidade de nove países em desenvolvimento estão cada vez mais semelhantes aos desenvolvidos. A diferença entre homens e mulheres também diminuiu com a idade (Beltrão *et al.*, 1998). Entre os homens, a taxa de mortalidade passou de 73,6 óbitos por mil habitantes em 1980, para 57,7 óbitos por mil habitantes em 1998, levando a redução de cerca de 27%. Essa redução foi crescente com a idade (tabela 1.4).

Tabela 1.4: Taxas específicas de mortalidade por idade e sexo da população idosa – Brasil 1980 e 1998 (por 1.000 habitantes). Fonte: IBGE, Vários Censos Demográficos e Ministério da Saúde, SIM. Estimativas IPEA.

	1980 Homens	1980 Mulheres	1998 Homens	1998 Mulheres	Variação Homens Mulheres	(1998/1980 – 1%)
60-64	34,1	20,3	26,9	16,7	– 21,2	– 18
65-69	49,6	31,8	38,7	24,7	– 21,9	– 22,3
70-74	84,9	59,7	58,8	39,9	– 30,8	– 33,1
75-79	131,6	101,6	88,6	65,4	– 32,7	– 35,6
80 +	247,3	228,4	162,0	145,0	– 34,5	– 36,5
Total	73,6	58,3	57,7	45,8	– 21,7	– 21,5

A) *Transição epidemiológica*
Consequente à transição demográfica, altera-se o panorama epidemiológico relativo à morbidade e mortalidade de uma determinada população. As doenças infectocontagiosas, altamente prevalentes em populações jovens, tendem a diminuir sua incidência, enquanto as doenças crônicas não transmissíveis aumentam sua prevalência. A esse processo de mudança do perfil de morbimortalidade que acompanha a transição demográfica, denomina-se transição epidemiológica. No Brasil, ocorreu uma queda abrupta da mortalidade por doenças infectocontagiosas e um aumento concorrente por doenças crônicas não transmissíveis, sobretudo de origem cardiovascular. Entre 1950 e 1980 as doenças infectocontagiosas caíram do primeiro lugar para o terceiro e as doenças cardiovasculares tornaram-se a principal causa de morte no país.

A proporção de óbitos por causas mal definidas entre a população de 60 anos ou mais de idade, ainda é elevada, embora tenha decrescido no período de 1980-1997 (de 22,5% dos óbitos masculinos em 1980 a 18,2% dos óbitos masculinos em 1997, valores estes, bastante similares aos das mulheres). Isso reflete baixa assistência médica. Com relação às mortes declaradas, apesar de as doenças do aparelho circulatório serem as principais causas de morte, essa proporção vem diminuindo com o tempo. De 42,7% dos óbitos masculinos em 1980, as doenças do aparelho circulatório passaram a ser responsáveis por 36,31% deles em 1997.

Entre as mulheres, observa-se uma situação semelhante; de 46,9% dos óbitos femininos em 1980, esse grupo de causas foi responsável por 39,4% em 1997. As doenças do aparelho respiratório e as neoplasias apresentaram aumento na taxa de mortalidade entre 1980 e 1997. Os óbitos por causas externas na população idosa foram responsáveis por 3,4% dos óbitos masculinos e por 1,9% dos femininos em 1997. A queda nas taxas de mortalidade, por causas cardiovasculares, foram responsáveis pelo aumento da esperança de sobrevida na população idosa. Em países desenvolvidos, como a França, 70% dos ganhos na esperança de sobrevida entre 1972 e 1986 foram devidos à redução da mortalidade por esse tipo de causa. Na Itália, a queda da mortalidade por esse tipo de causa foi responsável por 26,6% do aumento da longevidade da população masculina maiores de 60 anos e por 34,8% da feminina entre 1972 e 1986 (Caseli e Lopez, 1996). Segundo Negalez (1998), os óbitos por neoplasias e doenças do aparelho respiratório, como pneumonia, tiveram participação no aumento da taxa de mortalidade, sobretudo no grupo etário de 60-74 anos (gráfico 1.2).

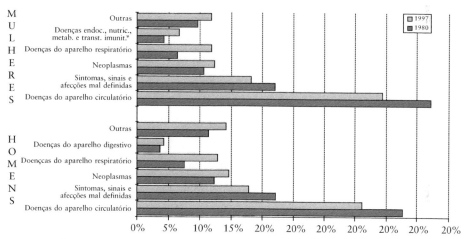

Gráfico 1.2: Distribuição dos óbitos da população idosa pelas cinco principais causas e sexo – Brasil, 1980 e 1997. Fonte: Ministério da Saúde, Sistema de Informação sobre Mortalidade (SIM). Nota (*): o aumento dos óbitos pode estar sendo influenciado pela nova classificação de doenças.

B) *Fatores de risco*
Em um estudo longitudinal com idoso na América Latina, o Projeto Epidoso, a mortalidade por todas as causas foi de quase 10% em dois anos. Os fatores que aparentemente influenciaram o risco de morte foram: sexo (masculino), idade (avançada); edentulismo, quedas; acidente vascular cerebral, sedentarismo; incontinência urinária, autoavaliação subjetiva de saúde (negativa); hospitalização e visita ao médico nos últimos seis meses, positividade para depressão, déficit cognitivo e dependência no dia-a-dia. Até então, nenhum estudo longitudinal sobre risco de morte em idosos foi conduzido em países em desenvolvimento, onde a pobreza, o nível educacional baixo e uma estrutura familiar diferenciada podem introduzir variações idiossincráticas no modelo preditivo de morte.

CONDIÇÕES DE SAÚDE DO IDOSO

As avaliações de saúde autorreferidas hoje não são mais consideradas meramente impressões relacionadas a condições reais de saúde. Estudos recentes têm mostrado que os indivíduos que relatam condições de saúde escassa ou pobre têm risco de mortalidade consistentemente mais altos que aqueles que reportam melhor estado de saúde.

Segundo a PNAD em 1998, a percepção da própria saúde como regular ou bom foi relatada por 83% dos idosos entrevistados, decrescendo com a idade entre homens, mas não entre as mulheres.

No estudo SABE, na cidade de São Paulo, a pergunta de como o entrevistado considerava a sua saúde – excelente, muito boa, boa, regular ou má – obteve-se o resultado de 53,85 para regular ou má e 46,2% para excelente, muito boa ou boa. Essa avaliação se repete na maioria dos países onde foi realizada a pesquisa SABE, fazendo exceção Buenos Aires e Montevidéu, que apresentavam valores acima de 50% para as referências positivas. Variando quanto ao sexo e idade do idoso (tabela 1.5).

Tabela 1.5: Autoavaliação de saúde segundo sexo e idade. Fonte: Projeto SABE.

Autoavaliação	Homens 60 a 74	75 e +	Subtotal	Mulheres 60 a 74	75 e +	Subtotal	Total
Muito boa/boa	49,6	43,8	48,5	44,7	42,9	44,3	46
Regular/má	50,4	56,2	51,5	55,0	57	55,4	54
Total	100	100	100	100	100	100	100

Na PNAD em 1998, a interrupção de atividades rotineiras por problemas de saúde foi relatada por 13,9% dos idosos e esse relato aumentou com a idade de forma consistente em ambos os sexos.

Entre os participantes da pesquisa, 9,5% relataram ter estado acamados nas duas últimas semanas, tendo essa proporção aumentado com a idade entre homens e mulheres.

DOENÇAS CRÔNICAS

O envelhecimento populacional implica surgimento de maior número de doenças crônicas, as quais, antes, representavam um risco de vida, hoje constituem uma ameaça à autonomia e independência do indivíduo. Estudos da Organização Mundial de Saúde em 1984 estimam que, numa coorte na qual 75% dos indivíduos sobrevivem aos 70 anos, cerca de um terço dos sobreviventes será de portador de doenças crônicas, e pelo menos 20% deles terão algum grau de incapacidade associada. Essas patologias frequentemente exigem intervenções custosas, envolvendo tecnologia complexa para um cuidado adequado (Veras, 1994, 2001). Esse fato acarreta crescimento das despesas com tratamentos médicos e hospitalares, ao mesmo tempo em que apresenta um desafio para as autoridades sanitárias, especialmente no que tange a implantação de novos modelos e métodos de planejamento, gerência e prestação de cuidados (Veras, 2000).

Em um dos primeiros estudos populacionais, realizados na cidade de São Paulo em 1984 (Ramos e Goihman, 1989), quase 90% dos idosos referiram pelo menos uma doença crônica não transmissível, principalmente hipertensão arterial, dores articulares e varizes.

Dentre as doenças crônicas, segundo PNAD – 1998, as doenças de coluna foram mais frequentes entre os idosos mais jovens. Seguido de hipertensão arterial e artrite. Não se observam diferenças expressivas entre os sexos. As mulheres apresentaram maior tendência a sofrer de artrite do que os homens (tabela 1.6).

Tabela 1.6: Proporção de idosos pelo tipo de problema de saúde. Conforme grupo etário e o sexo – Brasil, 1998. Fonte: IBGE, PNAD de 1998. Tabulações especiais IPEA.

	60-80		80 +	
	Homens	Mulheres	Homens	Mulheres
Doença de coluna ou costas	42,1	40,8	48,3	46,2
Hipertensão	36,7	36	49,9	48,8
Artrite ou reumatismo	29,0	38,2	42,7	49,2
Doença do coração	16,2	20,1	20,1	26,5
Depressão	8,0	8,7	15,4	14,1
Diabetes	8,1	7,2	12	12,7
Bronquite	7,3	12	7,5	9,1
Doença renal crônica	7,0	6,7	6,6	7,3
Câncer	1,4	1,9	0,8	1,4

No projeto SABE, realizado na cidade de São Paulo, todas as doenças crônicas aumentam do grupo etário de 60 a 74 anos para 75 anos e mais. A osteoporose está presente em 22,3% das mulheres e 2,7% dos homens. As artrites e artroses estão presentes em 39,6% das mulheres e 20,6% dos homens. Por outro lado, as doenças crônicas pulmonares predominam no sexo masculino. A doença de maior prevalência foi a hipertensão que chegou a 53,3%, sendo 56,3% e 49%, respectivamente nos sexos femininos e masculinos. Trata-se de uma frequência realmente alta e, levando-se em conta o envelhecimento populacional, é de se prever o aumento de recursos necessários para o tratamento e prevenção das complicações dessa doença. Por exemplo, os acidentes vasculares cerebrais, os quais representam uma das principais causas de morte entre os idosos paulistanos, particularmente acima dos 75 anos. Em quarto lugar, das doenças crônicas, observamos o *diabetes mellitus* (17,9% do total), mais prevalente no sexo feminino e a única doença crônica cuja frequência diminuiu em ambos os sexos, do grupo etário de 60-74 anos para os de 75 e mais.

Com o envelhecimento populacional, doenças cujo principal fator de risco é a própria idade tendem a assumir dimensões epidêmicas. Por exemplo, a doença de Alzheimer (DA), a qual é uma das mais importantes causas de morbimortalidade. Dentre os estudos de prevalência de DA no Brasil, podemos citar: Nitrini (1993), em São Paulo, avaliou 100 pacientes ambulatoriais com demência atendidos em hospital público e em clínica privada, constatou-se que DA foi a causa principal de demência (54%), seguida pela demência vascular (20%); em um estudo realizado em Catanduva em 1998, avaliaram 1.660 indivíduos com idade igual ou superior a 65 anos, a prevalência de DA é observada na tabela 1.7. Pode-se dizer que a prevalência de demência quase dobra a cada cinco anos depois dos 65 anos (tabela 1.7).

Tabela 1.7: Prevalência de demência e de DA em função da idade em Catanduva, SP (Herrera, 1998).

Idade	Prevalência de demência (%)	Prevalência de DA (%)
65-69	1,3	0,3
70-74	3,4	2,1
75-79	6,7	5,6
80-84	17,0	11,5
85 +	37,8	30,6
Total	7,1	4,9

A depressão é uma das doenças que também podem levar a perda de autonomia funcional. Estudos como os de Blazer e Willians e Blazer et al. têm evidenciado uma prevalência alta de sintomas depressivos na população idosa, variando de 10 a 15%. No estudo SABE, verificou-se uma prevalência de 18,11% de sintomas depressivos nos idosos da cidade de São Paulo. A prevalência entre as mulheres foi superior a dos homens, tanto para depressão grave como para depressão leve (gráfico 1.3).

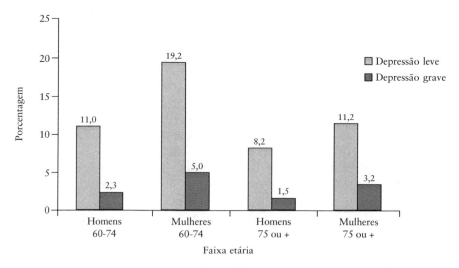

Gráfico 1.3: Porcentagem dos idosos com depressão, medida pela GDS, por idade, gênero e gravidade dos sintomas.

CONCLUSÕES

A manutenção da capacidade funcional e a da autonomia são os maiores objetivos do estudo do envelhecimento. Esses objetivos são importantes fatores para a permanência na vida ativa nas idades mais avançadas. Para alcançarmos esses objetivos necessitamos de um sistema de saúde que possibilite que o idoso não seja atendido dentro de hospitais, já em estágios avançados da doença. O que não só aumenta os custos como diminui as chances de um prognóstico favorável. Mas precisamos de serviços que atuem de forma preventiva e não apenas curativa. Dentre esses serviços podemos citar: centros de convivência; centros-dia; atendimentos domiciliares; atendimentos ambulatoriais; hospitais-dia, centros de reabilitação motora e cognitiva.

Enfrentamos, também, uma enorme carência de profissionais treinados, com formação específica e cursos reconhecidos pela qualidade acadêmica. A maioria atua dentro de um sistema mal agrupado para fazer frente à demanda multifacetada do idoso. Para que essa diferença entre a precariedade do serviço de saúde e a alta complexidade de uma abordagem adequada ao idoso possa ser corrigida em curto prazo, será preciso estabelecer indicadores de saúde capazes de identificar os idosos de alto risco, como aqueles com quadros demências, deprimidos, com sequelas resultantes de acidentes vasculares, síndromes do imobilismo, entre outros. E orientar ações concentradas de promoção de saúde e manutenção da capacidade funcional, utilizando para isso o atendimento básico de saúde com custo-benefício aceitável.

BIBLIOGRAFIA

Berzins MAVS. Envelhecimento populacional: uma conquista para ser celebrada. Rev Serviço Social & Sociedade 2003; 75:19-34.

Camarano AA. Envelhecimento da população brasileira: uma contribuição demográfica. In: Freitas EV. Tratado de Geriatria e Gerontologia. Rio de Janeiro: Guanabara Koogan 2002; p. 58-71.

Garrido R Menezes PR. O Brasil está envelhecendo: boas e más notícias por uma perspectiva epidemiológica. Rev Bras Psiquiatr. São Paulo 2002; v. 24 supl.1.

Giatti L Barreto SM. Saúde, trabalho e envelhecimento no Brasil. Cad. Saúde Pública 2003; 19(3):759-71.

IBGE, 1998. Pesquisa Nacional por Amostras de Domicílios. Rio de Janeiro: IBGE.

IBGE, 2002. Censo Demográfico, 2000, Rio de Janeiro: IBGE.

Lebrão ML. SABE – Saúde, Bem-Estar e Envelhecimento – O Projeto Sabe no município de São Paulo: uma abordagem inicial. Brasília: Organização Pan-Americana da Saúde 2003; 255 p.: il.

Lima-Costa MF. Condições de saúde, capacidade funcional, uso de serviços de saúde e gastos com medicamentos da população idosa brasileira: um estudo descritivo baseado na Pesquisa Nacional por Amostras de Domicílios. Cad. Saúde Pública 2003; 19(3):735-43.

Nitrini R. Epidemiologia da doença de Alzheimer no Brasil. Rev Psiq Clin 1999; 26(5):261-5.

Ramos LR. Epidemiologia do envelhecimento. In: Freitas EV. Tratado de Geriatria e Gerontologia. Rio de Janeiro: Guanabara Koogan 2002; p. 72-8.

Ramos LR. Fatores determinantes do envelhecimento saudável em idosos residentes em centro urbano: Projeto Epidoso, São Paulo. Cad. Saúde Pública, Rio de Janeiro 2003; v. 19 n. 3.

Veras R. A longevidade da população: desafios e conquistas. Rev Serviço Social & Sociedade 2003; 75:5-18.

Veras R. Em busca de uma assistência adequada à saúde do idoso: revisão da literatura e aplicação de detecção precoce e de previsibilidade de agravos. Cad. Saúde Pública, Rio de Janeiro 2003; 19(3):705-15.

2

Aspectos Bioéticos na Saúde da Terceira Idade

ISAC JORGE-FILHO

INTRODUÇÃO

Qualquer discussão a respeito da chamada terceira idade deve inicialmente ser despida dos preconceitos que envolvem essa faixa etária. É interessante observar que as pessoas, incluindo médicos, não têm dificuldades em aceitar que a criança é um ser humano especial, que deve ser cuidado de forma especial e que não é simplesmente a miniatura de um adulto. Com o idoso não é assim e frequentemente parte-se do pressuposto de que ele é um adulto "doente". Na verdade isso tem muito de cultural e se relaciona com o tom queixoso com que as pessoas falam do aumento de sua idade. "É doutor, estou ficando velho..." é a queixa do paciente. Eu sempre procuro tentar quebrar esse determinismo negativo e personalizado com o seguinte argumento: "Mas eu não conheço ninguém que não esteja ficando mais velho e muito menos que esteja ficando mais novo". A verdade é que já começamos a envelhecer a partir da fecundação e que cada período da vida tem características particulares, devendo merecer cuidados especiais. Não é menos verdade que o idoso, assim como a criança, é mais suscetível a determinadas doenças, que se revestem de gravidade maior; na criança por imaturidade, no idoso por desgaste. No entanto, de forma correta, as famílias, as comunidades e as leis buscam proteger o período vulnerável do início da vida, mas, lamentavelmente, ainda falta muito para que o período vulnerável da fase final conte com as mesmas proteções.

A SAÚDE DO IDOSO DE ACORDO COM OS PRINCÍPIOS BIOÉTICOS

Bioeticamente, o que se espera das atenções à saúde do idoso é:

1. que tragam benefícios para o paciente sob tratamento, obedecendo, assim, o *princípio da beneficência;*
2. que não determinem efeitos colaterais relevantes e previsíveis, dentro do *princípio da não maleficência;*
3. que sejam disponíveis para as diferentes pessoas, independente de qualquer tipo de preconceito, seja de credo, cor, gênero, tendência política ou situação socioeconômica. Desta maneira estará sendo cumprido o *princípio da justiça;*
4. que seja utilizado dentro do *princípio da autonomia* do paciente em aceitar ou não o tratamento proposto.

A *teoria dos princípios* da Bioética, que preconiza que se uma ação tem boas consequências e está dentro de regras estabelecidas ela é eticamente recomendável, é considerada, por muitos bioeticistas, muito simplista já que nem sempre permite respostas satisfatórias aos problemas que se apresentam. É assim também no caso da Saúde do Idoso, já que enquanto os princípios da beneficência e não maleficência são claramente aplicáveis, os princípios da autonomia e, principalmente, da justiça ou equidade geralmente se chocam com o que temos de fato. É claro, por exemplo, que no Brasil a Terapia Nutricional não está ao alcance de todos e nem todos os que a recebem tiveram autonomia em aceitá-la. Nesse sentido, a normalização da Vigilância Sanitária e o credenciamento de Equipes Multiprofissionais em hospitais abrem espaço para maior justiça na utilização de procedimentos nutricionais a pacientes com baixas condições socioeconômicas, mas ainda há uma grande distância entre essa bela teoria e a dura realidade.[7] Mais recentemente, o Estatuto do Idoso determinou normas que, se realmente aplicadas, se traduzirão em atenções mais justas à saúde de nossa população da terceira idade. Aliás, o termo "terceira idade" tem sido muito discutido, mas ostenta, pelo menos, um mérito: o de diferenciar o grupo etário mais idoso como especial, a merecer, como o da primeira idade, cuidados particularizados.

O ENVELHECIMENTO DA POPULAÇÃO BRASILEIRA E A ALOCAÇÃO DE RECURSOS

Ainda me lembro que uma das frases ufanistas que ouvíamos na época dos governos militares (junto com "Brasil: ame-o ou deixe-o") era de que "este é um país de jovens!", como se isso representasse uma grande vantagem. É claro que quem assim falava não sabia que esse é um indicador negativo. País constituído majoritariamente por muito jovens é país onde os jovens não puderam envelhecer: morreram antes disso! A alternativa a essa morte precoce seria que os mais velhos tivessem se mudado para outros países, o que também não é um bom indicador, pois significa falta de oportunidades. De qualquer forma, no caso do Brasil, o que ocorre é que a população vem envelhecendo. De 1900 a 1940 a idade média do brasileiro passou de 33,7 anos para 38,5 anos. De 1940 para 1990, foi de 38,5 anos para mais de 60 anos, e continua aumentando.

Sob aspecto de Saúde Pública esse envelhecimento da população permite o aparecimento de um maior número de doenças próprias das idades mais avançadas, as doenças crônico-degenerativas. Entre elas, as doenças cardiovasculares e o câncer. Ao mesmo tempo em que isso ocorre, a evolução das atenções à saúde no país não tem acompanhado o aumento da expectativa de vida. Assim, por problemas de falta de orientação, falta de cultura, falta de meios diagnósticos adequados que sirvam a toda população (principalmente a de poder aquisitivo mais baixo), e muitas outras "faltas", uma importante parte desses brasileiros portadores de doenças malignas ou degenerativas não é tratada adequadamente nas fases iniciais da doença, quando as possibilidades de cura ou de aumento de sobrevida são maiores.

No aspecto econômico o país não se preparou para dar aos idosos aposentadorias compatíveis com uma velhice confortável.

Quanto aos aspectos sociais e psicológicos, faltam estruturas ocupacionais e de lazer, exceto se o idoso tem boas condições para pagá-las adequadamente. São poucos e insuficientes os exemplos de programas voltados para o idoso carente de recursos.

A alocação de recursos direcionados à saúde física e mental da população idosa é tema bioético de extrema importância e vai atingir um número cada vez maior de pessoas, requerendo uma política adequada voltada particularmente para uma população que envelhece e que deveria poder envelhecer com garantias de dignidade e respeito.

A HUMANIZAÇÃO DA VELHICE

Um velho ditado diz que nada é certo exceto a morte e os impostos. Depois de pagar impostos, em dinheiro ou com trabalho explorado, por uma vida inteira, o velho passa a esperar a morte e nessa espera sofre com preconceitos e até com agressões. Em 1975 um médico inglês, de nome Burston[4], encaminhou a uma importante revista científica uma carta denunciando maus-tratos a idosos que aguardavam atendimento. O impacto da denúncia e a relevância do tema culminaram por determinar, em 1989, o aparecimento de uma revista específica: *Journal of Elder Abuse & Neglect*.[6] Pouca coisa pode ser mais triste e deplorável que viver esperando a morte, mesmo que esta seja a última certeza. Pior ainda é viver esta triste expectativa passando por negligências e abusos, sejam eles físicos, sociais, psicológicos ou financeiros. Poucos estudos têm sido publicados com relação a abusos contra velhos, mas alguns já mostram prevalências de 3,2% (Estados Unidos), 4,0% (Canadá) e 5,4% (Finlândia). Não são números altos, se comparados com as prevalências dos mesmos tipos de problemas em crianças (até 24%) ou cônjuges (até 58%), mas, certamente, os valores reais são mais altos, já que a crueza e indignidade destas agressões levam a subnotificação às autoridades.[6] No que diz respeito às atenções à saúde, ainda é muito comum o encontro de idosos em enormes filas para atendimentos diagnósticos ou para conseguirem medicamentos ou autorizações para o tratamento de suas doenças através de procedimentos de diferentes tipos.[10,12] É premente a necessidade de medidas legais e comportamentais que caminhem no sentido daquilo que Py e Oliveira[11] denominaram de "humanização do adeus à vida".

O IDOSO E A FAMÍLIA

Um dos aspectos mais complexos do tema em discussão diz respeito à definição de responsabilidades para com o idoso. A quem cabe ampará-lo? As possibilidades teóricas repousam no Estado, na sociedade, na família ou no próprio idoso.

O encargo dos familiares para com seus idosos tem sido considerado desde a Antiguidade. Aristóteles já dizia que *"quando se trata de prover a subsistência, temos que ajudar nossos pais antes de quaisquer outras pessoas, já que lhes devemos nossa subsistência até certa idade"*.[1] Tal responsabilidade já foi colocada, no século XIX, de forma enfática, nos versos abaixo.[2]

Quem disse que o corvo
é negro e feioso?
Saibam que ele retribui o amor de seus pais
alimentando-os
quando velhos.

Não é mesmo
de admirar?
O homem não chega aos pés do corvo.
Este é o motivo
do meu lamento.

No entanto, a ideia de que cabe aos familiares amparar seus familiares idosos está longe de ser um consenso.[6] Uma pesquisa realizada nos EUA mostrou que quando se deu a um grupo de adultos norte-americanos a opção teórica entre manter seus familiares idosos em casa, recebendo em contrapartida uma complementação de renda, ou mantê-los em instituições, pagando-as através de acréscimo nos impostos, esta segunda opção foi a mais apontada.[5] Ficou a impressão de que a maioria das pessoas consultadas entende que os pais têm deveres especiais para com os filhos, mas que a recíproca não é clara. Meyers e colaboradores entendem que, por gratidão, reciprocidade e deveres com pessoas vulneráveis, os familiares têm deveres especiais para com seus idosos.[8] Por outro lado, para Jane English[5] os filhos não têm nenhuma obrigatoriedade com seus pais, simplesmente por serem filhos, entendendo que *"os deveres dos filhos adultos são aqueles dos amigos, e resultam do amor entre eles e seus pais, ao invés de ser uma obrigação de retribuição aos sacrifícios anteriores de seus pais"*.[6]

A bem da verdade esse relacionamento idoso/família torna-se ainda mais complexo quando se analisa o trabalho e a remuneração do idoso na constelação familiar. Pesquisa conduzida por Bramstedt mostrou que, nos Estados Unidos, 30% dos idosos estão trabalhando de forma remunerada. Outros 35% trabalham de forma voluntária e gratuita. E mais: em 1998 as estatísticas mostraram que 3,9 milhões de crianças viviam em residências que eram mantidas pelos seus avós.[3] No Brasil muitas vezes o amparo se inverte, sendo sobejamente conhecido o fato de que muitas famílias vivem com o ganho de pais ou avós aposentados, ou seja, além de receberem aposentadorias baixas e insuficientes, frutos do intenso trabalho nos anos de produtividade, muitos idosos acabam tendo que ajudar a manter seus familiares mais novos, frequentemente desempregados ou subempregados.

A SAÚDE NO ESTATUTO DO IDOSO

Em outubro de 2003 foi sancionada a Lei número 10.741 que dispõe sobre o Estatuto do Idoso, "destinado a regular os direitos assegurados às pessoas com idade igual ou superior a sessenta anos". Com relação à saúde é o seguinte o texto da Lei:

"Artigo 15. É assegurada a atenção integral à saúde do idoso, por intermédio do Sistema Único de Saúde – SUS, garantindo-lhe o acesso universal e igualitário, em conjunto articulado e contínuo das ações e serviços, para a prevenção, promoção, proteção e recuperação da saúde, incluindo a atenção especial às doenças que afetam preferencialmente os idosos.

§ 1º A prevenção e a manutenção da saúde do idoso serão efetivadas por meio de:
I – *cadastramento da população idosa em base territorial;*
II – *atendimento geriátrico e gerontológico em ambulatórios;*
III – *unidades geriátricas de referência, com pessoal especializado nas áreas de geriatria e gerontologia social;*

IV – *atendimento domiciliar, incluindo a internação, para a população que dele necessitar e esteja impossibilitada de se locomover, inclusive para idosos abrigados e acolhidos por instituições públicas, filantrópicas ou sem fins lucrativos e eventualmente conveniadas com o Poder Público, nos meios urbano e rural;*
V – *reabilitação orientada pela geriatria e gerontologia, para redução das sequelas decorrentes do agravo da saúde.*

§ 2º *Incumbe ao Poder Público fornecer aos idosos, gratuitamente, medicamentos, especialmente os de uso continuado, assim como próteses, órteses e outros recursos relativos ao tratamento, habilitação ou reabilitação.*

§ 3º *É vedada a discriminação do idoso nos planos de saúde pela cobrança de valores diferenciados em razão da idade.*

§ 4º *Os idosos portadores de deficiência, ou com limitação incapacitante terão atendimento especializado, nos termos da lei.*

Artigo 16. *Ao idoso internado, ou em observação, é assegurado o direito a acompanhante, devendo o órgão de saúde proporcionar as condições adequadas para a sua permanência em tempo integral, segundo o critério médico.*
Parágrafo único. Caberá ao profissional de saúde responsável pelo tratamento conceder autorização para o acompanhamento do idoso ou, no caso de impossibilidade, justificá-la por escrito.

Artigo 17. *Ao idoso que esteja no domínio de suas faculdades mentais é assegurado o direito de optar pelo tratamento de saúde que lhe for reputado mais favorável.*
Parágrafo único: *Não estando o idoso em condições de proceder à opção, esta será feita:*
I – *pelo curador, quando o idoso for interditado;*
II – *pelos familiares, quando o idoso não tiver curador ou este não puder ser contactado em tempo hábil;*
III – *pelo médico, quando ocorrer iminente risco de vida e não houver tempo hábil para consulta a curador ou familiar;*
IV – *pelo próprio médico, quando não houver curador ou familiar conhecido, caso em que deverá comunicar o fato ao Ministério Público.*

Artigo 18. *As instituições de saúde devem atender aos critérios mínimos para o atendimento às necessidades do idoso, promovendo o treinamento e a capacitação dos profissionais, assim como orientação a cuidadores familiares e grupos de auto-ajuda.*

Artigo 19. *Os casos de suspeita ou confirmação de maus-tratos contra idoso serão obrigatoriamente comunicados pelos profissionais de saúde a quaisquer dos seguintes órgãos:*
I – *autoridade policial;*
II – *Ministério Público;*
III – *Conselho Municipal do Idoso;*
IV – *Conselho Estadual do Idoso;*
V – *Conselho Nacional do Idoso."*

Já disseram que as leis no Brasil "são como vacinas: algumas 'pegam', outras não". É preciso que esta "pegue". Os fiscais somos todos nós. É por esta razão que julguei importante colocar o Capítulo IV, que trata do Direito do Idoso à Saúde, em sua integralidade para que seja plenamente conhecido e fiscalizado. Assim, poderemos caminhar rumo a uma situação de humanização da velhice, com dignidade e respeito por quem, independente de condições sociais, econômicas, culturais ou religiosas, dentro de suas condições particulares, lutou por toda uma vida.

REFERÊNCIAS BIBLIOGRÁFICAS

1. Aristóteles. Ética a Nicômanos. Brasília: EDUNB; 1985.
2. Bak Hyo-Gwan (1781-1880). In: Im IJ, Marsicano A. Sijô. São Paulo: Iluminuras; 1994. p. 84.
3. Bramstedt KA. Patient Productivity as a Value and a Variable in Geriatric Healthcare Allocation – Cambridge Quaterly of Healthcare Ethics 2002; 11:94-6.
4. Burston GR. Letter: Granny-battering. Br Med J 1975; 3(5983):592.
5. English J. What Do Grown Children Owe Their Parents? In: Jecker NS, Clifton NJ. Aging and Ethics: Philosophical Problems in Gerontology. Humana; 1991. p. 147-54.
6. Goldim JR. Bioética e envelhecimento – http://www.bioética.ufrgs/velho.htm
7. Jorge-Filho I. A Ética na Terapia Nutricional. Rev Bras Nutr Clin; 2004. p. 19.
8. Meyers DT, Kipnis K, Murphy CF. Kindred Matters: Rethinking the Philosophy of the Family. Ithaca, NY: Cornell University Press; 1993.
9. Pimenta LG. Cirurgia Geriátrica. In: Petroianu A. Ética, Moral e Deontologia Médicas. Rio de Janeiro: Guanabara Koogan; 2000. p. 346-50.
10. Portella MR, Bettinelli LA. Humanização da velhice: reflexões acerca do envelhecimento e do sentido da vida. O Mundo da Saúde – São Paulo 2003; 27(3):465-72.
11. Py L, Oliveira AC. Humanizando o adeus à vida. O Mundo da Saúde – São Paulo 2003; 27(2):240-7.
12. Teixeira JJV, Lefèvre F. Humanização nos cuidados de saúde e a importância da espiritualidade: o discurso do sujeito coletivo-psicólogo. O Mundo da Saúde – São Paulo 2003; 27(3):362-8.

3

Avaliação Nutricional na Terceira Idade

CAMILA ANDRADE PEREIRA

INTRODUÇÃO

Durante o último século, a expectativa de vida no Brasil aumentou de 33,7 para 63,5 anos e a proporção de pessoas com mais de 65 anos tem aumentado significativamente. A população de idosos aumentou 7% em 1980 e a projeção para 2025 é que aumente para 16% da população total do Brasil.[1]

Os idosos são hospitalizados com mais frequência e permanecem internados por mais tempo que os adultos. Este grupo populacional possui maior risco de incapacidade e doenças.[2]

Geralmente, a desnutrição proteico-calórica não é detectada neste grupo etário, em razão das modificações fisiológicas associadas ao envelhecimento, que, comumente, mascaram deficiências nutricionais.[2]

A incidência de desnutrição entre os idosos hospitalizados é de 55-65%.[2,3] Sabe-se que a desnutrição está relacionada ao aumento das complicações, do tempo de permanência hospitalar e da morbimortalidade. Assim sendo, quanto mais cedo for diagnosticada e avaliada e mais precoce for a intervenção nutricional, melhor poderá ser o prognóstico do paciente.[2,3]

FATORES PREDISPONENTES À DESNUTRIÇÃO NO IDOSO

Manter um bom estado nutricional no idoso é uma tarefa difícil, pois eles possuem doenças crônicas associadas e tomam muitos medicamentos que interferem com o apetite e com a biodisponibilidade de nutrientes.[2,4,5]

Além disso, ocorrem modificações fisiológicas que interferem no apetite, consumo, digestão e absorção de nutrientes. Dentre estas modificações estão: perda da dentição, aumento da viscosidade salivar, diminuição da sensibilidade gustativa e olfativa. Nos idosos comumente é observado aumento do tempo de esvaziamento gástrico devido à hipomotilidade intestinal, o que explica a sensação de saciedade precoce e a diminuição da absorção de nutrientes devido ao menor suprimento sanguíneo intestinal.[2,4,5]

Outros fatores que interferem na ingestão alimentar dos idosos são a perda do poder aquisitivo, devido à aposentadoria, isolamento familiar e depressão. Isto se relaciona diretamente com a simplificação e monotonia alimentar, representada por sopas, café com leite e biscoitos, etc.[2,4]

A diminuição da ingestão alimentar contribui para a desnutrição entre os idosos, mas deve ser levado em consideração neste grupo etário a dificuldade em recuperar as perdas nutricionais.[2,4,5]

AVALIAÇÃO NUTRICIONAL DE IDOSOS

A avaliação nutricional de idosos compreende os mesmos passos da avaliação nutricional de adultos: métodos objetivos e subjetivos (quadro 3.1). Entretanto, diante das modificações próprias do envelhecimento, deve-se levar em conta as particularidades a serem valorizadas neste grupo. É preciso lembrar que não existe um padrão-ouro para avaliação nutricional devido às variações da composição corpórea e à resposta de cada indivíduo à doença.[2,3,4]

Quadro 3.1: Métodos de avaliação nutricional nos idosos.[2,3,4]

Métodos objetivos	Métodos subjetivos
Composição corporal	Avaliação nutricional subjetiva global
Antropometria	Exame físico
Parâmetros bioquímicos	
Consumo alimentar	
Miniavaliação nutricional – MAN	

AVALIAÇÃO NUTRICIONAL OBJETIVA

COMPOSIÇÃO CORPORAL

O método mais utilizado na prática clínica para avaliar a composição corporal tem sido a Bioimpedância Elétrica.

Este método está baseado no princípio da condutividade elétrica. A massa magra é altamente condutora de corrente, devido a sua associação com a água e eletrólitos. Já os tecidos gorduroso e ósseo são maus condutores.[6,7]

O exame deve ser realizado no lado direito do corpo do paciente deitado, com as pernas afastadas e os braços longe do corpo. Os eletrodos devem ser colados nas mãos e nos pés. Os cabos vermelhos deverão ser ligados aos eletrodos mais proximais e os cabos pretos aos mais distais.[6,7]

Os valores de resistência e reactância obtidos deverão ser discriminados junto com outros dados em um *software* fornecido pelo fabricante. Assim, será possível obter as porcentagens de água corporal, massa magra e massa gorda.[6,7]

A bioimpedância elétrica é amplamente utilizada e aceita no meio científico. Seus resultados, aliados a outros parâmetros de avaliação nutricional, podem auxiliar num melhor planejamento dietético para o paciente.

Vale ressaltar que os resultados podem ser afetados pela alimentação do indivíduo, ingestão de líquidos, desidratação, edema, atividade física, utilização de diuréticos e ciclo menstrual.[6,7]

A avaliação nutricional de idosos por bioimpedância elétrica deve levar em consideração as modificações da composição corporal relacionadas à idade. O gráfico 3.1 mostra as diferenças entre as porcentagens de massas magra e gorda em adultos e idosos.[8]

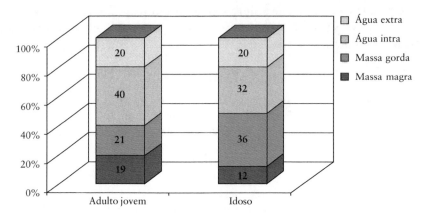

Gráfico 3.1: Comparação da composição corporal entre adultos jovens e idosos.

A primeira observação é em relação à diminuição da massa magra. Sabe-se que ela diminui de 1-2% por ano, a partir dos 30 anos por conta da diminuição do volume dos músculos esqueléticos, à medida que são menos utilizados. A queda no peso e no volume dos órgãos justifica o menor consumo de oxigênio, fato este correlacionado com a diminuição da Taxa de Metabolismo Basal (TMB) nos idosos.[1,5,8,9]

Em relação à massa gorda ocorre um acréscimo anual de 0,5-1,5% a partir dos 30 anos. Além do incremento de gordura, ocorre modificação em sua distribuição: passa a se concentrar menos nos membros e mais em volta dos órgãos e na região do tronco. Esta alteração de distribuição de gordura corporal está relacionada ao aumento da incidência de dislipidemias, hipertensão, diabetes e aterosclerose em idosos.[1,5,8,9]

Referente à água intarcelular, observa-se que os idosos são "desidratados crônicos", isto porque apresentam menor porcentagem de massa magra. A reposição de líquidos nos idosos deve ser cuidadosa para evitar sobrecarga cardíaca.[1,5,8,9]

ANTROPOMETRIA

Os parâmetros antropométricos consistem nas medidas do tamanho corporal e de suas proporções. São considerados indicadores diretos e de grande importância para a avaliação do estado nutricional. Na prática clínica, os mais utilizados são: peso, estatura, circunferências (braço, muscular do braço) e pregas cutâneas (triciptal, biciptal, subescapular e suprailíaca).[6,7]

De maneira geral, as medidas antropométricas são realizadas com equipamentos de baixo custo e fácil aquisição, além de serem utilizadas técnicas não invasivas, à beira do leito do paciente e cuja obtenção dos resultados é rápida. As mensurações devem ser realizadas por profissionais devidamente capacitados e treinados para que os resultados possam caracterizar a fidedignidade do método.[6]

Uma das limitações da antropometria é a incapacidade de detectar deficiências nutricionais de vitaminas e minerais e alterações recentes no estado nutricional do indivíduo.[6]

A antropometria é o método mais afetado pela idade.[2,3,5]

Peso

Representa a soma total dos compartimentos corporais – massa magra (proteínas), massa adiposa, água corporal extra e intracelular, minerais e glicogênio. O peso reflete o equilíbrio energético-proteico de um indivíduo, por isso é um importante parâmetro da avaliação nutricional.[6,7]

O peso aumenta com a idade e atinge seu máximo aos 45 anos para os homens e aos 50 anos para as mulheres. Ocorre, então, uma estabilização do peso até os 65 anos e daí uma queda progressiva.

Quando não é possível obter o peso do idoso por falta de equipamentos adequados poderá ser utilizada a fórmula de Chumlea, a qual utiliza outras medidas corporais para fazer esta predição.[2,5,6,10]

Homens: [(0,98 × CP) + (1,16 × AJ) + (1,73 × CB) + (0,37 × PCSE) – 81,69]

Mulheres: [(1,27 × CP) + (0,87 × AJ) + (0,98 × CB) + (0,4 × PCSE) – 62,35]

onde,

CP: circunferência da panturrilha – medida do maior diâmetro da panturrilha (figura 3.1).

AJ: altura do joelho – realizar a medida com o paciente em posição supina, formando um ângulo de 90º entre o joelho e o tornozelo. A régua, tipo estadiômetro infantil, deverá ter a base colocada no calcanhar e a haste estendida até a base da cabeça da fíbula (figura 3.2).

CB: circunferência do braço – realizar a medida com fita inelástica no ponto médio entre o olécrano e o acrômio (figura 3.3).

PCSE: prega cutânea subescapular – apalpar a escápula até localizar o ângulo inferior e destacar a prega na diagonal (figura 3.4).

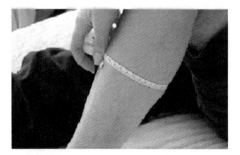

Figura 3.1: Medida da circunferência da panturrilha.

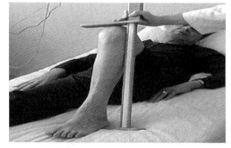

Figura 3.2: Medida da altura do joelho.

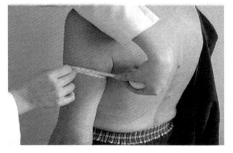

Figura 3.3: Medida da circunferência do braço.

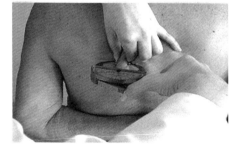

Figura 3.4: Medida da prega cutânea subescapular.

Perdas ponderais graves, recentes e involuntárias estão associadas com aumento da taxa de morbidade e mortalidade.[1,2,3,4] A variação de peso é determinada por meio da seguinte fórmula:

$$\text{Perda de peso (\%)} = \frac{(\text{Peso habitual} - \text{Peso atual}) \times 100}{\text{Peso habitual}}$$

Particularmente para os idosos, a perda de 5% do peso corporal habitual em 1 ano é considerada clinicamente significativa e causas nutricionais e não nutricionais devem ser investigadas.[1,4,6,11] O quadro 3.2 mostra a relação de perda de peso e o tempo como demonstrativo de gravidade.

Quadro 3.2: Significado da perda de peso em relação ao tempo.

Tempo	Perda significativa de peso (%)	Perda grave de peso (%)
1 semana	1-2	> 2
1 mês	5	> 5
3 meses	7,5	> 7,5
6 meses	10	> 10

Fonte: Blackurn GL, Bistrian BR. Nutritional and metabolic assessment of the hospitalizes patients. JPEN. 1977; 1:11-22.

Além disso, deverá ser dada uma atenção precoce à nutrição e prevenção da perda de peso durante períodos de trauma agudo, particularmente durante a internação hospitalar.[1,4]

A utilização do peso como parâmetro de avaliação nutricional deve ser cautelosa nas seguintes situações:

- Presença de edema e ascite – causam aumento dos fluidos extracelulares e podem subestimar estados de desnutrição.
- Obesos com rápida perda de peso, cuja atrofia da massa muscular e celular são parcialmente mascaradas pela gordura residual.
- Mudanças drásticas no consumo de sódio, as quais estão associadas a períodos de reajuste de fluidos e consequente alteração do peso.
- Crescimento tumoral maciço ou organomegalia que podem mascarar perda de tecido magro e adiposo.[7]

Estatura

A aferição da altura é extremamente difícil em idosos porque, muitas vezes, eles não conseguem ficar eretos para a medição. Isto devido a problemas osteoarticulares, tais como osteoporose, achatamento dos espaços intervertebrais, cifose dorsal, arqueamento dos membros inferiores e do arco plantar.[4,6]

A altura também diminui a partir dos 30 anos, cerca de 1,2 a 4,2cm a cada 20 anos.[4,6,10]

Quando não é possível aferir a altura de um idoso, também poderá ser utilizada a equação de Chumlea.

Homens: 64,19 − (0,04 × idade) + (2,02 × AJ)

Mul/heres: 84,88 − (0,24 × idade) + (1,83 × AJ)

onde:

AJ: altura do joelho – conforme figura 3.1.

Estas fórmulas foram desenvolvidas a partir de um estudo com 136 idosos entre 65 e 104 anos e são bastante utilizadas na prática clínica.[4,6,10]

Circunferências e pregas cutâneas

A medida de circunferências e pregas cutâneas podem complementar a avaliação nutricional. Entretanto, é preciso considerar que a maioria dessas medidas é realizada nos membros superiores e os idosos redistribuem sua gordura corporal, concentrando-a mais no tronco. Isto, aliado à perda da elasticidade da pele, dificulta a separação do tecido adiposo do tecido muscular no momento da medição da prega.[2,4,5,10]

Outra dificuldade é em relação a que padrão de referência utilizar, sendo que não há um brasileiro. Na prática clínica, tem-se utilizado mais comumente a avaliação por percentis proposta por Burr e Philips (1984).[12]

A classificação do estado nutricional a partir do IMC (Índice de Massa Corporal), circunferência do braço, circunferência muscular do braço, prega cutânea triciptal e área muscular do braço é:[12]

$< P5$ – desnutrição
$P5$-$P10$ – risco para desnutrição
$P1$-$P90$ – eutrofia
$> P90$ – obesidade

A) Circunferências

A circunferência do braço (CB) representa a soma das áreas constituídas pelos tecidos ósseo, muscular e gorduroso do braço. A medida deve ser realizada no braço não dominante, relaxado e estendido ao lado do corpo, no ponto médio entre o acrômio e o olécrano (figura 3.3). Deve ser utilizada fita métrica flexível e o resultado, expresso em centímetros, comparado com o padrão Frisancho (1981).[6,7]

A partir da CB, utilizando-se, também a prega cutânea do tríceps, é possível obter a circunferência muscular do braço (CMB). Esta medida reflete a reserva de tecido muscular, mas não desconta a área óssea.[2,3] A fórmula é a seguinte:

$$CMB\ (cm) = CB\ (cm) - \pi \times [PCT\ (mm) \div 10]$$

Também a partir da CB é possível obter o parâmetro da área muscular do braço (AMB), a qual irá avaliar o compartimento muscular descontando-se a massa óssea. Por isso, esta medida reflete mais adequadamente o comportamento do tecido muscular do que a CMB.[6,7] A fórmula para obtenção deste parâmetro é a seguinte:

$$AMB\ (cm^2) = \frac{[CB\ (cm) - \pi \times PCT\ (mm) \div 10]}{4\pi}$$

Para o sexo masculino, deve-se fazer o cálculo e subtrair 10, o que equivale à área óssea. Já para as mulheres, desconta-se 6,5.[6,7]

A circunferência do abdômen indica de que maneira a gordura está distribuída no corpo do indivíduo (quadro 3.3). A obesidade tipo andróide (região abdominal) está relacionada ao desenvolvimento de doenças cardiovasculares e metabólicas.[7]

A medida deve ser realizada com fita métrica flexível, com o indivíduo em pé, na altura da cicatriz umbilical e no momento da expiração.[6]

Quadro 3.3: Classificação da circunferência abdominal.

| | Risco de complicações metabólicas associadas à obesidade ||
	Elevado	Muito elevado
Homem	≥ 94cm	≥ 102 cm
Mulher	≥ 80cm	≥ 88 cm

Fonte: OMS, 1998.

B) Pregas cutâneas

As pregas ou dobras cutâneas têm sido largamente utilizadas para medir a gordura corporal total de indivíduos.[7]

A aferição destas medidas é um método relativamente simples, de baixo custo e não invasivo. Entretanto, a avaliação das pregas deverá ser realizada com cautela, pois são pouco informativas em períodos curtos de tempo e há uma grande variabilidade inter e intra-avaliador.[6,7]

Como quaisquer outros métodos de avaliação nutricional, as pregas cutâneas não devem ser utilizadas isoladamente. Estas medidas são contraindicadas em casos de edema de membros superiores, enfizema subcutâneo e obesidade mórbida.[6]

A prega cutânea triciptal (PCT) é, de todas as dobras, a mais utilizada na prática clínica para o monitoramento do estado nutricional. A PCT parece ter ótima correlação com desnutrição, mas é altamente influenciada por edema.[8]

Além da PCT, a prega cutânea subescapular (PCSE) é utilizada na avaliação nutricional de idosos, principalmente por fazer parte da equação de Chumlea para estimativa de peso. Entretanto, não há padrão de referência para classificação em percentis específica para idosos proposta por Burr e Philips.

Para todas elas devem ser tomadas três medidas consecutivas e realizada uma média. Esta deverá ser comparada com os percentis propostos por Burr e Philips e classificada conforme exposto acima.

PARÂMETROS BIOQUÍMICOS

Os exames bioquímicos vêm ganhando importância na determinação do estado nutricional, tendo em vista que alguns marcadores se alteram precocemente às lesões orgânicas e funcionais graves que a desnutrição proteico-calórica provoca.[6,7]

É importante destacar que esses indicadores facilmente se alteram na presença de fatores e/ou condições como estresse, injúria, inflamação, condições ambientais, estado fisiológico e uso de determinadas drogas.[7]

Os exames bioquímicos utilizados na avaliação nutricional de adultos podem ser utilizados na avaliação de idosos, levando-se em consideração não somente seus fatores limitantes, mas alterações que possam ser decorrentes da idade.

A combinação de dados antropométricos, composição corporal, inquéritos alimentares e achados laboratoriais representa o método mais apropriado para traçar o diagnóstico nutricional do indivíduo, bem como acompanhar a eficácia da conduta nutricional implementada.[7,13]

Proteínas plasmáticas

Testes de avaliação do estado das proteínas viscerais podem ajudar a determinar o grau de desnutrição do indivíduo.[4] Isto porque restrições alimentares prolongadas, bem como injúrias, comprometem a integridade visceral.[6]

A perda de peso ocasiona redução de massa da maioria dos órgãos, com exceção do cérebro. Já o fígado é um órgão que sofre mais alterações em proporção ao tempo de desnutrição e injúria.[6,7]

A diminuição da concentração de proteínas de síntese hepática pode, então, ser um bom indicador de desnutrição. Destaca-se que numerosos fatores, além dos nutricionais, podem modificar a concentração das proteínas séricas, dentre eles: estado de hidratação, hepatopatias, hipercatabolismo, infecção e inflamação.[7]

A diminuição das proteínas plasmáticas está fortemente correlacionada com o aumento da morbimortalidade. Além disso, a magnitude da depleção corresponde ao grau de desnutrição.[4]

As principais proteínas plasmáticas utilizadas na avaliação nutricional são albumina, transferrina, pré-albumina e proteína carreadora de retinol.

A) Albumina

É sintetizada no hepatócito e encontra-se abundantemente distribuída no meio extracelular. Dentre suas funções, pode-se destacar a manutenção da pressão oncótica do plasma e o transporte de algumas substâncias no sangue, como, por exemplo, ácidos graxos de cadeia longa e esteroides. A diminuição da albumina ocasiona passagem de líquido para o espaço extravascular, causando edema.[6,7]

A hipoalbuminemia está fortemente relacionada à desnutrição proteico-calórica. Entretanto, a sensibilidade deste parâmetro é muito questionada devido a sua longa meia-vida (18 a 20 dias), o que a torna um índice pouco sensível às rápidas variações do estado nutricional.[6,7]

A albumina sérica é amplamente utilizada na prática clínica por ser um exame de baixo custo e por estar, cada vez mais, se mostrando eficiente como indicativo de prognóstico nutricional e de risco para complicações durante a internação.[4,6,7,8]

A interpretação dos valores de referência é feita da seguinte forma:

Valores (g/%)	Classificação
> 3,5	Normal
3,0-3,5	Depleção leve
2,4-2,9	Depleção moderada
< 2,4	Depleção severa[2,3,4]

É preciso ressaltar que a albumina sérica diminui de 3 a 8% por década a partir dos 70 anos. Além disso, seu uso deverá ser limitado em casos de doenças hepáticas e nas infecções/inflamações por ser uma proteína de fase aguda.[4,5,6,7]

B) Transferrina

É também uma proteína de síntese hepática, cuja principal função é o transporte sérico de ferro.[6,7]

Sua meia-vida é 7 a 8 dias, inferior à da albumina. Assim sendo, é mais sensível às mudanças no estado nutricional.[5,6,7]

Para a avaliação de idosos deverá ser considerado que os depósitos de ferro estão, geralmente, aumentados e, por isso, a transferrina tende a diminuir. Além disso, estes indivíduos têm mais propabilidade de desenvolver anemia, doença na qual a transferrina estará aumentada.[2,4,5]

Pode ser determinada indiretamente a partir da capacidade total de ligação com o ferro (CTLF), por meio da seguinte fórmula:[6]

$$Transferrina = (0,8 \times CTLF) - 43$$

Os resultados são interpretados da seguinte maneira:

Valores (mg/%)	Classificação
150-200	Depleção leve
100-150	Depleção moderada
< 100	Depleção severa

As limitações de uso são: doenças hepáticas, anemias importantes, hemosiderose, gravidez, sangramentos crônicos, neoplasias, e pode também ser uma proteína de fase aguda nas infecções/inflamações.[6,7]

C) *Pré-albumina*
Também é de síntese hepática e sua principal função é o transporte de hormônios da tireoide, principalmente tirosina, mas geralmente está saturada com a proteína carreadora de retinol e com a vitamina A.[6,7]

Possui vida média de apenas dois dias, por isso é um índice bastante sensível para a identificação de restrição calórica e proteica.[6]

De todos os parâmetros bioquímicos, a pré-albumina parece ser a que menos sofre alterações com a idade.[2,4,5]

Os valores de referência para sua análise no contexto nutricional são:

Valores (mg/%)	Classificação
20	Normal
10-15	Depleção leve
5-10	Depleção moderada
< 5	Depleção severa[2,3]

Por ser uma proteína de fase aguda, suas limitações de uso são na insuficiência renal, doenças hepáticas, infecção e inflamação. Além disso, é influenciada pela disponibilidade de tiroxina, para a qual funciona como proteína de transporte. Não é muito utilizada na prática clínica por ser de alto custo.[4,6]

D) *Proteína transportadora de retinol*
Esta proteína ligada à albumina tem como principal função o transporte de vitamina A (retinol) do tecido hepático para outros tecidos-alvo.[7]

Apresenta grande sensibilidade à restrição calórica e proteica e sua meia-vida é de apenas 12 horas.[7]

A dosagem é feita por meio de radioimunodifusão e valores séricos menores de 3mg/% podem ser indicativos de desnutrição.[6,7]

Suas limitações de uso, além do custo, estão relacionadas a hipovitaminose A, insuficiência renal, doenças hepáticas, carência de zinco e inflamação/infecção (proteína de fase aguda).[6,7]

Hemoglobina e hematócrito

São proteínas intracelulares e de menor sensibilidade para desnutrição em comparação com as demais proteínas para avaliação nutricional; entretanto, valores abaixo do normal podem ser sugestivos de desnutrição proteica e os tipos possíveis de anemia devem ser investigados clinicamente.[6]

Diminuições significativas de hemoglobina e hematócrito não estão relacionadas ao processo de envelhecimento. Assim sendo, causas nutricionais e não nutricionais deverão ser investigadas.[4]

Quadro 3.4: Valores de hemoglobina e hematócrito, conforme sexo.

		Normal	Reduzido	Muito reduzido
Homens	Hb (g/100ml)	≥ 14	13,9-12	< 12
	Ht (%)	≥ 44	43-37	< 37
Mulheres	Hb (g/100ml)	≥ 12	11,9-10	< 10
	Ht (%)	≥ 38	37-31	< 31

Adaptado de Duarte e Castellani, 2002.

Avaliação da competência imunológica

É evidente e confirmada por inúmeros estudos a relação entre estado nutricional e imunidade. À medida que a desnutrição progride, observa-se a depressão da imunidade celular e humoral. Uma alimentação inadequada provoca diminuição do substrato para a produção de imunoglobulinas e células de defesa, podendo levar o indivíduo à anergia.[4,6,7]

Uma diminuição da resposta imune foi relatada nos idosos. Esta resposta atenuada pode estar associada ao processo normal do envelhecimento, a condições patológicas crônicas ou à desnutrição.[14]

A) Contagem total de linfócitos (CTL)

Este método avalia as reservas imunológicas momentâneas, indicando as condições do mecanismo de defesa celular do organismo. Pode ser calculada a partir do leucograma, utilizando-se o percentual de linfócitos e a contagem total de leucócitos:[6,7]

$$CTL = \frac{\% \text{ linfócitos} \times \text{leucócitos}}{100}$$

A interpretação dos resultados deve ser:

Valores (mm³)	Classificação
1.200-2.000	Depleção leve
800-1.199	Depleção moderada
< 800	Depleção grave[2,3]

As limitações deste teste são: infecções, cirrose hepática, queimaduras e alguns medicamentos.[6,7]

AVALIAÇÃO DO CONSUMO ALIMENTAR

Os mesmos métodos para avaliar o consumo alimentar utilizados para os adultos poderão ser utilizados para idosos. Deve-se, entretanto, considerar as alterações fisiológicas do envelhecimento.

Além de todos os questionamentos sobre o hábito alimentar que se faria para um adulto, para os idosos seria preciso acrescentar a avaliação da consistência dos alimentos, tendo em vista a perda dos dentes. Também é necessário constatar se há alteração do paladar, alteração comum entre os idosos e que pode interferir diretamente com a ingestão alimentar.[2]

A polifarmácia pode interferir no paladar, digestão e absorção de nutrientes. Desta forma, é preciso investigar não somente quais remédios o idoso está tomando, mas suas possíveis interações com a alimentação.

É importante questionar se o idoso segue alguma dieta prescrita anteriormente e avaliar a necessidade da manutenção de restrições alimentares.

Alterações funcionais decorrentes de doenças crônicas e internações hospitalares repetidas também alteram o hábito alimentar e podem contribuir para a desnutrição.

Indivíduos com a idade muita avançada podem ser portadores de demência ou ter comprometimento da memória recente. Isto pode prejudicar a avaliação da ingestão alimentar, a qual seria, então, mais fidedigna se a família ou os responsáveis forem questionados.[2]

Ressalta-se que não existe um método de avaliação dietética ideal. Os fatores que determinam qual o melhor método a ser utilizado são a população-alvo e o propósito da investigação.[7]

Os métodos de avaliação do consumo alimentar podem ser divididos em dois grupos: quantitativos e qualitativos. Com ambos é possível estabelecer uma relação entre a dieta e o estado nutricional e o aparecimento de doenças crônico-degenerativas.[6]

Métodos quantitativos

O principal objetivo desses métodos é conhecer a quantidade de calorias, macro e micronutrientes e também o uso de suplementos alimentares e complexos vitamínicos consumidos pelo paciente. A análise desses nutrientes é realizada por meio de tabelas de composição de alimentos.[6,7]

Os principais métodos são o Recordatório de 24 horas, utilizado para verificar a ingestão alimentar do paciente, bem como a adesão à prescrição dietoterápica. O paciente é questionado sobre as quantidades e modo de preparo de todos os alimentos e bebidas ingeridos no dia anterior à consulta.[6,7]

Especificamente para os idosos com comprometimento da memória recente, este método poderia não ser o mais adequado.

O outro método é o Registro Alimentar, que consiste na anotação de todos os alimentos e bebidas consumidos em um período de tempo. O paciente deverá fazer as anotações em casa da composição dos alimentos, quantidades e modo de preparo de todas as refeições realizadas. O número de dias incluídos no registro varia, sendo o mais indicado o de três dias. Devemos instruir o paciente a realizar pelo menos um dia no fim de semana.[6,7]

Este tipo de avaliação pode ser complicado para os idosos, tendo em vista que eles devem anotar tudo o que comem. Entretanto, não depende tanto da memória. A família pode ajudar nos registros se o idoso tiver algum problema que dificulte sua escrita ou visão.

Métodos qualitativos

O principal objetivo desses métodos é conhecer o hábito alimentar do paciente. Consiste em anamnese ou história alimentar ou questionário de frequência de consumo alimentar.[6,7]

A história alimentar permite o conhecimento de ambos os aspectos quantitativo e qualitativo da dieta do paciente, ou seja, permite avaliar a ingestão alimentar habitual. Para isso, questiona-se o que o paciente costuma consumir em cada refeição, presença de alergias ou tabus alimentares, intolerâncias, aversões alimentares.[6,7]

Como os idosos, geralmente, possuem hábitos alimentares bem arraigados e alguns seguem esquemas alimentares bem específicos, chegando até a monotonia alimentar, são capazes de responder bem aos questionamentos da história dietética.

O questionário de frequência alimentar, outro método qualitativo utilizado, possibilita avaliar o consumo usual de macro e micronutrientes, permitindo a associação com doenças crônicas e estados carenciais. É composto por uma lista predefinida de alimentos, com perguntas sobre frequência de consumo de cada alimento. Para confecção dessa lista, devemos considerar os hábitos alimentares da população em questão e incluir os alimentos mais consumidos.[6,7]

Para os idosos este método poderia apresentar alguma dificuldade, pois depende da memória. Ele deverá se lembrar, para cada alimento, com que frequência o consome.

AVALIAÇÃO NUTRICIONAL SUBJETIVA

AVALIAÇÃO NUTRICIONAL SUBJETIVA GLOBAL E EXAME FÍSICO

Cada um dos métodos de avaliação nutricional tem sua importância na prática clínica, entretanto nenhum deles, isoladamente, pode ser considerado ótimo e suficiente para predizer o estado nutricional de um indivíduo.

Em meados da década de 80 a avaliação clínica foi validada como sendo capaz de identificar o risco nutricional de pacientes cirúrgicos. Este método teve boa correlação com dados antropométricos, bioquímicos e com a morbidade pós-cirúrgica.[7]

A Avaliação Nutricional Subjetiva Global (ANSG) foi desenvolvida alguns anos mais tarde e aprimorada para forma de questionário para ser aplicada a pacientes cirúrgicos. Atualmente, tem sido utilizada em diversas condições clínicas e está baseada na história clínica e no exame físico do indivíduo (Anexo 1).[3,6,7]

Quadro 3.5: Vantagens e desvantagens da ANSG.[6,7]

Vantagens	Desvantagens
• Método simples • Muito baixo custo • Boa reprodutibilidade • Alta especificidade • Pode ser realizada à beira do leito do paciente • Poucos resultados falso-positivos • Pode ser executada por qualquer profissional previamente treinado da equipe multiprofissional • Instrumento prognóstico e diagnóstico	• Depende do nível de consciência do paciente • Dificuldade em acompanhar a evolução do paciente, tendo em vista que não considera critérios quantitativos • Pode ter sua precisão alterada por depender da experiência do observador em detectar as alterações nutricionais significativas por meio da avaliação subjetiva • Não é específica para idosos

A história clínica aborda aspectos referentes à perda de peso nos últimos 6 meses e nas últimas 2 semanas, alterações na ingestão alimentar e sua duração, presença de sintomas gastrointestinais (náuseas, vômitos, diarreia e anorexia) e a avaliação da capacidade funcional física nas últimas 2 semanas. Conforme a gravidade, é atribuído a cada item o conceito A, B ou C.[3,6,7]

O exame físico deve ser feito por meio de inspeção e palpação. Para avaliar a perda de gordura subcutânea deve-se observar a região abaixo dos olhos, tríceps e bíceps. Já a perda muscular, deverá ser avaliada na região das têmporas, ombros, clavículas, escápulas, costelas, músculos interósseos das mãos, joelhos, panturrilhas e quadríceps. Em relação ao edema, resultante de desnutrição, deve ser avaliado nas regiões sacra, abdominal (ascite) e dos tornozelos. Este item será definido como normal, leve, moderado ou severo.[3,6,7]

A combinação desses parâmetros subjetivos levarão à classificação do paciente, conforme o número de conceitos A, B ou C, como bem nutrido, desnutrido leve/moderado ou desnutrido grave.[3,6,7]

Em estudo brasileiro realizado com 23 pacientes idosos cujo objetivo foi analisar a eficácia e a praticidade da ANSG como forma de diagnosticar o estado nutricional, os resultados foram bem interessantes.[3]

A antropometria foi realizada por meio de Índice de Massa Corporal (IMC), Circunferência do Braço (CB), Prega Cutânea Triciptal (PCT), Circunferência Muscular do Braço (CMB).[3]

Conforme o gráfico 3.2 é possível observar que há boa correlação da avaliação nutricional objetiva realizada por meio de antropometria e a ANSG. Trinta e cinco porcento dos pacientes, segundo a antropometria, foram classificados como eutróficos; valor este que se aproxima do encontrado pela ANSG. Oitenta e três porcento dos pacientes apresentaram redução entre moderada e grave da reserva adiposa pela avaliação antropométrica e 91,5% pela ANSG. Houve perda de massa magra em 70% dos pacientes pela antropometria e em 87% pela ANSG.[3]

A ANSG destaca-se como uma forma de diagnosticar a desnutrição de maneira não invasiva, que prescinde da medição de exames antropométricos, tornando a avaliação mais rápida e de menor custo. Por ser um exame essencialmente clínico, depende da capacidade do investigador em buscar informações precisas, detalhadas e que lhe sirvam de substrato para alcançar o diagnóstico nutricional. Portanto, quando realizada por profissional qualificado, é simples, eficaz e depende es-

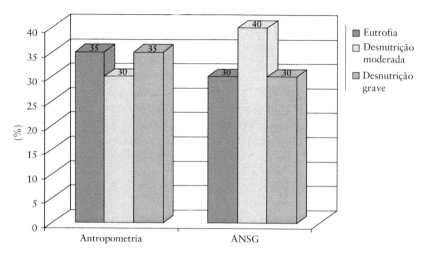

Gráfico 3.2: Antropometria × ANSG. Adaptado de Cordeiro e Moreira, 2003.

sencialmente de recursos humanos, podendo ser utilizado de maneira seletiva e complementar as formas convencionais de se determinar o diagnóstico nutricional em pacientes idosos hospitalizados.[3]

MINIAVALIAÇÃO NUTRICIONAL (MAN)

Desde o começo da década de 90, a Miniavaliação Nutricional (MAN) vem sendo desenvolvida e legitimada. É uma avaliação fácil, rápida e econômica e permite que a equipe verifique o estado nutricional de pessoas idosas quando ingressam no hospital ou instituições e monitorize as alterações que ocorrem durante sua permanência. Isto faz com que as medidas nutricionais necessárias sejam aplicadas mais cedo para impedir um declínio ainda maior do estado nutricional ou para restaurá-lo à normalidade. A MAN também permite que se compare a incidência da desnutrição proteico-energética em diversos centros e, mais importante, que se comparem as medidas nutricionais e os protocolos usados nesses centros.[14,15]

Como exposto inicialmente, a desnutrição alcança níveis significativos em pacientes idosos hospitalizados ou que vivem em casas de repouso ou ainda, que estão sendo cuidados segundo um programa domiciliar de atendimento.[14,15]

O objetivo da MAN é estabelecer o risco individual de desnutrição de modo a permitir uma intervenção precoce quando necessária.[14,15]

O teste da MAN é composto de simples mensurações e rápidas questões que podem ser efetuadas em cerca de 10 minutos. Trata-se de uma "mistura" de métodos objetivos com métodos subjetivos: medidas antropométricas (peso, altura e perda de peso); avaliação global (seis perguntas relacionadas com o modo de vida, medicação e mobilidade); questionário dietético (oito perguntas relativas ao número de refeições, ingestão de alimento e líquidos e autonomia na alimentação); e avaliação subjetiva (a autopercepção da saúde e da nutrição).[14,15]

A soma dos escores da MAN permite diferenciar os seguintes grupos de pacientes idosos: os que têm estado nutricional adequado: MAN ≥ 24; os que correm risco de desnutrição: MAN entre 17 e 23,5; e os que apresentam desnutrição declarada:

MAN < 17. A sensibilidade desta escala é de 96%, a especificidade de 98% e o valor do prognóstico para a desnutrição é de 97%, considerado o estado clínico como referência.[14,15]

Um estudo prospectivo realizado com 155 idosos, com idade média de 78 anos, investigou relações entre a Miniavaliação Nutricional (MAN) e uma ampla avaliação nutricional (medidas antropométricas, marcadores nutricionais biológicos, avaliação da ingestão alimentar) como ferramenta de avaliação do estado nutricional.[14]

Os idosos foram divididos em dois grupos: o primeiro (n = 105) foi hospitalizado e o segundo (n = 50) não. As medidas antropométricas utilizadas para avaliação nutricional foram: altura, peso, altura do joelho (AJ), circunferências do braço (CB) e da panturrilha (CP), pregas cutâneas do tríceps (PCT) e subescapular (PCSE), albumina, pré-albumina, transferrina, ceruloplasmina, proteína C-reativa, colesterol, vitaminas A, D, E, B_1, B_2, B_6, B_{12}, folato, cobre, zinco e recordatório alimentar de 3 dias juntamente com um questionário de frequência alimentar; e a MAN.[14]

Os resultados revelaram que o escore da MAN foi significativamente correlacionado com a ingestão nutricional ($p < 0,05$ para calorias, carboidratos, fibras, cálcio, vitamina D, ferro, vitamina B_6 e C) e com os parâmetros nutricionais antropométricos e biológicos ($p < 0,001$ para albumina, pré-albumina, transferrina, colesterol, retinol, alfa-tocoferol, 25-OH colecalciferol e zinco). Um escore de MAN entre 17 e 23,5 pode identificar aquelas pessoas com um grau leve de desnutrição, nas quais a intervenção nutricional pode ser efetiva.[14]

Os autores concluíram que a MAN é um prático, não invasivo e rápido instrumento de avaliação nutricional, útil e efetivo para a intervenção em pessoas idosas.[14]

A MAN pode avaliar o risco de desnutrição em pessoas idosas antes que as alterações clínicas se manifestem. É uma ferramenta útil para que médicos e nutricionistas façam uma avaliação rápida e confiável de pacientes idosos como parte de uma avaliação geriátrica abrangente e para reconhecer precocemente as situações de risco.[14,15]

CONCLUSÃO

A avaliação nutricional deve estar inserida na rotina de internação hospitalar. Particularmente para os idosos, este grupo populacional tão suscetível, a avaliação precoce deve diagnosticar precisamente o estado nutricional. Desta maneira, a terapia nutricional adequada deverá ser instaurada a fim de auxiliar na recuperação do idoso.

Os métodos objetivos de avaliação nutricional parecem sofrer muitas interferências relacionadas à idade e a maioria deles não considera os fatores fisiológicos, psicológicos e sociais que alteram a ingestão alimentar dos idosos.

Já os métodos subjetivos, que valorizam mais as alterações da idade, têm o problema de sofrer muita influência do observador.

A MAN, que constitui uma "mistura" de métodos objetivos e subjetivos, parece ser capaz de identificar idoso com risco de desnutrição ou já desnutridos.

Na avaliação nutricional é preciso utilizar um *screening* como ponto de partida, que poderiam ser a ANSG ou a MAN. Os métodos objetivos parecem ser mais eficazes para acompanhar a eficácia da conduta adota.

Importante mesmo é nunca utilizar apenas um parâmetro para classificar o estado nutricional de um indivíduo.

ANEXO 1 – AVALIAÇÃO NUTRICIONAL SUBJETIVA GLOBAL

Nome: _____

Data: _____

1ª Parte: História médica

1. Mudança de peso

    A) Peso de 6 meses atrás: _____ Peso atual: _____

    Mudança de peso: _____ kg _____ %

    B) Porcentagem
    de mudança: _____ ganho ou redução < 5%
    _____ 5-10% redução
    _____ > 10% redução

A	B	C

    C) Mudança de peso nas
    últimas duas semanas: _____ aumento
    _____ sem alterações
    _____ diminuição

A	B	C

2. Ingestão dietética

    A) _____ não mudou (adequado)
    _____ não mudou (inadequado)
    B) _____ houve mudança
    Tipo de mudança: _____ dieta sólida com
    quantidade insuficiente
    _____ dieta líquida normocalórica
    _____ dieta líquida hipercalórica
    _____ jejum

A	B	C

3. Sintomas gastrintestinais

    Sintomas: Frequência*/ Duração**
    ( ) nenhum _____ / _____
    ( ) náusea _____ / _____
    ( ) vômito _____ / _____
    ( ) diarréia _____ / _____
    ( ) anorexia _____ / _____

A	B	C

4. Capacidade funcional (relacionada ao estado nutricional)

    A) _____ sem alteração
    _____ com alteração _____ duração
    Tipo:
    _____ moderado (dificuldade para trabalhar,
    andar e realizar as atividades normais)
    _____ grave (acamado ou o tempo todo sentado)

A	B	C

    B) Mudança nas últimas duas
    semanas: _____ apresentou melhora
    _____ não modificou
    _____ piorou

A	B	C

* Diário; 1-2 vezes por semana; 2-3 vezes por semana.

** > 2 semanas ou < 2 semanas.

2ª Parte: Exame físico

5. Evidência de:

Diminuição de tecido adiposo subcutâneo
(abaixo dos olhos, tríceps, bíceps)
( ) algumas áreas ( ) todas as áreas

Redução das massa muscular (fronte, clavícula,
ombro, escápula, costelas, quadríceps,
panturrilha, joelho, entre os ossos, na mão
entre o polegar e o dedo indicador)
( ) algumas áreas ( ) todas as áreas

Edema (relacionado com desnutrição)
( ) sim ( ) não

Ascite
( ) sim ( ) não

Normal	Leve	Moderado	Grave

3ª Parte: Classificação da ANSG (marque apenas um)
A. ( ) Bem nutrido   B. ( ) Desnutrido leve/moderado   C. ( ) Desnutrido grave
Bem nutrido: Classificação "A" na maioria das categorias ou melhora significante.
Desnutrido leve/moderado: Nem a classificação "A" nem "C" estão claramente indicadas.
Desnutrido grave: "C" na maioria das categorias, sobretudo exame físico.
Fonte: Adaptado de Cuppari, 2002.

REFERÊNCIAS BIBLIOGRÁFICAS

1. Mariguti JC et al. Involuntary weight loss in elderly individuals: assessment and treatment. São Paulo Med J 2001; 119:72-7.

2. Silva MLTS. Geriatria. In: Waitzberg, D.L. Nutrição Oral, Enteral e Parenteral na Prática Clínica. Atheneu; 2000. p. 997-1008.

3. Cordeiro RG, Moreira EAM. Avaliação Nutricional Subjetiva Global do idoso hospitalizado. Rev Bras Nutr Clin 2003; 18:106-12.

4. Lipschitz DA. Screening for nutritional status in the elderly. Primary care 1994; 21:55-67.

5. Silva CC et al. Geriatria. In: Magnoni CD, Cukier C. Perguntas e Respostas em Nutrição Clínica. Rocca; 2001. p. 244-8.

6. Duarte AC, Castellani FR. Medidas Antropométricas e Avaliação Subjetiva Global. In Semiologia Nutricional. Axcel; 2002. p. 17-57;59-64.

7. Kamimura MA et al. Avaliação Nutricional. In: Cuppari L. Nutrição Clínica no Adulto. Manole; 2002. p. 71-109.

8. Najas MS, Sachs A. Avaliação nutricional no idoso. In: Papaléo NM. Gerontologia. Atheneu; 1996. p. 242-8.

9. Hurley RS et al. Comparative evaluation of body composition in medically stable elderly. J Am Diet Assoc 1997; 97:1105-9.

10. Chumlea WC et al. Estimating sature from knee height for persons 60 to 90 years of age. J Am Geriatr Soc 1985; 33:116-20.

11. Blackburn GL, Bistrian BR. Nutritional and metabolic assessment of the hospitalizes patients. JPEN 1977; 1:11-22.

12. Burr Ml, Phillips K. Antropometric norms in the elderly. Brit J Nutr 1984; 51:165-9.

13. Federação Latino Americana de Nutrição Parenteral e Enteral. Curso Interdisciplinar de Nutrição Clínica – CINC; 2002.

14. Vellas B et al. Relationships between nutritional markers and the Mini-Nutritional Assessment in 155 older persons. J Am Geriatr Soc 2000; 48:1300-9.

15. Soini H et al. Characteristics of the Mini-Nutritional Assessment in elderly home-care patients. Eur J Clin Nutr 2004; 58:64-70.

4

Recomendações e Necessidades Diárias

SILVIA CRISTINA RAMOS
TATIANA SOUZA ALVAREZ

INTRODUÇÃO

A população brasileira vem envelhecendo em ritmo crescente, principalmente nas últimas décadas. Percebe-se uma longevidade maior não somente no Brasil, mas em muitos países do mundo, desenvolvidos ou não. As projeções para 2020 demonstram uma população de 32 milhões de idosos no Brasil. Tinker, 2002, apresenta dados referentes à quantidade de indivíduos idosos no ano de 1999 e às projeções para 2050. Em 1999, 10% da população mundial eram compostos por indivíduos idosos, e estima-se que esse número, em 2050, será de 22%. Nos países da América do Sul, estima-se também que, em 2050, 22% da população serão constituídos de indivíduos idosos, comparados aos 8% apresentados em 1999, o que chama a atenção para a necessidade de medidas que visem oferecer melhor qualidade de vida, e o aspecto nutricional é um dos pontos de maior importância para um envelhecimento saudável.

O conhecimento das características e das transformações por que passam os indivíduos com o avanço da idade, sejam elas sistêmicas, fisiológicas ou anatômicas, além dos fatores relacionados à saúde que resultam do estilo de vida, assume um papel relevante no cuidado ao idoso. Nesse contexto, a deficiência nutricional é um problema relevante na população idosa, já que várias alterações fisiológicas e o uso de múltiplos medicamentos acabam por interferir no apetite, no consumo de alimentos e na absorção dos nutrientes. Desta forma, é necessário avaliar o estado nutricional e as comorbidades existentes para se indicar as necessidades diárias de cada indivíduo.

NECESSIDADES NUTRICIONAIS NO IDOSO

A manutenção de um estado nutricional adequado e a alimentação equilibrada está associada a um processo de envelhecimento saudável. O envelhecimento pode vir acompanhado de mudanças que podem alterar a ingestão de alimentos e consequentemente levar à deficiência de nutrientes e a quadros de desnutrição.

A elevada prevalência de desvio nutricional na população idosa vem sendo demonstrada por meio de diferentes estudos, em vários países, onde a desnutrição, o sobrepeso e a obesidade predominam em relação aos indivíduos eutróficos.

Os idosos apresentam condições peculiares que condicionam seu estado nutricional. Alguns destes condicionamentos são devidos às alterações fisiológicas próprias do envelhecimento, enfermidades e situação socioeconômica e familiar (tabela 4.1).

Tabela 4.1: Condições que alteram o estado nutricional no idoso.

Fatores socioeconômicos/psicossociais	Alterações fisiológicas
Perda do cônjuge	Alterações no funcionamento do aparelho digestivo
Depressão	
Isolamento social	Alterações na percepção sensorial
Capacidade de deslocamento	Alterações na capacidade mastigatória
Capacidade cognitiva	Alterações na composição e no fluxo salivar e na mucosa oral
	Alterações na estrutura e função do esôfago, estômago e intestinos

RECOMENDAÇÕES NUTRICIONAIS

ENERGIA

No estudo longitudinal do envelhecimento de Baltimore, a ingestão energética de uma amostra de homens diminuiu de 2.700kcal/dia aos 30 anos para 2.100kcal/dia para aqueles com aproximadamente 80 anos.

A taxa metabólica dos indivíduos idosos é reduzida em relação aos adultos jovens e de meia idade. Essa redução na taxa metabólica de aproximadamente 10% por década é um fator a ser considerado na determinação do gasto energético.

O metabolismo é diminuído pelo decréscimo do consumo de oxigênio, decorrente da perda da atividade metabólica dos tecidos. A menor atividade física acarreta declínio da massa magra e decréscimo das necessidades calóricas diárias, a que se deve ficar atento para não criar um desbalanço entre consumo e gasto de energia, ocasionando obesidade.

Cerca de 60% dos idosos hospitalizados apresentam desnutrição energético-proteica na admissão ou irão desenvolver sérios déficits nutricionais antes da alta hospitalar. Nesta população, os déficits nutricionais estão associados a um risco aumentado de morbidade e mortalidade. Apesar deste fato, a destruição energético-proteica muitas vezes não é diagnosticada e o risco para piora do estado nutricional durante a internação geralmente não é conhecido. Relatos sugerem que pacientes idosos são frequentemente submetidos a dias de baixa ingestão alimentar, mesmo quando os problemas nutricionais são reconhecidos.

A fórmula de Harris Benedict é recomendada para estimativa dos requerimentos energéticos e são consideradas as seguintes variáveis: idade, peso e altura. A determinação das necessidades energéticas por calorimetria indireta vem sendo utilizada em alguns serviços para melhor avaliação da necessidade energética em repouso. No entanto, a determinação do nível de atividade física ainda é dependente de equações para estimação.

PROTEÍNAS

Ao longo dos últimos 20 anos, evidências científicas forneceram novas informações sobre o papel e o impacto da nutrição sobre a capacidade funcional e a saúde do envelhecimento individual. Vários estudos têm apontado para a proteína como um nutriente fundamental para os idosos. Ingestão de proteínas superior ao montante necessário para evitar balanço negativo de nitrogênio (N) pode melhorar a rápida perda de massa muscular, associada ao envelhecimento fisiológico. Outros processos podem também vir a se beneficiar do aumento da ingestão proteica. Os exemplos incluem a melhora da saúde óssea, manutenção do balanço energético, melhora da função cardiovascular e recuperação de traumatismo.

Por outro lado, o idoso possui diminuição importante no fluxo sanguíneo renal, da liberação de creatinina e da taxa de filtração glomerular, porém não é necessária a restrição proteica, exceto em casos de deficiência da função renal.

Estudos recentes confirmam que, a ingestão de proteínas, sua utilização muscular traduz em melhora da massa magra (força e função) em idosos. A suplementação dietética com uma mistura de aminoácidos essenciais equivalentes a cerca de 30 gramas de proteína de alta qualidade duas vezes por dia aumentou a massa magra, força, e os resultados dos testes funcionais em indivíduos saudáveis idosos, sem qualquer alteração na dieta normal. Da mesma forma, aumentar a ingestão de proteína de uma média de 0,87g de proteína/kg/dia em mulheres idosas com sarcopenia para 1,23g de proteína/kg/dia resultou em aumento da massa muscular. Alguns estudos propõem a ingestão de 1,5g/kg/dia, cerca de 15 a 20% do valor energético total, dependendo da massa corporal, idade e nível de atividade.

As recomendações tradicionais de proteínas para idosos sugerem a ingestão de pelo menos 1g de proteína/kg/dia, ajustando os valores em casos de doenças ou ingestão energética insuficiente para idosos. A recomendação de proteína também pode ser baseada nas recomendações do *Institute of Medicine*. (IOM, tabela 4.2).

CARBOIDRATOS

Os carboidratos são considerados fontes energéticas primárias, com a função de fornecer energia para medula, cérebro, nervos e glóbulos vermelhos. Os carboidratos são classificados em carboidratos simples e complexos. É recomendada a prioridade de carboidratos complexos, cujo índice glicêmico seja reduzido, como forma de minimizar os picos de hiperglicemia, seguidos por hipoglicemia temporária, comum em situações de intolerância à glicose; condição esta presente com o aumento da idade.

A recomendação de carboidratos na dieta é de 55 a 60% do valor energético total (VET). Os carboidratos simples como glicose e sacarose deverão representar somente 10% do total dos mesmos. A *Dietary Reference Intakes* (RDI, 2002) e *Institute of Medicine* propõem consumo de 130g/dia de carboidratos a partir dos 50 anos para homens e mulheres (tabela 4.2).

LIPÍDIOS

Os lipídios são biomoléculas que se caracterizam por serem insolúveis em água, são elementos químicos essenciais para a formação de todas as células do organis-

Tabela 4.2: Recomendações dietéticas diárias de macronutrientes e fibras (IOM, 2002).

	Proteínas g/d	Carboidratos g/d	Lipídios g/d	Ácido linoleico g/d	Ácido linolênico g/d	Fibras g/d
Homem 50-70 anos	56	130	ND	14	1,6	30
+ 70 anos	56	130	ND	14	1,6	30
Mulher 50-70 anos	46	130	ND	14	1,1	21
+ 70 anos	46	130	ND	14	1,1	21

ND = sem recomendação.

mo humano, secreção de vitaminas, bile, síntese de hormônios, produção e armazenamento de energia; sendo classificados em ácidos graxos saturados, ácidos graxos insaturados (mono e polinsaturados), colesterol e triglicérides. O colesterol é encontrado em alimentos de origem animal: gema de ovo, vísceras (fígado, coração, língua, moela), crustáceos e moluscos (camarão, lagosta, ostras, mariscos), manteiga.

Para redução dos ácidos graxos saturados deve-se orientar: leite ou iogurtes desnatados, queijos com baixo teor de gordura (ricota, *cottage* e queijo minas ou fresco), cortes de carnes bovinas e aves com baixo teor de gordura, peixes.

Ácidos graxos saturados e trans aumentam os níveis de LDL-colesterol e reduzem o HDL-colesterol, são encontrados nas gorduras animais, principais fontes: produtos feitos à base de óleos parcialmente hidrogenados (biscoitos, bolos, pães, margarinas), deve-se dar preferência a óleos vegetais líquidos e margarinas cremosas.

Os ácidos graxos trans são encontrados em gorduras vegetais hidrogenadas, margarinas sólidas ou cremosas, cremes vegetais, biscoitos, sorvetes, pães, batatas fritas, pastelarias, bolos, tortas, massas, entre outros alimentos. A manufatura desses produtos e o consequente consumo têm se elevado ao longo dos anos no Brasil. Desde 2002, a Agência Nacional de Vigilância Sanitária (ANVISA) preconiza o controle no consumo de alimentos que contenham ácidos graxos trans, com vistas à prevenção e tratamento de doenças coronarianas.

Os ácidos graxos insaturados são classificados de acordo com sua dupla ligação, os monoinsaturados apresentam apenas uma dupla ligação e polinsaturados apresentam mais de uma dupla ligação.

As gorduras monoinsaturadas têm a função de reduzir o LDL-colesterol, sem diminuir o HDL-colesterol e induzem ao aumento da oxidação lipídica. Entre os ácidos graxos monoinsaturados, o principal é o ácido oleico, que possui efeito benéfico sobre os níveis de LDL-colesterol, está presente em óleos vegetais (oliva, canola, arroz), oleaginosas (castanha de caju, avelã), abacate.

Os ácidos graxos polinsaturados são divididos em duas categorias: ômega-6 (representado principalmente pelo ácido linoleico); ômega-3 (ácido linolênico), encontrados nos óleos de canola, soja e linhaça, e cujos representantes animais são ácidos eicosapentanoico (EPA) e docosaexanóico (DHA), presentes na gordura do peixe. Fontes de EPA: arenque, salmão, cavala, bacalhau. Fontes de DHA: sardinha, bonito e atum. A substituição da gordura saturada pelo ácido linoleico (ômega-6) promove diminuição do LDL-colesterol, alguns estudos recomendam uma ingestão deste lipídio, porém não deve exceder 7% do valor calórico total. Fontes alimentares: óleo de girassol, milho e soja. Os ácidos graxos ômega-3 promovem diminuição dos triglicérides quando utilizados em doses elevadas, reduzindo assim risco de desenvolvimento de doenças cardiovasculares, possui efeito contra arritmia cardíaca, efeito antitrombótico e melhora da função endotelial. A *American Hearth Association* recomenda uma ingestão semanal de 180g de peixes ricos em ômega-3. Alguns estudos sugerem que independente do tipo de composição de ácidos graxos, deve ser incentivada o consumo destes peixes de duas a três vezes por semana.

A digestão de gorduras no idoso é equivalente a de adultos sadios quando consumidas em quantidades moderadas. No entanto, a restrição de lipídios na dieta é relacionada com a redução na ingestão calórica total. Os lipídios devem contribuir com cerca de 20% do valor energético total, sendo que as gorduras polinsaturadas e monoinsaturadas devem ser priorizadas, uma vez que é considerável a relação idade, consumo dietético de gorduras e doença cardiovascular, portanto o indivíduo idoso sadio deve seguir as recomendações da Sociedade Brasileira de Cardiologia, para prevenção de dislipidemias, conforme tabela 4.3.

Tabela 4.3: Recomendações dietéticas para prevenção de dislipidemias.

Nutrientes	Ingestão recomendada
Gordura total	25 a 35% das calorias totais
Ácidos graxos saturados	< 7% das calorias totais
Ácidos graxos polinsaturados	Até 10% das calorias totais
Ácidos graxos monoinsaturados	Até 20 % das calorias totais
Carboidratos	50 a 60% das calorias totais
Proteínas	~ 15% das calorias totais
Colesterol	< 200mg/dia
Fibras	20 a 30g/dia (~ 25% solúvel = 6g/dia)
Calorias	Para atingir e manter o peso desejável

NECESSIDADES HÍDRICAS

Os idosos apresentam intolerância ao calor causada pela diminuição do fluxo sanguíneo para a pele e da produção de suor e apresentam alterações na percepção da sede. Devido à menor percepção da sede, o indivíduo deve ser estimulado à ingestão de líquidos, mesmo sem sentir sede, para evitar hipertermia e desidratação.

Este desequilíbrio hídrico deve-se a ingestão inadequada e perdas excessivas. A utilização de diuréticos e laxativos também pode contribuir para o problema. Na ausência de alterações clínicas graves, o consumo deve ser de acordo com a faixa etária do idoso, conforme citado na tabela 4.5.

FIBRAS

A obstipação é muito comum em idosos, geralmente está associada a hábitos alimentares inadequados (excesso de carboidratos simples, falta ou ausência de carboidratos complexos e fibras, além da falta de hidratação). Pode estar associada também a dificuldade de locomoção, ausência de atividade física, e também por alguns indivíduos estarem acamados, não deambulando, portanto, com falta de estímulo intestinal.

A constipação crônica é caracterizada pela presença das seguintes características citadas: menos de três evacuações por semana; eliminação de grande volume de fezes, o suficiente para obstrução de vasos sanguíneos; fezes calibrosas no reto; defecação dolorosa; comportamento de retenção fecal.

A alimentação pobre em fibras e a reduzida ingestão de água são as principais causas da alteração do hábito intestinal, podendo estar relacionada à salivação diminuída, ausência de dentição total ou incompleta e à dificuldade na mastigação; podendo levar a um aumento da ingestão de alimentos refinados, pobres em fibras e baixa ingestão de água.

As fibras alimentares são classificadas de acordo com sua solubilidade em água, podendo ser insolúveis (celulose, lignina, algumas hemiceluloses) e solúveis (pectinas, gomas, mucilagens e hemiceluloses restantes). As fibras insolúveis têm a função de acelerar o trânsito intestinal, aumentar o bolo fecal, retardar a hidrólise do amido e a absorção da glicose, não afetam significativamente os níveis séricos de colesterol; estão presentes no farelo de trigo, nos grãos, cereais integrais e hortaliças.

No caso das fibras solúveis, retardam esvaziamento gástrico, trânsito intestinal, absorção da glicose e reduzem o colesterol sérico; podem ser encontradas: aveia, cevada, leguminosas, frutas.

Em estudos populacionais, o consumo adequado de fibras solúveis e insolúveis está relacionado a taxas reduzidas de desenvolvimento de doenças crônico-degenerativas como: doenças cardiovasculares, dislipidemias, obesidade, *diabetes mellitus*, síndrome metabólica, hemorroidas, diverticulose, hérnia de hiato e câncer.

As recomendações do consumo de fibras para indivíduos idosos são: sexo masculino 30g/dia, e sexo feminino 21g/dia; sendo destes 75% de fibra insolúvel e 25% de fibra solúvel.

VITAMINAS E MINERAIS

Na orientação dietética do idoso devem estar presentes frutas, verduras e legumes para garantir a ingestão adequada de micronutrientes. Devem ser evitadas as dietas restritas como isentas de proteínas de alto valor biológico, com alto teor de lipídios saturados, sacarose e sódio.

As alterações fisiológicas associadas ao envelhecimento do intestino podem influenciar na absorção de vitaminas. Os indivíduos idosos são mais propensos a desenvolverem carências de vitaminas e minerais como: cálcio, vitamina D, vitaminas do complexo B, ferro, vitamina C entre outras; porém isto não justifica o indiscriminado uso de polivitamínicos e minerais comerciais. O indivíduo deve ser avaliado individualmente para indicação de suplementação de micronutrientes.

O declínio da massa óssea devido à idade está associado ao maior risco de prevalência de osteoporose. A perda óssea, a presença de hipocloridria e a reduzida absorção de cálcio sugerem a necessidade maior de ingestão de cálcio. As recomendações para a prevenção de osteoporose são de 1.200mg/dia para homens e mulheres. Estudos relatam que a ingestão de suplementos com cálcio pode reduzir 1% ao ano a perda óssea em mulheres pós-menopausadas. A suplementação de cálcio só é contraindicada em indivíduos com histórico de cálculos renais de cálcio, hiperparatireoidismo primário, sarcoidose e hipercalciúria renal. Em relação à vitamina D, nota-se que cerca de 74% dos idosos ingerem menos que dois terços da recomendação, esta deficiência pode levar à perda de massa óssea e ao aumento do risco de fraturas. Além disso, a menor exposição ao sol leva a uma síntese menos eficiente de vitamina D na pele e é recomendada a suplementação de 400IU por dia no tratamento da osteoporose.

A ingestão de zinco também é muito reduzida e sua deficiência está ligada à imunodeficiência, anorexia, disgeusia, demora na cicatrização de ferimentos e de úlceras de decúbito. Geralmente não ocorrem déficits na ingestão de ferro e as anemias ferroprivas são, na maioria das vezes, causadas por grandes perdas sanguíneas como hemorragias digestivas altas, hemorroidas etc.

As tabelas 4.4, 4.5 e 4.6 contêm as recomendações de vitaminas e minerais diárias para idosos saudáveis.

Tabela 4.4: Recomendações dietéticas diárias de minerais (IOM, 2001).

	Cálcio mg/d	Cromo µg/d	Cobre µg/d	Flúor mg/d	Iodo µg/d	Ferro mg/d
Homem 50-70 anos	1.200	30	900	4	150	8
+ 70 anos	1.200	30	900	4	150	8
Mulher 50-70 anos	1.200	20	900	3	150	8
+ 70 anos	1.200	20	900	3	150	8

	Magnésio mg/d	Manganês mg/d	Molibidenio µg/d	Fósforo mg/d	Selênio µg/d	Zinco mg/d
Homem 50-70 anos	420	2,3	45	700	55	11
+ 70 anos	420	2,3	45	700	55	11
Mulher 50-70 anos	320	1,8	45	700	55	8
+ 70 anos	320	1,8	45	700	55	8

Tabela 4.5: Recomendações dietéticas diárias de eletrólitos e água (IOM, 2004).

	Sódio g/d	Cloro g/d	Potássio* g/d	Água l/d
Homem 50-70 anos	1,3	2	4,7	3,7
+ 70 anos	1,2	1,8	4,7	3,7
Mulher 50-70 anos	1,3	2	4,7	2,7
+ 70 anos	1,2	1,8	4,7	2,7

* Não possui recomendação apenas ingestão estimada.

Tabela 4.6: Recomendações dietéticas diárias de vitaminas (IOM, 1999).

	Colina mg/d	Biotina µg/d	Folato µg/d	Niacina mg/d	Ribo-flavina mg/d	Ácido pantotênico mg/d	Tiamina mg/d
Homem 50-70 anos	550	30	400	16	1,3	5	1,2
+ 70 anos	550	30	400	16	1,3	5	1,2
Mulher 50-70 anos	425	20	400	14	1,1	5	1,1
+ 70 anos	425	20	400	14	1,1	5	1,1

	Vitamina A µg/d	Vitamina B_6 mg/d	Vitamina B_{12} µg/d	Vitamina C mg/d	Vitamina D µg/d	Vitamina E mg/d	Vitamina K µg/d
Homem 50-70 anos	900	1,7	2,4	90	10	15	120
+ 70 anos	900	1,7	2,4	90	15	15	120
Mulher 50-70 anos	700	1,5	2,4	75	10	15	90
+ 70 anos	700	1,5	2,4	75	15	15	90

ORIENTAÇÃO DIETÉTICA

As necessidades de nutrientes em idosos foram estudadas, e o Centro de Pesquisas de Nutrição Humana para o Envelhecimento da Universidade de Tufts em Boston propôs a seguinte orientação alimentar: utilizando o Guia da Pirâmide de alimentos para adultos maduros (fig. 4.1).

A pirâmide alimentar para idosos acima de 70 anos de idade mantém alguns conceitos já conhecidos, como a variedade de alimentos e a ingestão de água adequada, mas prioriza a forma com que os alimentos podem ser consumidos para melhor atender às necessidades desta população, além de enfatizar a importância da atividade física regular.

O gráfico da pirâmide está dividido em:

- Cereais e grãos integrais, enriquecidos ou fortificados, como arroz e farinha 100% integral.
- Vegetais, como cenoura e brócolis.
- Frutas, como melão.
- Produtos lácteos com baixa ou pouca gordura, como os iogurtes, que contêm baixa dosagem de lactose.
- Feijões e nozes, peixe, aves, ovos e carne magra.
- Óleos vegetais líquidos e alimentos com baixa quantidade de gordura saturada e trans.
- Ingestão de líquidos saudáveis, como água.
- Atividade física regular.

No topo da pirâmide, há a indicação do consumo adequado de cálcio, vitamina D e B_{12}, que podem ser suplementados caso não seja atingida a recomendação de ingestão diária necessária.

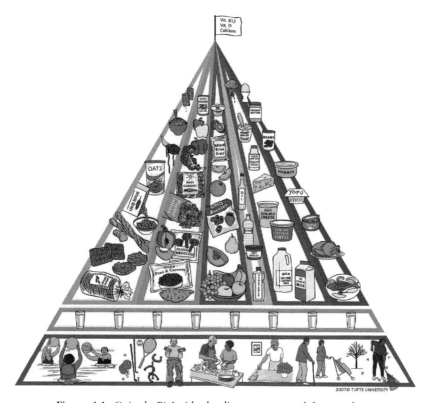

Figura 4.1: Guia da Pirâmide de alimentos para adultos maduros

CONSIDERAÇÕES FINAIS

Os princípios gerais para o planejamento dietético do idoso são basicamente iguais aos de um adulto jovem, porém podem ser necessárias modificações de acordo com as características próprias do envelhecimento de cada indivíduo.

O alimento deve ser nutritivo, saboroso e agradável de comer, a alimentação deve ser fracionada, de cinco a seis refeições por dia em pequenos volumes, conter todos os grupos alimentares contidos na pirâmide alimentar brasileira. Portanto, a alimentação saudável e equilibrada, em conjunto com a prática de atividade física regular, deve ser incentivada para que o indivíduo possa ter um processo de envelhecimento com melhor qualidade de vida.

BIBLIOGRAFIA

1. Ausman LN, Russel RM. Nutrição do idoso. In: Shills ME, Olson JA, Shike M, Ross AC. Tratado de nutrição moderna na saúde moderna. 9ª ed. São Paulo: Manole; 2003.

2. Blasi TC, Fagundes RLM. Efeito da educação alimentar com uso de fibras no tratamento da constipação no idoso. Rev Bras Nutr Clin 2004;19(1):7-10.

3. Sullivan DH, Sun S, Walls RC. Hospitalized Patients: A Prospective Study. JAMA 1999;281(21):2013-9.

4. El Kik RM, Moringuch EH. Avaliação da associação entre a estimativa de consumo e os níveis séricos de folato e de vitamina B_{12} em idosos. Rev Bras Nutr Clin 2004;19(1):1-6.

5. Ferreira MT, Braggion GF, Matsudo SM. Necessidades nutricionais no idoso ativo. Anuário Nutrição Esportiva – VP. 2004;23:35-41.

6. IOM – Institute of Medicine. Dietary Reference Intakes for Calcium, Phosphorus, Magnesium, Vitamin D, and Fluoride. Food and Nutrition Board, 1999.

7. IOM – Institute of Medicine. Dietary Reference Intakes for Energy, Carbohydrates, Fiber, Fat, Protein and Amino Acids (Macronutrients). Food and Nutrition Board, 2002.

8. IOM – Institute of Medicine. Dietary Reference Intakes for Thiamin, Riboflavin, Niacin, Vitamin B6, Folate, Vitamin B12, Pantothenic Acid, Biotin, and Choline. Food and Nutrition Board, 1999.

9. IOM – Institute of Medicine. Dietary Reference Intakes for Vitamin A, Vitamin K, Arsenic, Boron, Chromium, Copper, Iodine, Iron, Manganese, Molybdenum, Nickel, Silicon, Vanadium, and Zinc. Food and Nutrition Board, 2001.

10. IOM – Institute of Medicine. Dietary Reference Intakes for Vitamin C, Vitamin E, Selenium, and Carotenoids. Food and Nutrition Board, 2000.

11. IOM – Institute of Medicine. Dietary Reference Intakes for Water and Electrolytes. Food and Nutrition Board, 2004.

12. Klein S, Rogerd R. Nutritional requirements in the elderly. Gastroenterol Clin North Am 1990;19:473-91.

13. Magnoni CD, Cukier C. Perguntas e respostas em nutrição clínica. 2ª ed. São Paulo: Rocca; 2004.

14. Matsudo SMM. Envelhecimento & Atividade Física. Londrina: Midiograf; 2001:18-22.

15. Novaes MRCG, Ito MK, Arruda SF, Rodrigues P, Lisboa AQ. Suplementação de micronutrientes na senescência: implicações nos mecanismos imunológicos. Rev Nutr [periódico na Internet]. 2005 Jun [citado 2009 Set 24]; 18(3): 367-376. Disponível em: http://www.scielo.br/scielo.php?script=sci_arttext&pid=S1415-52732005000300009&lng=pt. doi: 10.1590/S1415-52732005000300009.

16. Rauen MS, Moreira EAM, Calvo MCM, Lobo AS. Avaliação do estado nutricional de idosos institucionalizados. Rev Nutr [periódico na Internet]. 2008 Jun [citado 2009 Set 24]; 21(3): 303-10. Disponível em: http://www.scielo.br/scielo.php?script=sci_arttext&pid=S1415-52732008000300005&lng=pt. doi: 10.1590/S1415-52732008000300005.

17. Robert R. Wolfe, Sharon L. Miller, Kevin B. Miller. Optimal protein intake in the elderly. Clinical Nutrition 2008;27:675e684.

18. SBC – Sociedade Brasileira de Cardiologia. IV Diretriz Brasileira de Dislipidemias e Prevenção de Aterosclerose da Sociedade Brasileira de Cardiologia. Arq Bras Card 2007; 88(Suppl I):1-19.

19. Tinker A. The social implications of an aging population. Mech Aging Dev 2002;123(7):729-35.

5

Riscos Nutricionais na Terceira Idade

ANITA SACHS
PATRÍCIA AMANTE DE OLIVEIRA
DANIEL MAGNONI

O envelhecimento é um processo gradual que vem acontecendo há algumas décadas. A maioria das teorias do envelhecimento se relaciona à incapacidade de replicação do DNA e perda da viabilidade da célula e, portanto, dos diversos órgãos do organismo. As teorias mais comuns do envelhecimento relacionam-se a uma ou mais das seguintes definições: perda da capacidade imunológica, proliferação celular, taxa metabólica basal, taxa de reparo do DNA, dano por causa dos radicais livres e/ou taxa de síntese e catabolismo de proteínas.

Os estudos em animais têm mostrado forte evidência que a dieta tem um papel fundamental no processo de envelhecimento. O achado mais consistente de estudos com roedores é que uma restrição alimentar moderada, marcadamente diminui a expectativa de vida, comparado com animais alimentados *ad libitum*. A restrição alimentar também diminui a incidência de muitas doenças crônicas como glomerulonefrites, aterosclerose e tumores. Estudos com restrição dietética, a partir da retirada seletiva de macronutrientes individualmente (gordura, carboidrato ou proteína) também já foram conduzidos em animais. No entanto, sem que ocorra uma concomitante restrição da ingestão de energia, um pequeno aumento na expectativa de vida foi encontrado. O excesso de consumo de proteína ou gordura, no entanto, aumenta a incidência de tumores e algumas doenças em certos órgãos, e diminuem o tempo de aparecimento de índices graves de maturação precoce tanto física como bioquímica e imunológica até do envelhecimento como um todo. A gravidade, a idade de início e a duração da alteração dietética são importantes na determinação da resposta eventual à restrição alimentar. Alguns micronutrientes também têm efeito na expectativa de vida e modulam os mecanismos do envelhecimento, pelo menos em algum grau. Por exemplo, o aumento no consumo de substâncias antioxidantes (ácido ascórbico, alfa-tocoferol, carotenoides) podem, parcialmente, diminuir as concentrações de radicais livres.

Os idosos constituem a mais diversa população quando comparada a outras faixas etárias. Os indivíduos idosos têm capacidades totalmente variáveis além de diferentes níveis de funcionamento. Como um todo, a população idosa tem mais probabilidade do que a população de adultos jovens de ter um estado nutricional marginal e, portanto, apresentar um maior risco de deficiência nutricional em momentos de estresse ou de cuidados da saúde. Os problemas emocionais, físicos, sociais podem interferir com o apetite ou afetar a habilidade de adquirir, preparar e consumir dietas nutricionalmente adequadas. Estes fatores incluem o fato de a pessoa viver ou não sozinha, quantas refeições diárias são realizadas, quem prepara a alimentação e compra os alimentos, e qualquer impedimento físico que altere estes processos: problemas de dentição e mastigação, renda adequada para adquirir apropriadamente os alimentos e uso de álcool e medicamentos. Para completar este quadro adverso, tem-se que uma queda no funcionamento dos órgãos normalmente acompanha o processo de envelhecimento, especialmente nos mais velhos (aqueles com mais de 80 anos). Espera-se que muitas destas mudanças na função normal possam influenciar a necessidade nutricional do indivíduo idoso.

ESTADO NUTRICIONAL

Existe evidência que a relação entre peso e mortalidade difere nos diferentes estágios de vida. O estudo de Whitehall, com 18.000 servidores ingleses, mostrou que a relação entre o quintil de peso e mortalidade muda com a idade; para os homens mais jovens a mortalidade por doença cardiovascular (DCV) aumenta linearmente do menor para o maior quintil, enquanto nenhuma relação é evidente para os homens mais velhos. Outros estudos investigaram a relação de peso e mortalidade no idoso. Todos parecem concordar com um efeito protetor de um aumento moderado de peso com o envelhecimento.

SAÚDE ORAL

O processo de envelhecimento envolve uma série de mudanças que podem afetar e ser afetadas pela condição oral. Problemas dentários são considerados um contribuidor primário à desnutrição do idoso. A falta de dentes torna difícil a ingestão de uma dieta normal. Quando um indivíduo tem falta de dentes ou tem próteses mal ajustadas, a qualidade da dieta é ruim, sendo que a consistência mole dos alimentos pode causar constipação. Com o envelhecimento, como já foi mencionado, a sensação de cheiro declina, frequentemente levando ao aumento no uso de alimentos cariogênicos. Em, aproximadamente, 68% daqueles com 65 a 69 anos e 51% dos com mais de 80 anos, parcialmente sem dentes, a cárie dental representa um problema.

Os fatores dietéticos, além do avançar da idade, são importantes no início e na progressão de cáries dentais, principalmente as de raiz. Quando o tecido gengival retrai, como ocorre no idoso, as superfícies das raízes dos dentes estão expostas ao ambiente oral. Também, a xerostomia, comum pelo excessivo uso de medicamentos, normalmente resulta em cárie de raiz. Aproximadamente 50% daqueles com 75 anos ou mais tomam dois ou mais medicamentos por dia, e um terço da metade de idosos com idade mais avançada pode apresentar xerostomia. Pelo fato de as raízes não terem a camada protetora, elas estão altamente suscetíveis às cáries. As lesões de cáries de raízes são primariamente uma doença de pessoas idosas. No estudo NHANES III, as lesões de superfície de raízes foram encontradas em 54% dos homens e 41% das mulheres entre 65 e 74 anos de idade. O número médio de superfícies cariadas para aqueles entre 65 e 74 anos foi de 2,2. Os idosos mais propensos a desenvolver cáries de raízes são aqueles com cárie de coroa, retração gengival, baixo fluxo salivar, baixa exposição ao flúor e ingestão frequente de carboidratos fermentáveis. Em um estudo de coorte de idosos saudáveis não institucionalizados, uma alta ingestão diária de dietas semissólidas e de alimentos lentos de serem dissolvidos como sorvetes, gelatina, balas e antiácidos foi positivamente correlacionada com cáries. Em um estudo longitudinal de dois anos, de idosos da região de Boston, nos EUA, os indivíduos no quintil mais alto para cáries tinham, significantemente, um maior consumo de líquidos adocicados, carboidratos sólidos fermentáveis e amido, do que idosos livres de cáries. A consulta nutricional, a higiene bucal adequada e a terapia de flúor devem do cuidado de idosos com retração gengival.

A doença periodontal é também um problema para os idosos com, aproximadamente, um terço mostrando evidência de doença periodontal grave, o que pode, indiretamente, levar à desnutrição por ingestão insuficiente de alimentos. O câncer de boca é também bastante comum com o envelhecimento, quase triplicando entre 55 e 64 anos de idade e naqueles com mais de 85 anos. Isto eleva o metabolismo, causando um aumento nas necessidades nutricionais. A perda de dente, dor e próteses mal ajustadas, além de outros, podem prejudicar a mastigação. Além disto, as condições sociais que permeiam a alimentação e, portanto, a nutrição, podem piorar pela perda ou mobilidade dos dentes e a condição e/ou retenção da prótese dentária.

Considerando que os idosos estão em risco nutricional particular e problemas orais, todos os profissionais da saúde devem ter a preocupação de prevenção em suas atividades.

ÓRGÃOS DO SENTIDO

Estatisticamente, significante declínio no sabor e, especialmente, no odor tem sido registrado em muitos, mas não em todos, estudos com idosos. No entanto, a significância funcional destas mudanças é obscura pois a magnitude absoluta do declínio é pequena. Os idosos apresentam recuperação menor após adaptação a um estímulo, olfato retronasal (um grande componente do sabor dos alimentos) diminuído e habilidade comprometida de discriminar estímulos em alimentos complexos. O uso aumentado de medicamentos e a maior prevalência de doenças que podem influenciar a função sensorial podem também contribuir para a premissa de que o envelhecimento está associado com a diminuição da função quimiossensorial. Finalmente, a perda de memória, cognição e habilidades em testes, que ocorrem com o envelhecimento, podem resultar em perfis inadequados. O declínio no número de papilas gustativas com o envelhecimento é pequeno e o número de papilas gustativas não é fortemente correlacionado com a função de sabor, uma vez que apenas um pequeno número de papilas pode prover toda a gama da experiência sensorial. Além disto, as estruturas de recepção em uma área da cavidade oral compensa as perdas de sensação em outras áreas. Todas as mudanças que ocorrem com estas atividades sensoriais afetam a ingestão de alimentos, podendo levar à desnutrição.

AUMENTO DOS NÍVEIS DE COLESTEROL COM O ENVELHECIMENTO

Declínio da atividade do receptor de LDL-colesterol
Nos Estados Unidos, os níveis séricos de colesterol aumentam de 40 a 50mg/dl entre os 20 e 50 anos. Por volta da metade deste aumento, aparentemente, resulta de um aumento do peso corporal, mas uma outra proporção parece estar relacionada ao envelhecimento *per si*. O processo de envelhecimento é acompanhado por um declínio na clearance de LDL da circulação; provavelmente os mecanismos complexos que regulam a função dos receptores de LDL se tornam menos eficientes com o envelhecimento. Por exemplo, a liberação hepática de colesterol pode estar um pouco retardada com o envelhecimento levando a um aumento no conteúdo hepático de colesterol. Alternativamente, mecanismos sintéticos para os receptores de LDL podem causar diminuição da expressão de receptor e catabolismo do LDL. Existe, no entanto, uma curiosa observação: os níveis séricos de colesterol não aumentam progressivamente do adulto jovem para o idoso. A maior parte do aumento ocorre entre os 20 e 50 anos. Após isto, os nívies de LDL-colesterol atingem um platô, ou mesmo declinam um pouco. Isto sugere que fatores externos controláveis, como o ganho de peso, que normalmente ocorre até uma certa fase da terceira idade, atuam, de forma crítica, no aumento dos níveis de colesterol, relacionados à idade.

Obesidade e aumento do colesterol com o envelhecimento
Existe uma forte correlação entre mudanças nas concentrações séricas de colesterol do adulto jovem ao idoso. A maior parte do ganho de peso ocorre entre a idade de 20 e 50 anos. Durante este mesmo período, existe um aumento das concentrações de colesterol sérico. Apesar de estudos epidemiológicos terem indicado que os níveis de colesterol aumentam com a idade, mesmo nas pessoas que apresentam pequeno ganho de peso, aquelas que ganham mais peso manifestam maiores incrementos no colesterol sérico. O aumento do colesterol com o envelhecimento ocorre tanto nas frações VLDL como no LDL. Esta mudança combinada sugere um efeito da obesidade no colesterol sérico.

DIABETES MELLITUS

Também, o *diabetes mellitus* constitui-se num problema crônico que tem crescido na população idosa. A prevalência de diabetes está acima de 10% na população americana com mais de 60 anos e, aproximadamente, 20% naqueles com mais de 80 anos. Os diabéticos com mais de 65 anos têm um risco relativo de mortalidade de, aproximadamente, 1,5 vez do que aquele dos indivíduos não diabéticos. Os fatores que contribuem para a resistência diminuída à glicose e desenvolvimento de diabetes incluem diminuição da atividade física, diminuição do consumo de carboidratos complexos e uma maior proporção de gorduras na dieta e aumento da adiposidade com diminuição da massa magra. Outras doenças, além de medicamentos, podem contribuir para o desenvolvimento de diabetes no idoso.

Pelo fato de os idosos terem múltiplos déficits de funcionamento, incluindo defeito na secreção de insulina, diminuição da ação da insulina para impedir a liberação hepática de glicose e resistência periférica de insulina, o tratamento deve, em primeiro lugar, ser voltado para aumentar a sensibilidade à insulina a partir da alimentação e atividade física. A ingestão de uma alimentação que forneça energia a partir de uma variedade de alimentos é extremamente importante. O uso de agentes orais e/ou insulina pode, normalmente, ser ajustado, para permitir que os idosos sigam planos dietéticos que estejam de acordo com as suas preferências alimentares e circunstâncias de vida. Algumas habilidades do educador em diabetes e o envolvimento do paciente são requisitos para se garantir o aprendizado do idoso diabético. Os profissionais da saúde necessitam ter atitudes positivas, para garantir que os idosos mudem o seu enraizado estilo de vida em relação aos hábitos alimentares e de atividade física.

MEDICAMENTOS

A idade avançada é influenciada pelo uso de medicamentos. Os pacientes idosos que estão sob o cuidado de diversos especialistas e que podem se automedicar por diferentes sintomas estão sob maior risco de efeitos adversos de interação nutriente-droga e interações com a alimentação. Portanto, o profissional de saúde, para estimar o risco destas interações, deve considerar as condições do idoso, as suas consequências metabólicas e os medicamentos administrados para as diversas situações. Também, deve estar atento, além da dieta prescrita, aos hábitos alimentares do paciente e a possibilidade do uso de álcool.

A complexidade das influências impostas, tanto pelas condições médicas, como pelo envelhecimento, no risco de interações droga-nutriente, é exemplificada pelo risco de anemia grave por deficiência de ferro em idosos diabéticos com neuropatia autonômica do cólon. Se este paciente ainda tiver osteoartrite, quase que com certeza, fará uso de droga não esteroide anti-inflamatória. Este paciente apresenta risco de ulceração colônica ou mesmo sangramento induzido pela droga, o que, por sua vez, pode levar à anemia. O risco de anemia ainda é maior se o paciente usar anticoagulante (por exemplo, para prevenir trombose) ou álcool em excesso.

Os pacientes recebendo alimentação enteral têm risco adicional, pois os medicamentos que normalmente são oferecidos por via oral podem ser adicionados à fórmula nutricional. Estes pacientes podem desenvolver problemas por incompatibilidades físicas entre o medicamento e a fórmula enteral, incompatibilidades farmacêuticas resultante da forma na qual o medicamento deverá ser administrado e constipação (ou mais comumente, diarreia) que pode ser erroneamente atribuída à dieta enteral propriamente dita.

ÁLCOOL

Quanto ao consumo de álcool, quando este é consumido em grandes quantidades e cronicamente, o estado nutricional como um todo é afetado, incluindo redução do apetite e prejuízo na absorção, metabolismo e excreção de nutrientes. O etanol também está associado com sérios problemas médicos e sociais como cirrose hepática, adenocarcinoma do trato gastrintestinal (particularmente boca, faringe, laringe e esôfago) e fígado. Em uma pesquisa feita com 554 indivíduos não alcoólatras, que participaram de um estudo de avaliação do estado nutricional do idoso na área de Boston (Estados Unidos da América), a ingestão de álcool foi classificada em três categorias: menos do que 5g/dia, 5 a 14g/dia ou mais do que 15g/dia. A quantidade de álcool consumida foi relacionada com parâmetros nutricionais, bioquímicos e físicos dos indivíduos. As concentrações de retinol plasmático, ferritina e lipoproteína de alta densidade colesterol (HDL-c) foram significativamente maiores, e cobre sérico, zinco e potássio foram significativamente inferiores naqueles consumindo mais do que 15g/dia do que aqueles com menos do que 5g/dia. Os efeitos estatísticos significantes foram pequenos e, portanto, de questionável significado biológico. O álcool apenas afetou os níveis de potássio e de cobre nos idosos usando diuréticos.

VITAMINAS

A ingestão baixa e inadequada de vitaminas pode contribuir para o baixo estado vitamínico observado no idoso. Associado a isto, as mudanças fisiológicas, próprias do envelhecimento, podem aumentar ou diminuir a absorção de vitaminas, influenciando as necessidades nutricionais destes nutrientes.

Vitamina D
Os idosos têm capacidade reduzida de produzir vitamina D na pele sendo que, no entanto, a absorção não está diminuída. Pelo fato de muitos idosos não tomarem leite por causa de deficiência de lactase ou por acreditarem que, como não são crianças, não necessitam mais deste alimento, a sua única fonte de vitamina D é por compostos multivitamínicos com esta vitamina ou pela exposição aos raios solares. Caso eles não estejam expostos ao sol, podem desenvolver deficiência de vitamina D, que pode resultar em um hiperparatireoidismo secundário. Esta condição acelera a osteoporose, podendo causar defeitos de mineralização óssea, resultando em ostomalácia. O resultado desta condição é a fraqueza óssea que pode resultar em risco de fraturas. Muitos estudos em idosos indicam que a deficiência de vitamina D coloca os idosos em risco de desenvolverem fratura de quadril.

Tiamina
Não existem mudanças consistentes na absorção de tiamina com o envelhecimento. A deficiência desta vitamina é fortemente influenciada pelo abuso de álcool acompanhado pela baixa ingestão.

Riboflavina
Existe pouca evidência sobre a absorção alterada da riboflavina ou sobre a concentração tecidual alterada no idoso não representando risco de deficiência na terceira idade.

Ácido ascórbico
Apesar de esta vitamina ser abundante nos alimentos, a sua ingestão é bastante variada. Alguns fatores, como fumo, medicamentos e estresse emocional e do meio ambiente, podem afetar o estado de nutrição relativo ao ácido ascórbico. A concentração plasmática desta vitamina decai com o passar dos anos apesar do significado desta queda ser ainda incerto. Também, as evidências são fracas de que a absorção diminui com o envelhecimento. Assim, o risco de sua deficiência é pequeno.

Niacina
Apenas os indivíduos muito idosos podem apresentar déficit de niacina e aí uma disfunção renal precisa ser considerada.

Vitamina B_6
Os níveis séricos e plasmáticos de vitamina B_6 tendem a cair com o envelhecimento. Os estudos mostrando um baixo estado nutricional desta vitamina apontam que, com a suplementação oral moderada, os coeficientes de atividade não retornam ao normal em alguns idosos.

Folato
Apesar dos baixos níveis de ingestão de folato, apenas 3 a 5% dos idosos não institucionalizados no estudo NHANES I apresentaram baixos níveis séricos desta vitamina. Em um estudo sueco com 35 idosos, a ingestão de apenas 100 a 200g/dia normalizaram as concentrações sanguíneas de folato. Apesar de a gastrite do envelhecimento causar má absorção de ácido fólico devido à elevação do pH do trato gastrintestinal proximal, isto é mais do que compensado pela produção e subsequente absorção de folato sintetizado pelo crescimento bacteriano do intestino curto proximal. Os níveis séricos de homocisteína (marcador de doença coronariana e vascular cerebral) aumentam, no entanto, quando a ingestão de folato é menor do que 400g/dia.

Vitamina B_{12}
Os níveis séricos ou plasmáticos de vitamina B_{12} no idoso normalmente são baixos por causa da queda nas reservas corporais. A baixa ingestão, em especial entre os menos favorecidos economicamente, e a absorção prejudicada desta vitamina podem ser fatores importantes. A diminuição na sua liberação do alimento e o crescimento bacteriano no intestino curto (como acontece na gastrite) levando à competição para a vitamina B_{12} parecem fatores importantes na diminuição de absorção.

Vitamina A
Após uma dose de vitamina A, os valores dos ésteres de retinil plasmático no idoso permanecem mais elevados do que em adultos jovens por causa de redução na clearance das lipoproteínas carreadoras de ésteres de retinil. Os carotenoides próvitamina A são também fonte de vitamina A. Apesar de ainda controverso, estes componentes, como parte de uma dieta, podem ajudar a prevenir o câncer e doença cardiovascular.

Vitamina E
Assim como para a vitamina C, as propriedades antioxidantes da vitamina E podem contribuir para retardar o envelhecimento. Parece não haver alteração na absorção desta vitamina com o envelhecimento. O seu uso em doses farmacológicas pode ter um efeito protetor contra a doença arterial coronariana devido à inibição de oxidação do LDL-colesterol. No entanto, as doses necessárias para tal efeito parecem estar bem além dos níveis possíveis de uma dieta saudável. Também, tem-se mostrado que a suplementação com vitamina E beneficia o sistema imunológico. No entanto, mais uma vez, as doses necessárias são provavelmente maiores do que as supridas por uma dieta bem balanceada.

Vitamina K
Existe um decréscimo de vitamina K no idoso que ainda permanece inexplicável. Os idosos parecem mais resistentes a uma deficiência aguda desta vitamina do que os mais jovens.

MINERIAS

Cálcio
Tanto em homens, quanto em mulheres, a absorção de cálcio decresce com a idade. Muitos fatores do hospedeiro afetam a sua absorção. O estado de vitamina D, o tempo de trânsito intestinal e a massa da mucosa são os mais estabelecidos. Além destes, a partir da meia-idade, a eficiência de absorção declina, aproximadamente, 0,2% por ano. Uma diminuição da acidez do estômago, como ocorre na acloridria, muito comum em idosos, reduz a solubilidade de sais insolúveis de cálcio (por exemplo, carbonato, fosfato), reduzindo assim a absorção de cálcio, a menos que este seja consumido com a alimentação. Estes fatores podem aumentar a incidência de fraturas, presente de forma tão acentuada entre os idosos. O tempo de ingestão de cálcio ao longo da vida parece ser um fator na incidência de osteoporose no idoso, e a formação óssea adequada na idade jovem é um dos fatores mais cruciais contra as fraturas. Tanto em homens, quanto em mulheres, a absorção de cálcio decresce com a idade.

Ferro
A deficiência de ferro, observada no idoso, é devido à ingestão inadequada, à perda de sangue devido a uma doença crônica ou, ainda, à baixa absorção de ferro não heme secundário à acloridria que ocorre na gastrite. O uso crônico de antiácidos pode também diminuir a absorção de ferro. No entanto, a absorção de ferro, por si, não parece diminuir significativamente com o envelhecimento. Alguns estudos mostraram que o ferro pode acumular no corpo com os anos como refletido pelos elevados níveis de ferritina. No entanto, estes estudos não controlaram para as doenças inflamatórias crônicas que podem afetar os níveis de ferritina.

Zinco
A absorção de zinco diminui com a idade apesar de o balanço deste mineral permanecer intacto. Existem dados conflitantes na literatura indicando concentrações plasmáticas normais ou diminuídas no idoso. O significado de qualquer decréscimo nos níveis plasmáticos é difícil de se ter, pois o diagnóstico de deficiência de zinco é problemático. Pelo fato de o estado nutricional de zinco poder afetar a imunocompetência, é questionável se o péssimo estado nutricional de zinco pode, parcialmente, explicar a diminuída função imunológica do idoso.

Cobre
A absorção de cobre no idoso é semelhante à do adulto jovem. Ela é afetada pela presença de outros minerais e fatores na dieta que inibem ou estimulam a absorção de cátions (por exemplo, fitatos, zinco, oxalato).

Selênio
Não se tem descrito, até o momento, alterações na absorção ou metabolismo do selênio com o envelhecimento. A baixa ingestão deste mineral é provavelmente responsável pela prevalência de baixos índices de selênio relatado na maioria dos idosos. Apesar de este mineral fazer parte do sistema de defesa antioxidante do organismo, não está claro se altas ingestões poderiam diminuir a incidência de doenças crônicas.

Magnésio
Apesar da baixa ingestão de magnésio, que parece ocorrer entre os idosos, não há indícios de deficiência deste mineral neste grupo. Existe pouca informação de que a absorção e o metabolismo do magnésio estejam alterados. Isto pode, em parte, refletir a conservação eficiente renal em baixas ingestões. Os níveis teciduais parecem não diminuir com a idade.

Fósforo
Uma ingestão inadequada prolongada de fósforo pode depletar os níveis séricos e resultar numa reabsorção estimulada deste mineral dos ossos. Para uma parcela da população idosa, a deficiência de fósforo é um problema. Os níveis séricos baixos podem resultar de desnutrição, uso excessivo de antiácidos e má absorção intestinal.

OSTEOPOROSE

Um milhão e meio de fraturas por osteoporose da coluna, quadril e mão e outros locais ocorrem a cada ano, nos EUA, principalmente em mulheres pós-menopausadas. Espera-se que o número de casos de osteoporose entre homens aumente nas próximas décadas pelo aumento da expectativa de vida e aumento da população. As fraturas de quadril e coluna contribuem para a inabilidade, dependência e aumento do risco de morte. A taxa de fratura para um certo decréscimo na densidade mineral óssea é maior em idosos do que em adultos. Em mulheres idosas, a perda óssea continua após a menopausa a uma taxa de, aproximadamente, 1% ao ano nas idades mais avançadas, apesar de que ela pode acelerar após os 75 anos. Até recentemente, os homens eram excluídos dos estudos de osteoporose e perda óssea e, portanto, não se sabe em que idade, neste grupo, começa a haver uma perda de massa óssea. Estudos transversais têm mostrado que a diminuição na densidade óssea em vários locais do corpo, nos homens com mais de 50 anos, são semelhantes, em magnitude, ao declínio observado em mulheres 10 anos após a menopausa. Estes achados têm sido confirmados por muitos estudos longitudinais em homens, nos quais as taxas de perda óssea no quadril e rádio eram de, aproximadamente, 1% por ano.

Mais de 90% das fraturas entre os idosos são causadas por quedas. Alguns fatores associados com um elevado risco de queda incluem o uso de sedativos, diminuição da força muscular, dificuldade de deambulação, artrite, déficits de visão, doença de Parkinson e problemas com as extremidades. A probabilidade de queda aumenta quanto mais fatores de risco estejam presentes.

Muitos fatores nutricionais parecem associar-se com a osteoporose e massa óssea. O cálcio, o fósforo, os elementos-traço e as proteínas são componentes do tecido ósseo. A vitamina D regula o balanço de cálcio e muitos outros nutrientes interagem com a absorção e excreção de cálcio. Portanto, a ingestão destes nutrientes pode afetar a massa óssea apesar da força de associação variar de acordo com a idade e a ingestão habitual.

BIBLIOGRAFIA

Barger-Lux MJ, Heaney, RP, anspa SJ et al. J Clin Endocrinol Metab 1995; 80:406-11.

Berkey D, Berg R, Ettinger R et al. JADA 1996; 127:321-32.

Burr MI, Lennings CI, Milbank JE. Age Aging 1982; 11:249-55.

Chapman IM. Best Pract Res Clin Endocrinol Metab 2004; 18:437-52.

Delmi M, Rapin CH, Bengoa JM et al. Lancet 1990; 335:1013-6.

Expert Panel on Detection, Evaluation and Treatment of High Blood Cholesterol in Adults. Circulation 1994; 89:1329-445.

Gariballa S. Clin Med 2004; 4:411-4.

Grundy, SM. Arterioscler Thromb 1991; 11:619-35.

Halliwell B. Ann Rev Nutr 1996; 16:33-50.

Holick MF. Clin Nutr 1986; 5:121-9.

Jones, G, Nguyen T, Sambrook P et al. Br Med J 1994; 309:691-5.

Knoops KT, de Groot LC, Kromhout D. Jama 2004; 292:1433-9.

Libow LS. Geriatrics 1974; 29:75-88.

Lynch SR, Finch CA, Monsen ER et al. A J Clin Nutr 1982; 36:1032-45.

Murphy C, Cain WS, Hegsted, DM. Ann NY Acad Sci; 1989. p. 561.

Nazarko L. Prof Nurse 2002; 18:211-4.

Pi-Sunyer FX. Ann Intern Med 1993; 119:655-60.

Recker RR. N Engl J Med 1985; 43:133-7.

Shils ME, Olson JM, Shike M et al. Modern Nutrition in Health and Disease. 9 ed. Lippincott Williams & Wilkins; 1999.

Suter PM, Russell RM. Am J Clin Nutr 1987; 45:501-12.

Tsai AC, Chang JM, Lin H et al. Public Health Nutr 2004; 9:69-76.

Wood RJ, Suter PM, Russell RM. Am J Clin Nutr 1995; 62:493-505.

World Health Organization. The World Health Report 2002: reducing risks, promoting healthy life. WHO 2002.

6

Mudanças Fisiológicas do Sistema Digestório na Terceira Idade

TELMA SÍGOLO ROBERTO
FATIMA CORRADINI BANA

Em virtude do aumento da expectativa de vida e do crescimento da porcentagem de idosos no Brasil e no mundo, torna-se necessário reconhecer peculiariedades do processo fisiológico e patológico do envelhecimento. Aqui, trataremos, particularmente, do sistema digestório e as implicações que contribuem para que esta parcela da população esteja exposta a maiores fatores de risco para desnutrição, atentando ao fato de que a desnutrição quando associada a doenças crônicas aumenta sobremaneira a morbidade, mortalidade e permanência hospitalar.

A seguir, descreveremos detalhadamente as mudanças do sistema digestório com o processo do envelhecimento.

Ao final do capítulo será exposta uma tabela resumindo as diferenças encontradas no TGI com a idade avançada.

CAVIDADE ORAL

As principais modificações fisiológicas da cavidade oral do idoso relacionam-se à redução do apetite e consequente desnutrição. Entre elas destacam-se a perda do paladar, perda da dentição, diminuição na produção de saliva com aumento de sua viscosidade e uso de próteses dentárias, o que pode tornar a deglutição difícil e dolorosa.

ESÔFAGO

Neste órgão, ocorre diminuição da pressão no esfíncter esofagiano superior com consequente alteração no relaxamento desta estrutura proporcionado pela deglutição, assim como o peristaltismo secundário que ocorre no corpo esofagiano.

Com o enfraquecimento da musculatura abdominal, a ação de prensa desta estrutura está diminuída no esfíncter esofagiano inferior, proporcionando maior incidência de refluxo gastroesofágico e hérnia de hiato.

É importante lembrar que estas alterações podem não ter significado clínico em pacientes saudáveis, mas quando associadas ao uso de medicações, como anti-inflamatórios não hormonais, antibióticos, alendronato de sódio, sulfato ferroso, entre outros, podem aumentar os riscos de lesões na mucosa tanto do estômago quanto do esôfago.

ESTÔMAGO

Pode ocorrer diminuição na produção de ácido clorídrico basal e estimulado dificultando o processo digestivo, principalmente em pacientes com gastrite atrófica pré-existente.

Observa-se diminuição de fluxo sanguíneo para a mucosa gástrica, bem como diminuição na produção de prostaglandinas, bicarbonato e muco, levando a menor resistência da mucosa gástrica a agressões externas, aumentando o risco de úlceras.

A velocidade de esvaziamento gástrico está diminuída, contribuindo para a anorexia pela sensação de distensão abdominal e saciedade precoce.

INTESTINO DELGADO

A principal alteração encontrada aqui é a diminuição da absorção de determinadas vitaminas e minerais, predispondo a situações de diarreia e osteopenia. A diarreia pode ser causada por hipercrescimento bacteriano associado a má nutrição, diverticulite, *diabetes mellitus* e hipocloridria, que podem levar à um processo de má absorção de vitaminas K e B_6, ferro e folatos. A osteopenia relaciona-se à resistência intestinal à ação do hormônio precursor da vitamina D, com consequente diminuição na absorção desse nutriente e também de cálcio.

Ocorrem pequenas alterações anatômicas nas vilosidades entéricas e redução do número de neurônios do plexo mioentérico, mudanças que ocorrem sem maiores repercussões clínicas.

Não se observam alterações na motilidade, permeabilidade e absorção intestinais.

Observa-se um pequeno declínio da função imunológica intestinal.

INTESTINO GROSSO

Com a idade ocorre diminuição da percepção anorretal, levando a maior risco de constipação, mesmo sem alterações na motilidade, complacência e tônus retal.

O risco de incontinência fecal também é grande, principalmente por impactação fecal, desordens neurológicas e uso de laxantes.

PÂNCREAS

No pâncreas encontramos diminuição da produção de insulina relacionada à menor resposta das células beta-pancreáticas à ação da insulina, aumentando a prevalência de diabetes tipo 2 e intolerância à glicose.

Ocorre diminuição na produção de enzimas e bicarbonato, porém, a função pancreática exócrina global não está afetada.

O órgão pode diminuir de peso e frequentemente aparecem hiperplasia ductal e fibrose lobular.

FÍGADO

A principal alteração relaciona-se à maior hepatotoxicidade de algumas drogas pela conjugação de vários fatores, entre eles, a diminuição do fluxo sanguíneo hepático; menor resistência hepática a situações de estresse e menor capacidade de metabolização hepática através dos processos bioquímicos de oxidação, redução e hidrólise.

O acúmulo de lipídios e proteínas que não foram excretados com o decorrer dos anos levam à modificação da coloração do órgão que se torna mais amarronzado, sem que isso tenha alguma repercussão clínica.

Ocorre diminuição do peso e volume hepáticos também.

Nos hepatócitos podem ocorrer poliploidia e aumento no tamanho nuclear.

Não se observam alterações nas provas de função hepática nem na produção dos fatores de coagulação.

Observa-se menor velocidade de regeneração hepática.

Há discreta redução na síntese e degradação proteicas.

Tabela 6.1: Alterações gastrointestinais no envelhecimento.

	Função normal	Alterações do envelhecimento
Cavidade oral	• Paladar • Deglutição • Mastigação • Produção de enzimas e saliva	• ↓ Sensibilidade gustativa • ↓ Dentição • ↓ Produção e ↑ viscosidade da saliva
Esôfago	• Transporte dos alimentos da boca até o estômago através de contrações peristálticas, reguladas pelo esfíncter esofágico superior (EES) e esfíncter esofágico inferior (EEI)	• ↓ Pressão EES • ↓ Pressão intra-abdominal que age no EEI
Estômago	• Inicia o processo de digestão • Promove a mistura do bolo alimentar • Produção de HCl • Produção de fatores de proteção à mucosa gástrica, com PG e muco	• ↓ Produção de HCl • > Incidência de gastrite atrófica • ↓ Fluxo sanguíneo na mucosa gástrica • ↓ Velocidade de esvaziamento gástrico
Intestino delgado	• Digestão de macronutrientes • Absorção de determinadas vitaminas e minerais • Absorção de aminoácidos, dipeptídios, glicose e lipídios	• Alterações anatômicas das vilosidades • ↓ Neurônios do plexo mioentérico • < Força imunológica • Hipercrescimento bacteriano • ↓ Absorção de Ca^{2+} e vitamina D
Intestino grosso	• Absorção de sais minerais, água e aminoácidos	• ↓ Percepção de distensão anoretal • > Risco de incontinência fecal
Pâncreas	• Produção de enzimas digestórias (função exócrina) • Produção de insulina (função endócrina)	• ↓ Produção de insulina • Discreta redução na produção de enzimas e bicarbonato • ↓ Peso do órgão
Vesícula biliar	• Armazenamento e liberação de sais biliares	• ↑ Produção de colecistocinina • ↓ Produção de ácidos biliares
Fígado	• Metabolização de macronutrientes • Metabolização de drogas • Produção e degradação de algumas proteínas endógenas • Produção de fatores de coagulação • Produção de ácidos biliares	• Coloração amarronzada • ↓ Peso e volume • Aumento nuclear dos hepatócitos • ↓ Fluxo sanguíneo • ↓ Resposta ao estresse • ↓ Processos de oxidação, redução e hidrólise

VESÍCULA BILIAR

As alterações fisiológicas da vesícula contribuem para o aparecimento de cálculos biliares e aterosclerose, principalmente pela redução na produção de ácidos biliares que em menores concentrações dificultam a degradação do colesterol e consequente acúmulo em compartimento intravascular.

Esta alteração soma-se ao aumento na produção de colecistoquinina contribuindo para o aumento da prevalência de cálculos biliares em idosos.

BIBLIOGRAFIA

Beers MH, Berkow R. The Merck Manual of Geriatrics. In: www.merck.com, 2005.

Chernoff R. Nutritional Requeriments and Physiological Changes in Aging. Thirst and Fluid Requirements. Nutrition Review 1994; 52:S3-S5.

Guyton AC, Hall JE. Tratado de Fisiologia Médica. Rio de Janeiro: Guanabara Koogan; 2002.

Jacob W, Souza RR. Anatomia e Fisiologia do Envelhecimento. In: Carvalho Filho ET, Papaléo NM. Geriatria: Fundamentos, Clínica e Terapêutica. São Paulo: Atheneu; 1994.

Magnoni D, Cukier C. Perguntas e Respostas em Nutrição Clínica. São Paulo: Roca; 2001.

Sabiston DC, Lyerly HK. Fundamentos de Cirurgia. Rio de Janeiro: Guanabra Koogan; 1996.

Stollman NH, Raskin JB. Diagnosis and Management of diverticular disease of the colon in adults. Am J Gastronterology 1999; 94:3110.

Waitzberg DL. Nutrição Oral, Enteral e Parenteral na Prática Clínica. São Paulo: Atheneu; 2004.

7

Envelhecimento do Sistema Endócrino

SAMI LIBERMAN

A população humana está progressivamente envelhecendo. Em Roma Antiga a expectativa de vida não passava dos 22 anos; na Idade Média esta idade passou a 33 anos, ao redor de 1950 a expectativa de vida nos EUA passou a 66,7 anos e ao final do século XX, 72,1 anos para homens e 78,9 anos para mulheres. Em consequência a percentagem de indivíduos com mais de 65 anos na população mundial, que era de 4% em 1900, passou a 12,7% em 1990 com uma projeção de 21,2% para o ano 2030. O envelhecimento pode ser visto como um processo dinâmico e progressivo em que há modificações morfológicas, funcionais, psicológicas e bioquímicas que determinam a perda da capacidade de adaptação do indivíduo ao meio ambiente, perda da reserva funcional, com maior incidência de processos patológicos que determinam por levá-lo a morte.

Alterações no sistema endócrino (e imune) associadas à idade levariam à determinação do organismo e ao processo do envelhecimento; a teoria neuroendócrina sugere a presença de um marca-passo central que levaria à falência do sistema endócrino.

Esta teoria se baseia no fato de que muitos indivíduos jovens com doenças endócrinas (osteoporose, diminuição da secreção de hormônio de crescimento, hipogonadismo) apresentam alterações morfológicas, funcionais e bioquímicas (diminuição da massa óssea, diminuição da massa muscular, hipertensão arterial) que são encontradas em indivíduos idosos "sem doença".

Nos indivíduos jovens o tratamento adequado pode reverter parcial ou totalmente estas alterações, levando a crer que algumas das "características próprias da senescência" poderiam ser minimizadas ou revertidas por terapêutica.

Alguns efeitos do envelhecimento no sistema endócrino são bem conhecidos (quadro 7.1).

O aumento da incidência de doenças, como *diabetes mellitus*, a associação de falências de mais de um órgão endócrino levando à síndrome de falência poliglandular e a apresentação atípica de doenças (hiper e hipotireoidismo) são características do envelhecimento.

Sintomas e sinais não específicos (emagrecimento, delírio, fadiga) associados a valores de laboratório "anormais" (cujo valor normal foi estabelecido em jovens sadios) podem dificultar o diagnóstico. Estes valores "anormais" podem refletir o processo de envelhecimento (normal?; patológico?). A presença de patologias coe-

Quadro 7.1: Alterações hormonais em idosos.

Alteração	Consequência
Diminuição da reserva funcional dos órgãos	Aumento da prevalência de doenças endócrinas
Diminuição dos linfócitos T supressores/ aumento de autoanticorpos	Aumento da prevalência de doenças autoimunes
Diminuição das respostas pré e pós-receptores	Apresentação atípica, diagnóstico demorado
Variação dos valores de referência	Diagnóstico não apropriado Alteração nas dosagens hormonais Alteração nas doses de reposição

xistentes (*euthyroid sick syndrome*) o emprego de polifármacos e a incidência aumentada de neoplasias (produção ectópica de hormônios) podem contribuir para a dificuldade do diagnóstico adequado (e da terapêutica indicada).

Na tabela 7.1 colocamos algumas das alterações hormonais encontradas em indivíduos idosos (acima de 60 anos).

As secreções hormonais obedecem "ritmo de 24 horas" (maiores ou menores) e são influenciadas por fatores endógenos e exógenos. Vários estudos demonstram relação entre o ritmo de sono e o ritmo de secreção hormonal (por exemplo, secreção de hormônio de crescimento). No exemplo citado deveríamos elucidar totalmente se a insônia do indivíduo idoso pode contribuir, para a diminuição de secreção de GH neste grupo etário.

As alterações de secreção de hormônio de crescimento, hormônios esteroides sexuais (testosterona, estrogenos, DHEA), melatonina (importante para regularização de sono adequado) encontradas no envelhecimento podem contribuir para doenças encontradas nesta faixa etária (osteoporose, doença coronariana). A reposição adequada destes hormônios provavelmente ocasiona efeitos positivos; no entanto, cada pessoa deve ser avaliada individualmente para determinar os riscos/benefícios próprios decorrentes desta terapêutica.

SÍNDROME DA DEFICIÊNCIA DE HORMÔNIO DE CRESCIMENTO (GH) NO IDOSO

Atualmente as situações clínicas em que o uso de reposição com hormônio de crescimento recombinante humano estão aprovadas incluem quadros em que há deficiência de GH (crianças ou adultos), na síndrome da imunodeficiência adquirida (AIDS), síndrome de Turner e na insuficiência renal crônica. No âmbito experimental existem evidências do benefício do uso de GH em algumas condições: infertilidade, estados catabólicos crônicos, obesidade, queimados e nos idosos (somatopausa).[1.]

O GH desempenha papel no metabolismo de carboidratos, lipídios e proteínas em todas as idades e é fundamental na manutenção da composição corpórea.[2,3] Indivíduos adultos com deficiência de GH (DGH) apresentam massa magra 8% a menos e água extracelular 15% a menos; em contraste apresentam aumento de 26% no peso e aumento de 7% na massa gordurosa subcutânea e visceral levando a um aumento no índice cintura-escapular em comparação a adultos normais.[4,5,6] Desta maneira não é surpresa que em muitos casos encontramos resistência à insulina, hipertensão, baixos níveis de HDL-colesterol e altos níveis de triglicérides, e do fator inibidor de plasminogênio –I.[7,8,9] Crianças como os adultos com déficit de GH apresentam diminuição da densidade mineral óssea ao nível da coluna lombar, fêmur e punho.[10]

Tabela 7.1: Alterações hormonais no envelhecimento.

Hormônio	Efeito do envelhecimento
Hormônios hipofisários	
GH	
secreção de 24h	↓
resposta a GnRH	↓
resposta de arginina	Nl
Prolactina	Pouco ↑
TSH	
Basal	Nl
resposta a TRH	↓ (homens)
ACTH	
Basal	Nl
resposta a CRF	Pouco ↑
Gonadotrofinas (LH/FSH)	↑
Hormônios tireoidianos	
T4, T3	nl, pouco ↑
Hormônios adrenais	
Cortisol	Nl
Aldosterona	↓
DHEA-S	↓
Hormônios calcitróficos	
PTH	↑
25(OH) Vit D	↓
1,25(OH) Vit D	nl/↓
Hormônios sexuais	
Homens testosterona total	nl/↓
testosterona livre	↓
DHT	↓
SHBG	nl/↑
Mulheres estradiol	↓
estrona	↓
testosterona	↓

Indivíduos adultos com GH apresentam aumento na prevalência de arteriosclerose, comprometimento da função cardíaca e na capacidade de exercício e aumento na mortalidade cardiovascular.[11] Frequentemente encontramos queixas de fadiga, letargia e diminuição da sensação de bem-estar.[12]

A constelação de sintomas e sinais descritos acima constitui o que a literatura médica já consagrou como sendo a síndrome de deficiência de GH no adulto. No entanto quadro descrito em adultos com DGH pode também estar presente no grupo "normal" de faixa etária mais avançada. É fundamental diferenciar quando estas alterações são próprias do envelhecimento ou secundárias a algum processo patológico. Pela concomitância de sintomas e sinais tanto no grupo de adultos jovens com DGH e idosos "normais" e pelo fato de que a reposição de GH no primeiro grupo reverte total ou parcialmente os sintomas e os sinais, discute-se se os idosos que apresentam quadro clínico semelhante deveriam ser "tratados" e/ou investigados para se comprovar a possível etiologia da deficiência de GH. É de grande importância diferenciar alterações no eixo GH-IGF-I-IGFBPs próprias do envelhecimento das encontradas na "síndrome da deficiência de GH no idoso".

Sempre devemos ter em mente que a maior parte dos eixos de secreção hormonal sofre influência da idade, de doenças preexistentes, medicação, alterações antropométricas, atividade física, alimentação e sono.[13]

A secreção hipofisária de GH sofre ação estimulatória pelo GHRH e inibitória pela SRIH (somatostatina). Superpostos a estes peptídeos estão uma série de neurotransmisores que também influenciam a secreção de GH. Os α-2 agonistas têm ação preferencial na estimulação da liberação de GHRH, enquando os agonistas colinérgicos têm ação inibitória sobre SRIH. Além destes, a síntese de um hexapeptídeo, como membro da família do secretagogos de GH, permitiu a estimulação da secreção de GH por um mecanismo não-GHRH dependente.[14] A secreção de GH é feita através de pulsos sendo máxima nas primeiras horas do sono profundo (estágios III e IV). Após ser liberado na circulação, o GH age em órgãos-alvo (fígado e outros) estimulando a geração de fatores de crescimento insulino-símiles (IGF-I e II). Estes por sua fez se ligam a um grupo de proteínas transportadoras (IGFBPs). Na circulação a maior parte de IGF-I e IGF-II compõe um complexo formado pelos IGFs, IGFBP-3 e uma subunidade ácido lábil. Este complexo ternário sofre ação de enzimas proteolíticas formando frações livres de proteínas transportadoras e de IGFs.

Em nossa experiência[15] indivíduos idosos (60-75 anos) apresentam, na secreção noturna de GH, amplitude e área de secreção descritas pelos pulsos significativamente menores do que as encontradas em indivíduos adultos jovens (3,95 ± 1,12 $vs.$ 13,31 ± 2,60ng/ml e 874,35 ± 183,6 $vs.$ 2.378,34 ± 618,60ng/ml/12 horas; p < 0,05). Da mesma forma os níveis plasmáticos encontrados na média das 12 horas noturnas são menores nos idosos do que nos adultos jovens (1,39 ± 0,17ng/ml $vs.$ 1,94 ± 1,02ng/ml, p < 0,03). É possível verificar uma diferença no padrão de secreção de GH entre homens e mulheres; Hindmarsh e cols.[16] verificaram que a média de secreção de GH nas 24 horas era menor em homens do que em mulheres (0,88mU/l $vs.$ 1,31mU/l, p < 0,009) porém sem diferença nos picos, quando avaliados idosos com idade entre 59 e 73 anos. A diferenciação da deficiência de GH orgânica das alterações próprias da idade (hipossomatotrofismo) é fundamental na seleção de indivíduos que irão se beneficiar da reposição de GH. Neste sentido Toogood e Shalet[17] estudando idosos com doença hipotálamo-pituitária orgânica observaram que estes apresentavam parâmetros do eixo GH-IGF-I-IGFBP-3 alterados em relação a idosos normais (áreas descritas pelos pusos de GH de 119,25 $vs.$ 968,54mg/l/min; p = 0,000001; IGF-I = 102 $vs.$ 147ng/ml, p = 0,00002; IGFBP-3 = 2,29 $vs.$ 2,41mg/l, p = N.S.).

Em nossa casuística[15] os indivíduos idosos também apresentaram parâmetros de IGF-I diferentes que os adultos jovens (134,7 ± 8,12 $vs.$ 165 ± 14,3ng/ml). Concentrações séricas como IGF-I, IGF-I livre, IGFBP-3 por apresentarem correlação entre si e por apresentarem correlação com o quadro clínico da deficiência de GH, mesmo na população idosa, poderiam ser usados como parâmetros para melhor se selecionar os indivíduos idosos "normais" com deficiência de GH e que por sua vez poderiam se beneficiar da reposição de GH.

Com esta finalidade foi proposto em abril de 1997 um consenso para o diagnóstico e tratamento da deficiência de GH no adulto.[8]

Os indivíduos idosos que apresentarem quadro clínico sugestivo, evidência da doença hipotálamo-pituitária, passado de irradiação cefálica ou de deficiência de GH com início na infância deveriam ser avaliados bioquimicamente. O diagnóstico bioquímico de déficit de GH envolve testes de secreção dinâmica de GH (ITT, GHRH, GHRH + arginina, clonidina, piridostigmina). Até o momento o teste mais apropriado seria a indução de hipoglicemia com insulina; porém o teste é contraindicado em indivíduos com doenças isquêmicas cardíaca e convulsões, e finalmente não há dados suficientes em indivíduos idosos. Indivíduos adultos normais apresentam pico de GH após estes testes em níveis superiores ou iguais a 5ng/ml; a deficiência de GH é definida com uma resposta de secreção de GH menor ou igual a 3ng/ml. Podem-se também utilizar as dosagens bioquímicas de marcadores da ação do GH, para se caracterizar a deficiência hormonal. Em adultos, níveis normais de IGF-I não excluem o diagnóstico de déficit de GH. Níveis abaixo da referência para idade são sugestivos de deficiência de GH na ausência de possíveis causas secundárias (desnutrição, doença hepática, diabetes descompensada). A dosagem de IGFBP-3 ou da subunidade ácido lábil até o momento não acrescentaram vantagens sobre a dosagem de IGF-I. Em nossa experiência no Serviço de Geriatria do Hospital das Clínicas da FMUSP encontramos, após avaliação com teste dinâmico de Piridostgmina 120mg via oral, níveis de GH 2,84 ± 0,68ng/ml inferiores a de adultos jovens normais.

Quando se deseja utilizar os níveis de IGF-I e IGFBP-3 como parâmetros para o diagnóstico de deficiência de GH observa-se uma superposição entre os indivíduos normais e os com déficit de GH em ambos os casos.[19,20] Na casuística do Serviço de Geriatria do Hospital das Clínicas da FMUSP níveis de IGF-I abaixo de 82ng/ml associados ou não a níveis de IGFBP-3 inferiores a 2,00µg/ml são fortes indicadores de déficit de GH no indivíduo idoso.

Os parâmetros IGF-I e IGFBP-3 mais do que elementos para o diagnósticos são utilizados para a monitorização da resposta a reposição com GH. Atualmente a dose de reposição com GH deve ser iniciada em torno de 0,15-0,30mg/dia ou 0,45-0,90UI/dia. A dose de reposição pode ser aumentada de modo a se manter os níveis de IGF-I não superiores a 250-300ng/ml (individualização terapêutica). Recomendamos a utilização de dose única diária administrada no período da tarde.[18] O tempo de manutenção da terapia ainda não está definido na literatura, porém deve-se ter em mente a razão pelo qual se está utilizando a terapia. A monitorização dos níveis de IGF-I são importantes na prevenção dos efeitos colaterais da administração de GH. Os efeitos colaterais mais frequentes: artralgias, síndrome do tunel do corpo, hipertensão, ginecomastia, descompensação do diabetes e edema estão relacionados com níveis de IGF-I superior a 250-300ng/ml.

A reposição com GH visa corrigir total ou parcialmente as alterações encontradas no quadro clínico descrito anteriormente. Estudos por curto período mostraram aumento na massa magra na ordem de 4-9% com diminuição de 12-14% na massa gordurosa.[21,22] A administração de GH também produz alterações no metabolismo lipídico e dos carboidratos. Estudos demonstram que a diminuição do catabolismo da VLDL-triglicérides e/ou aumento da síntese hepática de triglicérides se devem ao aumento verificado nos níveis de insulina ou IGF-I.[23]

A experiência no Serviço de Geriatria do Hospital das Clínicas da FMUSP mostrou um aumento da massa magra da ordem de 16% e diminuição da massa gordurosa de 14%, diminuição de 6,8% nos níveis de colesterol total, 17% nos níveis de LDL-colesterol, 1,8% nos níveis de HDL-colesterol e aumento de 6,7% nos níveis de triglicérides, após 12 meses de terapia. Ainda observamos ganho de 2% na densidade mineral óssea ao nível da coluna lombar, 5,5% do nível do trocanter, 2,2 ao nível do triângulo de Wards e diminuição de 0,6% ao nível do colo do fêmur.

Questões como a diferenciação definitiva das alterações próprias do envelhecimento com o quadro de deficiência orgânica, na secreção de GH a dose ideal diária de GH e o tempo de tratamento, permanecem ainda sem resposta.

REFERÊNCIAS BIBLIOGRÁFICAS

1. American Association of Clinical Endocrinologists – Clinical Guideliwes – AACE practice guidelines for growth hormone use in adults and children – Growth horme task force – Gharib Hossein; 1998. p. 1-14.
2. Casanueva FF. Physiology of growth hormone secretion and action. End Metab Clin North Am 1992; 21:483-517.
3. Corpos E, Harman SM, Blackman MR. Human growth hormone and human aging. Endocr Rev 1993; 14:20-39.
4. Salomon F, Cuneo RC, Hosp R. The effects of treatment with recombinant human growth hormone ou body composition and metabolism in adults with growth hormone deficiency. NEJM 1898; 321:1797-803.
5. Deboen H, Blok. GJ, Voliman HJ. Body composition in adult growth hormone deficient men, assessed by authropometry and bioimpedance analysis. 1992; 75:833-7.
6. Rosen T, Boseaus I, Tolli J. Increased body fat mass and descreased extra-celular fluid volume in adults with growth hormone deficiency. Clin Endocrinol 1993; 38:63-71.
7. Mantzoros CS, Flier JS. Insulin resistence: The clinical spectrum. Adv Endocrinol 1995; 6:193-232.
8. Rosen T, Eden S, Larsson G. Cardiovascular risk factors in adults patients with growth hormone deficiency. Acta Endocrinol 1993; 129:195-200.
9. Johansson JO, Landlin K, tens born L. High Fibrinogen and plasminogem activator inhibitor activity in growth hormone deficient adults. Arterioscler Tromb 1994; 14:434-7.
10. Holmos SJ, Economou G, Whitehouse RW. Reduced bone mineral density in patients with adult ouset growth hormone deficiency. J Clin Endocrinol Metab 1994; 78:669-74.
11. Rosen T, Benstsson BA. Premature mortality due to cardiovascular disease in hipopituitarism. Lancet 1990; 336:285-9.
12. Rosen T, Wiren L, Wilhlmsen L. Decreased psychological well-being in adults patients with growth hormone deficiency. Clin Endocrinol; 40: 111-6.
13. Harwan SM, Blackman MR. The hypothalamic-pituitary axis in Evans JG, Willians TT (eds) textbook of Geriatric medicine. Oxford Medical Publications; 1992. p. 159-66.
14. Cuttler L. The regulation of growth hormone secretion. Endocrin Metab Clin Nort Am 1996; 25(3):541-71.
15. Liberman S. Secreção de Hormônio de Crescimento (GH) no envelhecimento: secreção espontânea de GH e após estímulos farmacológicos, níveis séricos de IGF-I, IGF-I livre e IGFBP-3. Tese de doutoramento apresentada à Faculdade de Medicina da USP; 1997.
16. Hindmarsh PC, Dennison E, Pincus SM, Cooper C, Brook CGD. A sexually dimorphic pattern of Growth Hormone secretion in the elderly. J Clin Endocrinol Metab 1999; 84:2679-85.
17. Toogood AA, O'Neill PA, Shalet SM. Beyord the somatopause: growth hormone deficiency in adults over the age of 60 years. J Clin Endocrinol Metab 1996; 81:460-5.
18. Consensus Guidelines for the Diagnosis and Treatment of Adults with Growth Hormone Deficiency: Summary Statement of the Growth Research Society Workshop ou Adult-Hormone Deficiency. J Clin Endocrinol Metab 1998; 83:379-81.
19. Hoffman DM, O'Sullivan AJ, Boxter RC, Hoky. Diagnosis of growth hormone deficiency in adults. Lancet 1994; i:1064-8.
20. Ghigo E, Aimaretti G, Gianotti L, Aivat E. New approach to the diagnosis of growth hormone deficiency in adults. J Endocrinol 1996; 134:352-6.
21. Rudwan D, Feller AG, Naging HS. Effects of human growth hormone in men over 60 years old. NEJM 1990; 323:1-9.
22. Papadakis MA, Grady D, Black D. Growth hormone replacement therapy in healthy older non improves body composition but not functional ability. Ann Intern Med 1996; 124:708-16.
23. Angelopoulous TJ, Seip RL, Cole TG. Effect of short-term Recombinant growth hormone administration our plasma lipoproteins in elderly adults. Gerontology 1998; 44:228-31.

8

Envelhecimento e Saúde Bucal

WILSON TAVARES DE OLIVEIRA Jr.
MICHEL NICOLAU YOUSSEF

Atualmente, muitas doenças orais encontram-se intimamente relacionadas aos hábitos alimentares do indivíduo, sendo o aumento da velocidade do processo de envelhecimento ocasionado, frequentemente, por deficiência de uma correta alimentação.

A excessiva ingestão de alimentos e bebidas poucos saudáveis, ou, por outro lado, a sua falta, caracterizada por um consumo deficiente de nutrientes, gera uma deficiência alimentar, prejudicando a demanda energética do organismo.

As pessoas querem manter seus dentes naturais e sua saúde oral por diversas razões, como a estética, a funcional, as relativas ao sentimento de serem os dentes parte de seu corpo e à percepção da inferioridade dos substitutos na dentição artificial (próteses).

Quando há prejuízo na escolha dos alimentos e na qualidade dos nutrientes, gerando uma dentição deficitária, os cirurgiões-dentistas devem dar assistência aos pacientes, orientando-os no sentido da manutenção da função mastigatória pela dentição natural.

Uma dieta composta por alimentos demasiadamente moles ou, ao contrário, muito duros, consegue ser prejudicial à mucosa oral. Ressalte-se que alimentos de consistência firme, por outro lado, incrementam a circulação gengival, aumentando a troca de nutrientes entre o sangue e os tecidos, bem como facilitam a manutenção do balanceamento entre a reabsorção e a formação óssea, através de uma melhora no fluxo salivar.

Como é sabido, há inúmeros relatos de deficiência de dieta rica em fibras na alimentação dos idosos. Isso pode ser decorrente de uma dentição deficitária, ou pelo fato de que, em pacientes desdentados, há a substituição dos alimentos mais consistentes por aqueles menos duros e mais pastosos, com vistas a evitar-se uma mastigação mais forçada.

A diminuição do apetite e da ingestão de alimentos e a consequente limitação de atividade física e energia consumida são relacionadas à idade. As condições médicas do idoso, particularmente as relativas à confusão e demência, são, muitas vezes, desencadeadas pela diminuição das atividades diárias e por uma dieta deficitária.

A manutenção da saúde bucal em pessoas idosas resulta de um planejamento, subdividido em controle e tratamento.

Os recentes progressos nas pesquisas sobre odontogeriatria demonstram que existem fatores multidiferencias e que as interações dos diferentes campos são muitas e variadas, sendo que a estrutura social e psicológica possui grande impacto nos fenômenos biológicos, influenciando sobremaneira a saúde e as doenças.

No decorrer do processo de envelhecimento do indivíduo, podem ser destacadas várias mudanças, dentre elas, as relacionadas aos aspectos biológicos, fisiológicos, imunológicos, ressaltando-se particularmente as alterações nos tecidos ósseos, na estrutura dental, na mucosa oral, nas membranas, no periodonto e na secreção das glândulas salivares.

ASPECTOS FISIOLÓGICOS

A deterioração da maioria dos sistemas fisiológicos ocorre com o avanço da idade. Há, contudo, grande variação da extensão desta degradação, decorrente de fatores genéticos que regulam o processo de envelhecimento, incluindo-se aí, também, o estilo e a qualidade de vida de cada indivíduo.

A interação idade/doenças constitui a maior causa da deterioração fisiológica da população, e a combinação desses fatores contribui de diversas formas sobre a saúde oral, variando de indivíduo para indivíduo.

No sistema neuromuscular, com o avanço da idade, ocorre uma perda da resistência dos músculos. Também se relata uma certa perda, lenta e progressiva, da inervação.

Através de estudos feitos por tomografia computadorizada, pode ser observada uma perda de densidade e massa muscular, em torno de 40%, nos músculos masseter e pterigóideo medial, entre os 29 anos. Tal decréscimo é ainda mais visível quando o indivíduo perdeu, parcial ou totalmente, os elementos dentais.

Relativamente ao sistema nervoso, também ocorre perda de eficiência dos neurotransmissores, devido à diminuição da síntese de dopamina.

A perda da massa muscular e tonicidade envolvem a pele e os tecidos conjuntivo e ósseo, e, como consequência, o aspecto característico da aparência rugosa em idosos.

Com a idade, também ocorre o afloramento do nervo mentoniano no rebordo mandibular em pacientes desdentados, com grandes reabsorções ósseas, sendo isso a possível causa da sensibilidade exagerada, relatada por muitos portadores de prótese total ou parcial extensa.

TECIDOS ÓSSEOS

Na maxila e mandíbula, a perda óssea manifesta-se de maneira mais visível quando há a perda de elementos dentais em pacientes dentados e a acelerada reabsorção óssea em pacientes desdentados. Nestes últimos, a perda de estrutura óssea se manifesta pelo aumento na frequência da necessidade de novas próteses totais ou de seu reembasamento.

Com o avanço da idade, a presença de osteoporose e a de inflamações crônicas do periodonto favorecem a perda de osso alveolar, aumentando a probabilidade de perda do elemento dental.

O tratamento atual consiste na combinação de higiene oral, tratamentos periodontais e cirurgias regenerativas.

A atrofia dos ossos basais que ocorre com a idade resulta clinicamente reabsorção óssea, constituindo-se um dos principais motivos da dificuldade na confecção de novas próteses totais em pacientes idosos.

ESTRUTURA DENTAL

No processo de envelhecimento, de forma gradual, são notadas várias mudanças nos dentes, lembrando-se que estes são considerados totalmente formados quando do fechamento do ápice radicular, aproximadamente seis meses após estarem em oclusão.

Informações limitadas podem ser obtidas através da observação do processo de envelhecimento dos dentes. Mudanças macroscópicas incluem alterações na forma, atrição, coloração, pigmentação e reflexão da luminosidade. O número de fissuras e quebras no esmalte dental também aumenta com o envelhecimento.

A retração gengival, com a idade, expõe a estrutura de cemento na cavidade oral, resultando na degeneração dos cimentócitos na superfície mais profunda do tecido.

Em relação à dentina, o avanço da idade constitui dois processos independentes: a formação de dentina secundária e a obliteração dos túbulos dentinários.

Na polpa dental, ocorre a troca de células ricas e fibras pobres por células pobres e fibras ricas no tecido de união. A irrigação sanguínea da polpa é reduzida com a idade, o que aumenta a difusão da mineralização do tecido dental.

Muitas vezes, o envelhecimento dental se apresenta nas chamadas cáries de superfície radicular. Esse tipo de cárie é de difícil controle e tratamento, largamente encontrada em pacientes mais velhos que mantêm seus dentes naturais, consistindo causa de problemas futuros. Estudos mostram que o aumento de cáries no esmalte e cemento coincide com o incremento da ingestão de açúcar, principalmente entre as refeições.

PERIODONTO

Com o avanço da idade, relatam-se alterações clínicas quanto à aparência da mucosa oral.

No tecido conjuntivo gengival, na mucosa palatal e nos ligamentos periodontais, a habilidade dos fibroblastos na síntese de um novo colágeno diminui. Microscopicamente, as fibras colágenas apresentam-se grossas e espessas, dando ao tecido uma aparência fibrótica, todavia, estudos sobre a concentração de colágeno têm levado a resultados conflitantes e inconclusivos.

A razão da conversão do colágeno solúvel para o insolúvel aumenta com a idade e, correspondentemente, a temperatura de desnaturação é maior para o colágeno na gengiva de idosos, em comparação a indivíduos jovens.

Tais mudanças podem afetar as propriedades funcionais dos tecidos periodontais no decorrer da vida, contudo, não há razões para sugerir que as alterações no periodonto, relacionadas com a idade, possam ser manifestadas como perda de inserção ou perda óssea.

O sangramento gengival, característico da gengivite e periodontite, associado ou não à formação de cálculo, induz ao mau hálito.

Com o passar do tempo, retrações gengivais e mobilidade dental intensificam-se, ocorrendo reabsorção óssea das corticais vestibular ou lingual, ocasionando a perda do suporte biológico da gengiva.

Essas retrações podem ser de vários tipos, como, por exemplo, traumática ou acidental, senil, localizada, generalizada, dentre outras. A do tipo senil é fisiológica, surgindo normalmente no decorrer do processo de envelhecimento; a traumática é causada, na maioria das vezes, por algum processo mecânico, como uma escovação incorreta; a acidental é devida, principalmente, a fatores iatrogênicos provenientes de cirurgias periodontais incorretas.

GLÂNDULAS E SECREÇÃO SALIVAR

Estudos recentes indicam uma diminuição não generalizada da atividade da glândula salivar, com o avanço da idade. Existe a sugestão de que, por alguma doença ou terapia medicamentosa, possam ocorrer alterações.

Sendo a saliva de importância crítica na manutenção da saúde oral, qualquer distúrbio na função da glândula salivar pode ocasionar problemas severos.

Clinicamente, não há motivo para se fazer a associação entre pacientes idosos e desordens nas glândulas salivares, mas a idade pode contribuir como um fator a mais na vulnerabilidade do paciente.

A deficiência da vitamina A pode ocasionar um desenvolvimento de xerostomia com também ocorre com o uso de drogas anticolinérgicas (psicotrópicas, anti-histamínicas, anti-Parkinson). A presença de xerostomia em pacientes desdentados aumenta em muito as falhas da prótese total. Já nos pacientes dentados, a diminuição da autolimpeza da cavidade bucal provoca o aumento da incidência de cáries de raiz, bem como das lesões em mucosa oral, além do desconforto no preparo do bolo alimentar. Essas lesões podem acarretar sangramento da mucosa, aumentando, com isso, o risco de infecções do paciente.

Podem ocorrer, também, alterações no paladar, ou até mesmo sua perda temporária, situações relacionadas com o uso de determinados medicamentos.

Existem algumas evidências da relação entre a deficiência de ácido fólico e a necrose parcial do ligamento periodontal.

A cárie é, essencialmente, uma doença dietobacteriana, acelerada por um inadequado fluxo salivar.

Fica claro que a nutrição faz parte integrante da odontologia, em particular da preventiva.

Os cirurgiões-dentistas lembram, entretanto, que uma excessiva e indiscriminada suplementação vitamínica não é recomendada, podendo ser nociva e de efeito imprevisível. Ressalte-se que a suplementação não é recomendada até que seja estabelecida uma definição das necessidades.

BIBLIOGRAFIA

Barnes IE, Walls A. Gerodontology. Oxford, Wright; 1994.

Brunetti RS, Montenegro FLB. Odontogeriatria – Noções de Interesse Clínico. São Paulo: Artes Médicas; 2002.

Ciancio SG. Medications Impact on oral health. J An Dent Assoc 2004; 135(10):1440-8.

Holm-Pedersen P, Löe H. Textbook of Geriatric Dentistry, 2nd ed. Copenhagen: Munksgaard; 1996.

John MT, Slade GD, Szentpetery A, Setz JM. Oral health – related quality of life in patients treated with fixed, removable and complete dentures 1 month and 6 to 12 months after treatment. Int J Prosthodont 2004; 17(5):503-11.

Kina S, Brunetti RF, Beloti A. Alteração da sensibilidade gustativa no paciente idoso. Atual. Geriatria. 1998; 3(18):20-2.

Lascala NT. A periodontia e as especialidades afins. In: Tunes UR, Rapp GE. Atualização em periodontia e implantodontia. São Paulo: Artes Médicas; 1999. p. 228-41.

Montenegro FLB, Brunetti RF, Manetta CE. Interações entre a medicina e a odontologia – parte II. Atual. Geriatria. 1998; 3(20):5-12.

Tryon AF. Oral Health and Aging – An interdisciplinary Approch to Geriatric Dentistry. Littleton, PSG Publishing Company, Inc.; 1986.

9

Reabilitação Oral através de Implantes Osseointegrados

WILSON TAVARES DE OLIVEIRA JR.
MICHEL NICOLAU YOUSSEF
FLAVIO W. CARNEVALE FILHO
FERNANDO SEISHIM HANASHIRO

O edentulismo (ausência parcial ou total dos dentes) é o problema bucal marcante nos indivíduos da terceira idade, o que dificulta a alimentação e integração dessa população à sociedade.

Quando ocorrem problemas em sua alimentação, fica evidente uma deficiência nutricional, com problemas em todo organismo e em seus diversos sistemas biológicos. Além disto, os pacientes relatam problemas em sua autoestima, podendo comprometer sua vida pessoal.

A maneira de resolver esses problemas é a reabilitação oral ou, em outras palavras, repor os dentes ausentes. Esta reabilitação pode ser feita de diversas maneiras, utilizando-se próteses totais, próteses parciais removíveis e próteses parciais fixas. Cada uma delas indicada em diferentes situações. Outro tratamento é a instalação de implantes osseointegrados.

OSSEOINTEGRAÇÃO

Os implantes osseointegrados são elementos confeccionados em titânio, sendo este o material de escolha por sua biocompatibilidade. São inseridos no tecido ósseo através de pequenas cirurgias de perfuração e espera-se a formação de mais tecido ósseo junto ao implante, fenômeno conhecido como osseointegração.

A superfície do implante é formada por óxido de titânio, essa superfície impede que o elemento implantado seja visto pelo tecido como agente agressor. Isto permite a remodelação do tecido em íntimo contato à superfície do implante, sem a formação de tecido fibroso ou conjuntivo entre as mesmas. É importante salientar que o íntimo contato entre o implante e o tecido ósseo não ocorre em toda a superfície, a osseointegração é baseada em análise clínica, em que o elemento implantado pode suportar cargas funcionais, de modo que permaneça rígido clinicamente e assintomático.

A osseointegração é uma reação do organismo dependente do tempo, isto é, à medida que o tecido apresenta sua remodelação, maior a osseointegração. Essa característica resulta em um tempo mínimo de espera para colocar o elemento em função mastigatória.

CARGA IMEDIATA

Historicamente, existe a necessidade de um tempo de espera entre a inserção do implante e a instalação da prótese sobre o implante, tempo que varia de 3 a 6 meses com ausência de carga. Atualmente existe a técnica de carga imediata, em que é possível inserir o implante e na mesma sessão colocar uma prótese provisoriamente sobre o mesmo. Mas ela só é indicada quando houver um mínimo de estabilidade no ato cirúrgico de inserção de implante, sendo clinicamente viável quando o implante apresentar torque mínimo de 40N.

Outros fatores influenciam para conseguir este torque mínimo, a qualidade e densidade óssea são fundamentais, assim como o tamanho mínimo de 10mm para os implantes.

POSSÍVEIS PROBLEMAS NA OSSEOINTEGRAÇÃO

A dinâmica da reparação óssea ou, neste caso, remodelação óssea é muito importante para que possa ocorrer a formação de tecido ósseo em íntimo contato com a superfície implantar, a falha nessa remodelação forma tecido fibroso ou conjuntivo entre a superfície do implante e o osso receptor. A existência desse tecido compromete a estabilidade do implante e seu sucesso. Algumas doenças sistêmicas podem comprometer o sucesso do tratamento através de implantes, entre elas, diabetes e a osteoporose.

Os diferentes tipos de diabetes, por causarem alterações metabólicas, levam a problemas na coagulação e na reparação tecidual. Esses problemas aumentam a chance de não ocorrer a osseointegração. O controle da doença possibilita a inserção do implante sem comprometimento da osseointegração.

Osteoporose apresenta-se como alteração na quantidade e na qualidade óssea, resultando numa diminuição mineral dos ossos. Esta alteração metabólica influencia na reparação do tecido ósseo e, recentemente, foi descoberto que o tratamento da doença, através do uso de bisfosfanatos, pode causar a osteonecrose mandibular quando o paciente é submetido ao tratamento dos implantes.

PRÓTESE SOBRE IMPLANTE

Os implantes servem como "raízes artificiais" para as próteses e têm função na fixação temporária ou permanente das mesmas. Podem ser utilizados associados a próteses totais e/ou próteses parciais removíveis, através do uso de encaixes do tipo macho e fêmea; além das próteses parciais fixas, onde o implante funciona como pilar da prótese, nestes casos uma peça intermediária é colocada entre o implante e a prótese, sendo que esta peça intermediária permite que a prótese seja cimentada ou fixada através de parafusos.

O número de implantes a serem colocados é importante para a confecção da prótese, de modo que um maior número de implantes pode permitir que a carga mastigatória seja dividida entre os mesmos. O ideal é um número de implantes igual ao número de dentes a serem colocados.

Quanto à distribuição dos implantes, no caso de edentados totais, a colocação em ambos os lados do rebordo permite que uma maior área seja utilizada, levando à estabilidade da prótese. Quando utilizados com próteses parciais removíveis, possibilita a retirada dos grampos de retenção, e consequentemente melhora da estética, bem como maior segurança quanto à sua retenção.

PLANEJAMENTO

Essa é a parte mais importante de todo o tratamento, pois envolve tanto prótese como cirurgia, que deve ser feita sempre na situação mais apropriada, respeitando possíveis problemas sistêmicos, temporários ou não.

Anamnese, histórico médico e familiar são fundamentais, assim como o pedido de exames auxiliares, tais como densitometria óssea, glicemia e hemograma, diminuem a chance de falha na osseointegração; além de tomografias, em que a possibilidade de conhecer exatamente o perfil ósseo permite a inserção do melhor implante quanto ao seu comprimento e seu diâmetro no local receptor.

É importante salientar que quanto maiores diâmetro e comprimento do implante, maior estabilidade e, consequentemente, maior durabilidade do tratamento.

PROBLEMAS PÓS-TRATAMENTO

Os pacientes idosos possuem maior prevalência de problemas periodontais, seja por predisponentes sistêmicos como diabetes e osteoporose, ações como tabagismo e consumo de álcool, ou mesmo devido à má higienização.

Analogamente, a peri-implantite é a doença periodontal sobre o implante, doença que pode levar à reabsorção do osso alveolar de sustentação de implante, causando até mesmo sua perda.

BIBLIOGRAFIA

Branemark P-I. Branemark Novum: protocolo para reabilitação bucal com carga imediata (same-day teeth): uma perspectiva global. São Paulo: Quintessence, 2001. Cap. 1: Introdução ao conceito Branemark Novum, p. 9-29.

Davarpanah M et al. Manual de implantodontia clínica. Tradução: Monique Revillion Dinato. Porto Alegre: Artmed; 2003. p. 337.

Degidi M, Piattelli A. Immediate functional and nonfunctional loading of dental implants: a 2- to 60-month follow-up study of 646 titanium implants. J Periodontol 2003;74(2):225-41.

Horiuchi K, Uchida H, Yamamoto K, Sugimura K. Immediate loading of Branemark system implants following placement in edntulous patients: a clinical report. Int J Oral Maxillofac Implants 2000;15(6):824-30.

Jan L, Thorkild K, Niklaus P. Lang – Tratado de Periodontia Clínica e Implantologia Oral. Rio de Janeiro: Guanabara Koogan; 2005.

Starck IWJ, Epker BN. Failure of osseointegrated dental implants after diphosphonate therapy for osteoporosis: a case report. Int J Oral Maxillofac Implants 1995;10:74-8.

10

Envelhecimento do Sistema Imune

PATRÍCIA AMANTE DE OLIVEIRA
CELSO CUKIER
DANIEL MAGNONI

INTRODUÇÃO

O aumento da expectativa média de vida e as projeções de crescimento do número de idosos para um futuro muito próximo têm feito com que as atenções se voltem cada vez mais para o estudo desta população. Os idosos sofrem com altas morbidade e mortalidade pelas doenças infecciosas e é aceito que o comprometimento da função imune seja uma causa primária do risco aumentado de doenças nos idosos. Muitas pesquisas estão hoje focadas em identificar as mudanças relacionadas à idade na função imune na esperança de desenvolver estratégias intervencionistas para retardar ou prevenir a imunossenescência.[1] As internações hospitalares são, em sua maior parte, de pessoas com mais de 60 anos com uma ou mais co-morbidades, sendo as infecções as principais patologias que os acometem. Além disso, os idosos demonstram ter maior suscetibilidade também às neoplasias e fenômenos autoimunes.

A abordagem do estado nutricional do idoso já mostrou ser essencial para definir seus déficits nutricionais, corrigi-los e encurtar o tempo de internação. Estudos mostram que um grande número dos idosos internados são desnutridos, sendo estes os mais acometidos por infecções hospitalares e co-morbidades que prolongam sua internação, culminando em altas taxas de morbidade e mortalidade, assim como no período prolongado de recuperação pós-doenças.[2,3]

Estudiosos buscam respostas para o processo de envelhecimento tentando identificar determinados padrões de mudanças fisiológicas passíveis de descrição e intervenção. Devido à marginal deficiência de muitos nutrientes descrita em idosos, tem sido proposto que a oferta de um tipo de nutriente ou vários poderia melhorar a resposta imune nos idosos e assim melhorar sua habilidade em defender-se contra patógenos invasores.[3]

FISIOLOGIA DO SISTEMA IMUNE

A marca do envelhecimento é o progressivo declínio dos três maiores sistemas de comunicação do corpo: o imune, o endócrino e o nervoso.[5]

O sistema imune é uma rede de componentes celulares e solúveis interagindo. Sua função é distinguir entidades dentro do corpo como "próprias" e "não próprias" e eliminar aquelas que não são próprias. Os microrganismos são as principais entidades não próprias, porém neoplasias, transplantes e certas substâncias estranhas (por exemplo, toxinas) também são importantes.

A resposta imune é caracterizada como *inespecífica* ou *inata* e *específica* ou *adquirida*, de acordo com a natureza das células que respondem ao insulto.[4]

Imunidade inata – está presente ao nascimento, não necessita de um encontro prévio com a substância agressora e não desenvolve memória. Inclui barreiras como a pele e proteção química como o ácido gástrico. É formada pelo *sistema fagocitário:* neutrófilos e monócitos (no sangue) e macrófagos (nos tecidos) e "células assassinas" (*natural killer* – NK) que compõem o componente celular, e proteínas-complemento e citocinas (polipeptídeos não imunoglobulinas secretados por monócitos e linfócitos em resposta à interação com um antígeno (Ag) específico, um Ag inespecífico ou um estímulo solúvel inespecífico, por exemplo, endotoxina) que são os componentes solúveis.

Imunidade adquirida – possui características de aprendizado, adaptabilidade e memória, sendo seus componentes celulares os linfócitos T e B e os macrófagos, e componentes solúveis as imunoglobulinas (Ig).[6]

Em resposta à presença do Ag, linfócitos B desenvolvem no plasma as Ig de superfície, por onde se ligam ao Ag e desencadeiam uma série de eventos que culminam na secreção da Ig que é Ac-específica para aquele Ag. Os linfócitos T não possuem Ig de superfície, mas reconhecem o Ag através do receptor de célula T (RCT) que após se ligar ao Ag produz um sinal intracelular que juntamente com outros processos resulta na ativação da célula T e consequente produção e secreção de várias citocinas e fatores de crescimento que liberam sinais regulatórios para outras células, assim como para as próprias células T, gerando um grande número de clones de células T. Por isso, linfócitos B têm papel central na imunidade adquirida, assim como produz fatores que regulam as células imunes de ambas as imunidades inata e adquirida.[4,6]

As células T maduras expressam CD4 ou CD8, que são marcadores de superfícies chamados grupos de diferenciação (CD). As células T que expressam CD4 são chamadas de linfócitos T-auxiliadores (*T helper* – T_H) que iniciam como precursoras que fabricam a citocina interleucina-2 (IL-2). Estas células iniciais podem secretar vários tipos de citocinas (interferons e interleucinas 2, 4, 5 e 10) e, dependendo da citocina disponível, haverá a diferenciação em $T_H 1$ ou $T_H 2$ e favorecem a promoção da imunidade celular e humoral respectivamente.

As células T supressoras/citotóxicas expressam CD8 e também são subdivididas em tipo 1 e 2. As células exterminadoras são divididas em restritas ao MHC – complexo de histocompatibilidade principal (por exemplo, LTC – linfócitos T citotóxicos) e irrestritas ao MHC (por exemplo, células NK).

TESTE DE IMUNIDADE CELULAR

A avaliação da imunidade celular se divide em quantitativa e qualitativa. A avaliação quantitativa mínima da imunidade celular deve incluir contagem de linfócitos, número de subtipos de células (CD3, CD4, CD8) e número de células NK. A avaliação qualitativa inclui testes cutâneos de hipersensibilidade tardia (HTT), que estabelecem a normalidade de alguns aspectos do sistema de imunidade celular porém, por não testar todas as células, quando o teste é negativo, indica imunidade celular anormal, mas o contrário não é verdadeiro. Por isso incluem-se também os testes *in vitro* de proliferação em resposta ao Ag solúvel, ao Ac anti-CD3 e ao alo-Ag; atividade lítica das células NK; capacidade de elaborar citocinas; e capacidade de gerar LTC restritos ao MHC.[6]

IMUNOSSENESCÊNCIA

O perfil imunológico do idoso é uma das variáveis mais controversas do envelhecimento.[5] O declínio da resposta imune com a idade tem sido demonstrado coincidente com a diminuição *in vitro* da proliferação de célula T ativada pela mitogênese e a produção e responsividade à IL-2 (fator de crescimento de célula T que regula a expansão de clones de células T durante a resposta imune).[7]

Muitos fatores têm sido descritos como contribuidores do declínio da função das células do sistema inume idade-relacionado. Isto inclui:

Capacidade de proliferação dos linfócitos T prejudicada – esta é uma das modificações mais aceitas e difundidas. Nos últimos 20 anos tem sido demonstrada em vários estudos. Isto se deve ao prejuízo na produção do fator de crescimento da célula T (IL-2), bem como na resposta a este estímulo, quando comparado com jovens.[8] Também ocorre diminuição na capacidade de responder a sinais de ativação e mudanças fenotípicas na população da célula T.[9,10]

Resposta reduzida das células T – tem sido demonstrado um aumento na produção de fator supressor de célula T, prostaglandina 2 (PGE2), pelos macrófagos de idosos, o que contribui para a desregulação da função das células T.[11,12]

Declínio funcional na resposta imune adaptativa – um dos diferenciais das mudanças no compartimento de células T do sistema imune dos idosos é um gradual aumento nas proporções de células T de memória, em detrimento das células T de fenótipo inato. Esta mudança fenotípica contribui para reduzir a habilidade dos idosos em instalar uma resposta imune eficaz aos novos Ag. Ocorre dificuldade em gerar Ac de alta afinidade e consequente reduzida capacidade de resposta às imunizações.[5]

Declínio da imunidade celular x manutenção da imunidade humoral – mudanças no perfil das citocinas secretadas pela célula T efetora também têm sido demonstradas. Quando em contato com um Ag de superfície de uma célula apresentadora de Ag, a célula T inata produz grandes quantidades de IL-2 e receptores de alta afinidade para IL-2 (IL-2R), o que leva a expansão de clones de células T de resposta e diferenciação em interferon γ (IFNγ) e IL-2, que por sua vez secretam IL-4, IL-5 e IL-10, que favorecem o desenvolvimento de T_H1 e T_H2. Em geral, T_H1 favorece a imunidade celular e secreta IFNγ; já o T_H2 favorece a imunidade humoral e secreta IL-4 e outras citocinas. Algumas publicações indicam o decréscimo na produção de citocinas do T_H1, com aumento das citocinas do T_H2, prevalecendo portanto a imunidade humoral.[13]

Qualidade x quantidade – não há alteração no número de células imunocompetentes no sangue periférico, mas sim na qualidade, com reduzida resposta do linfócito T aos estímulos e menor ativação dos linfócitos T_H e T citotóxico. Outros estudos descrevem um aumento na subpopulação T_H (marcador CD4) e diminuição na subpopulação T citotóxico (marcador CD8).[14]

Reduzida ativação de células NK – não há consenso nas mudanças na atividade das células NK.[15] Revisões sobre estas células sumarizam reduções, ausência de mudanças e aumento em sua atividade. Diferenças estas explicadas pelo número diferente de amostras, critérios de inclusão, variedade de idade, assim como possibilidade de contaminação por outros tipos de células. Ainda assim, alguns autores explicam o aumento da vulnerabilidade a doenças neoplásicas com o declínio de sua atividade, uma vez que as células NK possuem habilidade em lisar certos tumores e células infectadas por vírus sem necessidade de sensibilização prévia.[16]

Células B e aumento de doenças autoimunes – tem sido demonstrado algum declínio na função das células B, particularmente a perda dos receptores de superfície de alta afinidade para Ag e citocinas.[17] A proliferação de células B é mantida. Alguns estudos mostram resposta inadequada a Ag externos que ativam células B CD5 em animais idosos. A resposta de células B CD5 aos auto-Ags permanece intacta.[18] Assim, enquanto a habilidade em responder ao Ag externo declina, a resposta dos auto-Ac aumenta, o que pode ser um fator contribuinte para o aumento de doenças autoimunes nesta população.[19,20] Isto se deve à diminuição do potencial de regulação imune ou ao fato de o sistema imune cumprir a tarefa de remover material autólogo danificado, papel cumprido em geral pela IgM, além da IgG de baixa afinidade, que por ser pouco específica, apresenta mais reações cruzadas com outros Ag.[5]

O quadro 10.1 resume as modificações do sistema imune com o envelhecimento, indicando as ações que estão diminuídas ou aumentadas.

Quadro 10.1: Modificações do sistema imune com o envelhecimento.

Diminui	Aumenta
• Ativação e proliferação do linfócito T	• IgG1, IgG2, IgG3, IgA
• Ativação dos linfócitos T auxiliares e citotóxicos	• Resposta do Ac a Ag próprios
• Ativação de NK	• Produção de IL-1 e IL-6
• IgM, IgG4	• Células de memória (CD4)
• Resposta do Ac a novos Ag	
• Expressão de Ig de membrana	
• Produção de Ac de alta afinidade	
• Produção de IL-2 e IL-3	
• Expressão do receptor para IL-2	

Portanto, a resposta imune exige a interação das três principais classes de reação imune específica, as quais frequentemente ocorrem simultaneamente em resposta a um estímulo antigênico (linfócito T_H, linfócito T citotóxico e linfócito B) e embora envolvam mecanismos efetores distintos, na maioria dos casos são iniciadas e controladas por mecanismos comuns como a atividade do linfócito T_H.

Todas estas alterações são caracterizadas como mudanças primárias, que ocorrem como resultado de um declínio intrínseco da responsividade imune idade-dependente. Porém, mudanças imunológicas secundárias ocorrem como resultado de fatores ambientais incluindo dieta, uso de drogas, atividade física, etc. ou alternativamente devido a doenças preexistentes.[21]

NUTRIÇÃO E O SISTEMA IMUNE

O papel que os nutrientes têm no envelhecimento imunológico tem tido aumentada atenção nas últimas duas décadas. Desnutrição é um problema significante entre idosos devido aos muitos fatores como poder aquisitivo limitado, preferências alimentares reduzidas, e sobretudo *status* de saúde como resultado de doenças crônicas. Estes problemas são ainda maiores em países em desenvolvimento onde a pobreza predomina e o acesso a comida é restrito. A ingestão abaixo dos valores diários de referência (VD) pelos idosos tem sido descrita para zinco e vitaminas E, C e B_6.[22]

Alguns estudos mostram que as infecções são mais comuns entre idosos desnutridos[23], enquanto outros mostram que idosos malnutridos submetidos à suplementação nutricional tiveram aumento na resposta com Ac à vacina anti-influenza.[24] Assim, suplementar micro e macronutrientes nos idosos frágeis e saudáveis pode ter influência em sua função imune e saúde.

Os nutrientes estudados são:
- vitamina A
- β-caroteno
- vitamina B_6
- vitamina C
- ferro
- zinco
- ácidos graxos polinsaturados (ômega-3 e ômega-6)
- ácidos α e γ linolênico
- selênio
- glutationa
- polissacarídeos ligadores de proteína

Suplementos vitamínicos e minerais
Estudos com suplementos multivitamínicos/minerais demonstraram aumento no total de células T e células NK, na exposição de receptores de IL-2, na atividade das células NK e na resposta das células B à vacina anti-influenza.[25]

Ácidos graxos polinsaturados (PUFA)
Os ácidos graxos polinsaturados ômega-3 podem interferir no metabolismo dos ácidos aracdônicos nos níveis de cicloxigenase (COX) e lipoxigenase. Os produtos da COX (por exemplo, PGE_2) atuam negativamente sobre a resposta imune inibindo a proliferação linfocítica, a produção de IL-2, a geração de células T citotóxicas e a atividade NK. Assim, suplementação com PUFA resultou em redução do ácido aracdônico e consequentemente de seus metabólitos.[26]

Ácidos α e γ linolênicos
Sua suplementação resultou em aumento da resposta nos testes cutâneos de hipersensibilidade tardia (HTT) com melhora na imunidade celular e redução na produção de PGE_2. O ácido linoleico conjugado (CLA) tem demonstrado ter propriedades imunomoduladoras em estudos com ratos, com maior resposta proliferativa à concanavalina A (ConA) e maior produção de IL-2.[27]

Selênio
Estudos mostram que pode ser um nutriente essencial para a manutenção da resposta imune. Suplementação de selênio em idosos instituicionalizados resultou num significante aumento da proliferação linfocítica em resposta a PWM – célula B mitogênica, sem efeito sobre a resposta das células T. Dado este que não suporta esta suplementação uma vez que as alterações relacionadas ao envelhecimento estão nas células T. Em ratos idosos houve maior resposta mitogênica à fitoemaglutinina A – PHA e maior atividade da célula T citotóxica contra células malignas, efeito este devido a maior expressão dos receptores α de IL-2 e/ou subunidades β em células T ativadas[28].

Vitamina B_6 (piridoxina)
Estudos com idosos mostraram aumento na proliferação linfocítica em resposta a mitogênese de células B e T, assim como maior número de T_H, e melhor resposta nos indivíduos com menores níveis basais de fosfato de piridoxina. O mecanismo pelo qual a vitamina B_6 atua para manter responsividade imune deve envolver seu papel como coenzima para a síntese de DNA e RNA. A síntese de ácido nucleico é crucial para a manutenção de linfócitos e proliferação antígeno-induzida.[29]

Vitamina E
Um estudo com idosos saudáveis suplementados com vitamina E demonstrou aumento da resposta nos HTT, da resposta mitogênica à ConA, na produção de IL-2; e redução na produção de PGE_2.[30]

Zinco
Os resultados da suplementação com zinco são conflitantes. Estudos com idosos mostraram tanto aumento da resposta no HTT e na proliferação de linfócitos quanto nenhum efeito na resposta imune. São necessários maiores estudos para definir este papel.[31]

Glutation
Tripeptídeo envolvido em numerosas funções celulares como a síntese de DNA e de proteínas e proteção de células contra efeitos prejudiciais da radiação e radicais livres. Ao observar que seus níveis são inversamente proporcionais à idade, autores sugerem ser um preditor de morbidade e mortalidade.[32]

Polissacarídeos ligadores de proteína
Encontrados em abundância em certos cogumelos (Shitake), têm sido associados à melhor resposta imune e redução da carga tumoral após estudos com ratos idosos. Sua suplementação em ratos idosos demonstrou aumento da resposta no HTT, podendo ser um modesto imunoestimulador.[33]

As mudanças que ocorrem no sistema imune com o envelhecimento são complexas, e a sua caracterização é um grande desafio. Elas representam uma oportunidade para o aumento da frequência e severidade de doenças e põe em perigo o efeito protetor da vacinação. Por isso, estudos são necessários tanto para elucidar melhor as alterações pertinentes ao envelhecimento como para desenvolver medidas para melhorar o perfil do sistema imune, trazendo assim qualidade de vida aos idosos.

REFERÊNCIAS BIBLIOGRÁFICAS

1. Butcher S, Chahel H, Lord JM. Ageing and the neutrophil: no appetite for killing? Immunology 2000; 100(4):411-6.
2. Holmes S. Nutritional screening and older adults. Nursing Standard 2000; 15(2):42-4.
3. Wayne SJ, Rhyne RL, Garry PJ, Goodwin JS. Cell-mediated immunity as a predictor or morbidity and mortality in the aged. J Gerontol Med Sci 1990; 45:M45-M48.
4. Adolfsson O, Meydani SN. Nutrition and the aging immune response. In: Nutrition and Aging – 6th Nestlé Nutrition Workshop Clinical and Performance Program. Sevilla, Spain; 2001.
5. Veiga AMV. Imunidade e envelhecimento. In: Freitas EV, ed. Tratado de Geriatria e Gerontologia. Rio de Janeiro: Guanabara, 2002; 65:550-9.
6. Beers MH, Berkow R. Biologia do Sistema Imune. In: Manual Merck, 17th ed. São Paulo: Roca 2000; 146:988-1008.
7. Miller RA. The aging immune system: primer and prospectus. Science 1996; 273:70-4.
8. Effros RB. Insights on immunological aging derived from the T lymphocyte cellular senescence model. Experimental Gerontology 1996; 31:21.
9. Lerner A, Yamada T, Miller RA. Pgp-1^{hi} T lymphocytes accumulate with age in mice and respond poorly to concanavalin A. Eur J Immunol 1989; 19:977-82.
10. Miller RA. Accumulation of hyporesponsive, calcium extruding memory T cells as a key feature of age-dependent immune dysfunction. Clin Immunol Immunopath 1991; 58:305-17.
11. Beharka AA, Wu D, Han SN, Meydani SN. Macrophage prostaglandin production contributes to the age-associated decrease in T cell function wich ir reversed by the dietary antioxidant vitamin E. Mech Ageing Dev 1997; 93:59-77.
12. Hauek MG, Meydani SN, Meydani M, Blumberg JB. Age differences in eicosanoi production of mouse splenocytes: effects on mitogen-induced T-cell proliferation. J Gerontol 1994; 49:B197-B207.
13. Ernst DN, Weigle O, Hobbs MV. Aging and lymphokine gene expression by T cell subsets. Nutr Rev 1995; 53(suppl):S18-S25.
14. Proust JJ. Imunité et vieillissement. Scweizerische Medizinische Wochenschrift 1994; 124:1927.
15. Krishnaraj R, Blandford G. Age-associated alterations in human natural killer cells: 1. Increased activity as per conventional and kinetic analysis. Clin Immunol Immunopath 1987; 45:268-85.
16. Bloom ET. Natural killer cells, lymphokine-activated killer cells, and cytolytic T lymphocytes: Compartimentalization of age-related changes in cytolytic lymphocytes? J Gerontol Biological Sci 1994; 152:4242.
17. Makinodan T. Patterns of age-related immunologic changes. Nutr Rev 1995; 53:S27-S31.
18. Weksler ME. Immune senescense: Deficiency or dysregulation? Nutr Rev 1995; 53:S3-S7.
19. Nagel JE, Proust JJ. Age-related changes in humoral immunity, complment, and polymorphonuclear leukocyte function. Rev Biol Res Aging 1987; 3:147-59.
20. Ennist DL. Humoral immunosenescense: an update. Rev Biol Res Aging 1990; 4:105-20.
21. Wick G, Grubeck-Loebenstein B. Primary and secondary alterations of immune reactivity in the elderly: impact of dietary factors and disease. Immunological Reviews 1997; 160:171-84.
22. Meydani SN. Micronutrients and immune function in the elderly. In: Bendich A, Chandra RK, ed. Micronutrientes and Immune Function. New York, Ann NY Acad Sci; 1990. p 196-207.
23. Linn BS, Jensen J. Malnutrition and immunocompetence in older and younger outpatients. Southern Med J 1984; 77:1098-102.
24. Chandra RK, Puri S. Nutrition support improves antibody response to infuenza virus vaccine in the elderly. Brit Med J Clin Res Ed 1985; 291:705-6.
25. Chandra RK. Effect of vitamin and trace-element supplementation on immune responses and infection in elderly subjects. Lancet 1992; 60:437-47.
26. Meydani SN, Endres S, Woods MN, Goldin RD, Soo C et al. Oral (n-3) fatty acid supplementation suppresses cytokine production and lymphocyte proliferation: comparision between young and older women. J Nutr 1991; 121:547-55.
27. Hayek MG, Han SN, Wu D, Watkins BA, Meydani M et al. Dietary conjugated linoleic acid influences the imune response of young and old C57BL/6NCr1BR mice. J Nutr 1999; 129:32-8.
28. Peretz A, Neve J, Desmedt J, Suchateau J, Dramix M et al. Lymphocyte response is enhanced by supplementation of elderly subjects with selenium-enriched yeast. Am J Clin Nutr 1991; 53:1323-8.

29. Talbott MC, Miller LK, Derdvliet N. Pyridoxine supplementation: effect of Lymphocyte response in elderly persons. Am J Clin Nutr 1987; 46:569-664.

30. Meydani SN, Meydani M, Blumberg JB, Leka LS, Siber G et al. Vitamin E supplementation and in vivo immune response in healthy elderly subjects. A randomized controlled trial. JAMA 1997; 277:1380-6.

31. Fortes C, Forastiere F, Agabiti N, Fano V, Pacifici R et al. The effect of zinc and vitamin A supplementation on immune response in an older population. J Am Geriatr Soc 1998; 46:19-26.

32. Lang CA, Naryshkin S, Schneider DL, Mills BJ, Lindeman RD. Low blood glutathione levels in healthy aging adults. J Lab Clin Med 1992; 120:720-5.

33. Jong SC, Birmingham JM. Medicinal and therapeutic value of the Shitake mushroom. Adv Appl Microbiol 1993; 39:153-84.

11

Envelhecimento do Sistema Renal

LEDA DAUD LOTAIF

INTRODUÇÃO

Uma série de alterações morfológicas e funcionais renais acompanham o avançar da idade. O denominador comum destas alterações é a diminuição da reserva funcional renal afetando a capacidade do idoso em manter a homeostase e responder apropriadamente às situações patológicas.

Estudos longitudinais, incluindo doadores renais potenciais, indicam que estas alterações são muito menos pronunciadas do que antes se pensava, ou seja, a idade em si não é uma causa de insuficiência renal.[1] Por outro lado, a redução acentuada da função renal em idosos não deve, em princípio, ser considerada simplesmente como decorrência do envelhecimento, mas da presença de patologias associadas.

Os rins são responsáveis pela excreção de produtos finais do metabolismo. A creatinina é sintetizada no músculo numa taxa relativamente constante e excretada principalmente por filtração glomerular com uma pequena secreção tubular. Sua depuração é uma medida útil do ritmo de filtração glomerular (RFG). Em adultos com massa muscular constante, os níveis plasmáticos de creatinina estão inversamente relacionados ao RFG.

Os rins têm funções endócrinas e metabólicas incluindo a síntese de eritropoetina, que estimula a eritropoese, e de 1,25-diidroxi vitamina D_3, metabólito mais ativo da vitamina D, cuja função é estimular a absorção intestinal de cálcio. A doença óssea e as fraturas estão associadas ao balanço negativo do cálcio e à diminuição da produção de 1,25-diidroxicolecalciferol observados com o envelhecimento. Os rins têm papel central na regulação da pressão arterial via sistema renina-angiotensina-aldosterona, e no balanço do sódio e potássio. A insulina, o paratormônio e a calcitonina são depurados primariamente pela filtração glomerular.

Os pacientes geriátricos frequentemente sofrem de co-morbidades, como hipertensão arterial, diabetes e doença cardíaca, que podem amplificar as alterações próprias da idade. Certas doenças renais predominam no idoso incluindo as doenças vasculares e ateroembólicas, nefropatias obstrutivas e as nefropatias secundárias a doenças sistêmicas. O paciente geriátrico não é imune às doenças glomerulares primárias que acometem os pacientes mais jovens, embora a incidência relativa das patologias possa ser diferente. A maior incidência de GN membranosa no idoso e a sua conhecida associação com neoplasia justificam uma investigação agressiva da síndrome nefrótica nesta população. Os idosos hoje constituem o segmento de insuficientes renais crônicos terminais que mais cresce e portanto alternativas de tratamento apropriadas devem ser consideradas para esta população.

MUDANÇAS RENAIS RELACIONADAS À IDADE

ALTERAÇÕES ANATÔMICAS

O rim senil é caracterizado morfologicamente por uma diminuição de 20 a 30% do seu peso e volume entre os 30 e 90 anos de idade, de 250-270g para 180-200g, respectivamente.[2,3] Essa perda é principalmente cortical e parece estar relacionada a alterações vasculares intrarrenais.[4] Ocorre expansão mesangial e fibrose intersticial. O número total de glomérulos diminui em 30-50% aos 70 anos. Paralelamente, há um aumento importante dos glomérulos esclerosados, de 5% aos 40 anos para até 40% na oitava década.[3,5] As arteríolas renais desenvolvem espessamento da íntima, duplicação da lâmina elástica interna e hialinização.[3] As arteríolas aferentes tornam-se mais espiraladas sem alteração significativa do lúmen exceto no paciente hipertenso ou com mais de 80 anos.[3] Nos glomérulos ocorrem dois tipos de alterações vasculares. A esclerose do glomérulo cortical resulta em obliteração completa das arteríolas. A esclerose do glomérulo da região justamedular resulta na formação de *shunts* entre as arteríolas aferente e eferente, constituindo a circulação aglomerular, que favorece o fluxo sanguíneo medular.[6] Os túbulos renais diminuem em número, há redução do volume e comprimento dos túbulos proximais e desenvolvimento de divertículos nos túbulos distais.[7]

ALTERAÇÕES FISIOLÓGICAS

As alterações morfológicas do envelhecimento resultam em profundas alterações da hemodinâmica renal. O fluxo plasmático renal (FPR) cai gradualmente de 600ml/min aos 20 anos para 300ml/min aos 80 anos.[8] Essa redução é acompanhada por um aumento da fração de filtração (i.e. RFG/FPR). Além disso, como o declínio do débito cardíaco é menor que a queda do que do fluxo sanguíneo renal, a resistência vascular renal bem como a pressão arterial aumentam.[4,9] O fluxo sanguíneo renal para áreas corticais é mais afetado que para a medula, refletindo as alterações anatômicas já descritas.

Clinicamente, a depuração da creatinina (C_{cr}) é o marcador de função renal mais utilizado (valor normal: 110-120ml/min/1,73m²). Podemos estimar o C_{cr} a partir da creatinina sérica usando fórmulas, sendo a mais utilizada a de Cockcroft e Gault:[10]

$$C_{cr} (ml/min) = \frac{[(140 - idade, anos) (peso, kg) (0,85^a)]}{(72 \times creatinina\ sérica, mg/dl)}$$

[a] Fator de correção para mulheres.

Esta fórmula é especialmente útil quando existe dificuldade de coletar amostra de urina cronometrada.

À partir dos 30 anos, o RFG sofre um declínio de aproximadamente 8ml/min/1,73m² por década.[11] Este declínio é acompanhado por uma redução na excreção diária de creatinina urinária, refletindo uma diminuição da massa muscular.[11] A consequência é que o nível de creatinina sérica de 1mg/dl pode representar uma depuração de creatinina de 120ml/min aos 20 anos mas de somente 60ml/min aos 60 anos. A idade *per si* não é o principal determinante da queda do RFG.[12] Outros fatores, como ingestão proteica, podem afetar o RFG.

A redução do RFG no idoso tem importância clínica para correção das doses de medicamentos de excreção renal. Ajustes de doses baseados na creatinina sérica podem resultar em superdosagem, portanto, ou devemos fazer a correção baseada na C_{cr} ou devemos levar em consideração a idade do paciente quando só tivermos a creatinina sérica em mãos.

BALANÇO HIDROELETROLÍTICO DO IDOSO

A idade não altera a concentração plasmática do sódio ou potássio, nem a manutenção do volume extracelular sob condições de homeostase. Perante uma doença aguda, porém, por falha nos mecanismos de adaptação, os pacientes geriátricos têm complicações do balanço hidroeletrolítico que podem retardar a sua recuperação e prolongar o tempo de internação hospitalar.

CONCENTRAÇÃO E DILUIÇÃO URINÁRIA

Pacientes idosos apresentam diminuição da capacidade de concentração urinária, tendência à perda renal de sal e frequentemente acidose hiperclorêmica leve (acidose tubular renal IV).[13]

Tanto a prova de concentração urinária, medida pela osmolalidade, quanto a prova de diluição urinária, medida pela densidade, estão diminuídas. A perda da capacidade de concentração urinária é tanto central (déficit de secreção de vasopressina) quanto renal (*washout* da tonicidade medular com perda do mecanismo de contracorrente e diminuição da resposta das células do ducto coletor ao hormônio antidiurético, com *diabetes insipidus* nefrogênico).[14] Assim, o idoso necessita de um maior volume urinário para excretar a carga mínima diária de soluto de 600mOsm. Para compensar este defeito é preciso aumentar a ingestão hídrica, frequentemente difícil pois a sensação de sede está diminuída no idoso além de, muitas vezes, ele ser negligenciado em um asilo ou do seu estado de consciência dificultar a ingestão de líquidos favorecendo a hipernatremia.[15]

Estes achados sugerem que os efeitos do envelhecimento sobre a vasopressina e o balanço hídrico predispõem o idoso a duas situações de risco totalmente opostas: hiponatremia e hipernatremia.

SISTEMA RENINA-ANGIOTENSINA E BALANÇO DO POTÁSSIO

A atividade plasmática de renina[16] e os níveis plasmáticos de aldosterona[17] diminuem com a idade. Por sua ação no túbulo distal a aldosterona aumenta a reabsorção de sódio e a secreção de potássio, sendo um mecanismo protetor da hipercalemia. Como consequência há uma maior incidência de hipercalemia por hipoaldosteronismo hiporreninêmico e por diminuição do RFG. Pelo exposto, é preciso cautela ao prescrever drogas como os diuréticos poupadores de potássio, bloqueadores β-adrenérgicos, anti-inflamatórios não hormonais, inibidor da enzima de conversão da angiotensina e antagonista do receptor da angiotensina.

ASPECTOS CLÍNICOS DA DOENÇA RENAL NO IDOSO

SEDIMENTO URINÁRIO E INFECÇÃO DO TRATO URINÁRIO (ITU)

Em geral, um terço dos exames do sedimento urinário de pacientes com mais de 70 anos revela piúria.[18] A hematúria pode resultar de ITU, doença parenquimatosa renal e malignidade. Cilindros hemáticos podem indicar doença parenquimatosa. O dismorfismo eritrocitário avaliado pelo microscópio de fase indica se a hematúria é glomerular ou não glomerular. Com relação à proteinúria, aceita-se como limite superior da normalidade a excreção urinária de 150mg/24 horas. A prevalência de proteinúria aumenta com a idade provavelmente devido à associação, dentre outras patologias, de diabetes, hipertensão arterial, ITU, doenças linfoproliferativas malignas e glomerulopatias e a sua detecção anormal deve ser investigada. Os idosos têm um defeito de acidificação urinária, com diminuição da excreção da carga ácida, que se manifesta com um retorno lento dos níveis de bicarbonato e do pH para os níveis basais após uma acidose.[19]

A prevalência de ITU aumenta com a idade podendo atingir 30% das mulheres acima de 65 anos. A incidência também é alta, atingindo 50% das mulheres na oitava década.[18] Fatores predisponentes nas mulheres incluem a menopausa, a uretra mais curta, as alterações da mucosa vaginal e da bexiga. Nos homens, a secreção prostática com menor poder bactericida, causas obstrutivas, especialmente hipertrofia prostática, incontinência fecal, retenção urinária e cateterismo vesical. Bacteriúria significante (100.000 colônias/ml de urina) faz o diagnóstico de ITU. O tratamento da bacteriúria assintomática é controverso. No caso de cateterismo vesical ou menopausa, não deve ser tratada pelo potencial de desenvolvimento de germes resistentes, incluindo *Candida* sp. Organismos gram-negativos como *E. coli* são responsáveis por 90% das ITUs em geral e até 50% das ITUs hospitalares. Outros organismos como *Proteus, Klebsiela, Pseudomonas* e *Streptococcos faecalis* são comumente encontrados em cultura. ITUs recorrentes podem ser causadas por patologias coexistentes como diabetes ou a alterações estruturais do trato urinário incluindo litíase e aumento prostático. O tratamento destas condições pode ser necessário para prevenir a reinfecção. Pacientes com infecção sintomática e disfunção renal devem ser tratados com antibióticos baseados na investigação bacteriológica. Infelizmente a falha terapêutica é alta.[20,21]

INSUFICIÊNCIA RENAL AGUDA (IRA)

O paciente geriátrico é mais suscetível à insuficiência renal aguda. As causas de IRA nesta população são diferentes da população jovem devido à diminuição da reserva funcional tanto renal quanto dos demais órgãos. O rim idoso responde mal a alterações do estado de hidratação, do débito cardíaco e à sobrecarga de solutos. Até 50% das IRA podem ser causadas por hipovolemia, hipotensão, assim como por perdas de potássio e sódio. Diversas vezes, diante de um estado de oligúria, é difícil distinguir entre um quadro pré-renal e a necrose tubular aguda. Muitos idosos ingerem pouco líquido e a administração de diuréticos de alça pode precipitar a IRA. A IRA pós-cirúrgica é responsável por 30% dos casos de IRA, pós-infecciosa por 28-38% dos casos, sendo pneumonia a infecção mais frequente, mas septicemia, infecção abdominal pós-cirúrgica e ITU são também comuns. O risco de IRA pós-estudo contrastado é particularmente grande no diabético. A mortalidade dos pacientes idosos com IRA varia de 50 a 70% comparada com 45% para todas as idades.[22,23]

ATEROEMBOLISMO RENAL

Uma das principais causas de doença vascular renal no idoso decorrente de microembolização de colesterol que oclui especialmente as artérias arqueadas e interlobares renais. Pode ocorrer espontaneamente ou ser desencadeada por traumatismo arterial, principalmente por cateterismo ou após cirurgia aórtica ou após angioplastia de artéria renal. O quadro é de insuficiência renal e não há tratamento eficaz. A incidência varia de 4% até 15 a 30% nos pacientes com placa ulcerada grave e 77% pós-aneurismectomia.[24]

INSUFICIÊNCIA RENAL CRÔNICA TERMINAL (IRCT)

O grupo de pacientes que mais tem crescido para inclusão em programa crônico de diálise é o de idosos.[25] Nos Estados Unidos, o *United States Renal Data System* revelou que os pacientes com mais de 60 anos representam 55% da população de IRCT.[26] Dentre algumas explicações para estas observações estão o maior número de encaminhamentos de pacientes geriátricos para TRR com maior inclusão em programa dialítico, inclusive daqueles com mais co-morbidades. Além disso, a maior sobrevida aos fatores de risco aumentou a incidência de IRCT. Assim, a redução da mortalidade cardíaca com os avanços do tratamento por revascularização do miocárdio e angioplastia contribuíram para um aumento na incidência de IRCT.

Diálise

A diálise, quando bem conduzida, pode ser realizada com sucesso no paciente idoso. Nesta população a mortalidade em diálise é menor e há melhora da qualidade de vida.[27] Assim como no jovem, tanto a hemodiálise (HD) como a diálise peritoneal (DP) podem ser indicadas, muitas vezes a escolha podendo ser feita pelo próprio paciente.

A HD e a DP permitem a mesma sobrevida quando comparamos pacientes idosos com os mesmos fatores de risco,[28] exceto nos pacientes diabéticos mais idosos. A HD no idoso é complicada pela prevalência de doença cardíaca e doença arterial obstrutiva periférica. Por outro lado, a HD pode ser tecnicamente melhor pelo menor ganho de peso interdialítico e melhor aderência ao tratamento desta população.[29] A diálise peritoneal ambulatorial contínua (DPAC) pode ser mais indicada para pacientes com instabilidade cardiovascular, arritmias e hipertensão pois é mais efetiva que a HD em manter o balanço hídrico com ultrafiltração contínua.[30] Com a DPAC não há síndrome do desequilíbrio, à qual o idoso é mais suscetível. A diálise peritoneal automática com máquina cicladora também é uma ótima opção para o idoso.

Transplante renal

A eficácia e segurança do transplante renal no idoso já foi amplamente demonstrada.[31] Não existe um limite de idade para receber um transplante renal sendo transplantados receptores com mais de 70 anos. Para doação renal entre vivos a idade limite inferior é de 21 anos enquanto a superior pode ser 80 anos, dependendo sempre da avaliação clínica criteriosa do doador. As principais causas de óbito nos idosos transplantados renais são infecção e eventos cardiovasculares.

BIBLIOGRAFIA

1. Epstein M. Aging and the Kidney. J Am Soc Nephrol 1995; 7:1106-22.
2. Frocht A, Fillit H. Renal Disease in the Geriatric Patient. J Am Geriatr Soc 1984; 32:28-43.
3. Lindeman RD. Kidney and Body Fluids. In: Masoro EJ. CRC Handbook of Physiology in Aging. Boca Raton, Fla, CRC Press Inc. 1981. p. 175-91.
4. Hollenberg NK, Adams DF, Solomon HS et al. Senescence and the renal vasculature in the normal man. Circ Res 1974; 34:309-16.
5. Brown WW, Davis BB, Spry LA et al. Aging and the Kidney. Arch Intern Med 1986; 146:1790-6.
6. Takzakura E, Sawabu N, Handa A et al. Intrarenal vascular changes with age and disease. Kidney Int 1972; 2:224-30.
7. Bruijn JA, Cotran RS. The aging kidney pathologic alterations. In: Martinez-Maldonado, M. ed. Hypertension and Renal Disease in the Elderly. Boston: Blackwell Scientific Publications; 1992. p. 1-9.
8. Rowe JW. Annual Review gerontology geriatrics. Aging Renal Function. 1980; 1:161.
9. Brandfonbrener M, Landowne M, Shock NW. Changes in cardiac output with age. Circulation 1955; 12:557.
10. Cockcroft DW, Gault MR. Prediction of creatinine clearance from serum creatinine. Nephron 19076; 16:31-41.
11. Rowe JW, Andres R, Tobin JD et al. The effect of age on creatinine clearance in men: a cross-sectional and longitudinal study. J Gerontol 1976; 31:155-63.
12. Lindeman RD, Tobin JD, Shock NW. Longitudinal studies on the rate of decline in renal function with age. J Am Geriatr Soc 1985; 33:278-85.
13. Rowe JW, Shock NW, Defronzo RA. The influence of age on the renal response to water deprivation in man. Nephron 1976; 17:270-8.
14. Lindeman RD, Lee TD, Yiengst MJ et al. Influence of age, renal disease, hypertension, diuretics and calcium on the antidiuretic responses to suboptimal infusions of vasopressin. J Lab Clin Med 1968; 68:206-23.
15. Phillips PA, Rolls BY, Ledingham JG et al. Reduced thirst after water deprivation in healthy elderly men. N Engl J Med 1984; 311:753-9.
16. Jung FF, Kennefick TM, Ingelfinger JR et al. Down-regulation of the intrarenal rennin-angiotensin system in the ageing rat. J Am Soc Nephrol 1995; 8:1573-80.

17. Weldmann P, Demyttenaere-Bursztein S, Maxwell MH et al. Effect of aging on plasma rennin and aldosterone in normal man. Kidney Int 1975; 8:325-33.
18. McCUE JD. Urinary tract infections in the elderly. Pharmacotherapy 1993; 13:S15-S35.
19. Brenner BM. The Kidney. 6 ed. W.B. Saunders Company; 2000.
20. Esposito AL, Gleckman RA, Cram S. Community-acquired bacteremia in the elderly: analysis of one hundred consecutive episodes. J Am Geriatr Soc 1980; 28:315-9.
21. Franz M, Horl WH. Common errors in diagnosis and management of urinary tract infection II: Clinical management. Nephrol Dial and Transplant 1999; 14:2745-62.
22. Kumar R, Hill CM, Mcgeown MG. Acute renal failure in the elderly. Lancet 1973; 1:90.
23. Sesso R, Monte-Neto, JT, Monteiro MC et al. Renal disease in the elderly: etiology and evolution of 24 cases. Rev HSP Esc Paul Med 1990; 2:23-7.
24. Smith MC, Ghose MK, Henry AR. The clinical spectrum of renal cholesterol embolization. Am J Med 1981; 71:174.
25. Comissão Regional de Nefrologia SP e Centro de Informática da EPM. Idade, sexo e diagnóstico dos pacientes em diálise na grande São Paulo. J Bras Nefrol 1994; 16(2):83-6.
26. USRDS Annual Data Report. Incidence and Prevalence of ESRD. 1999. p. 25-38.
27. Westlie L, Umen A, Nestru S et al. Mortality, morbidity and life satisfaction in the very old dialysis patient. ASAIO Trans 1984; 30:20-31.
28. Held PJ, Port FK, Turenne MN et al. Continuous ambulatory peritoneal dialysis and hemodialysis: A comparison of patient mortality with adjustment for comorbid conditions. Kidney Int 1994; 45:1163-9.
29. Avram MR, Pena C, Burrell D et al. Hemodialysis and the elderly patient: Potential advantages as to quality of life, urea generation, serum creatinine and less interdialytic weight gain. Am J Kidney Dis 1990; 16:342-5.
30. Gentile DE and the Geriatric Advisory Committee. Peritoneal dialysis in geriatric patients: A survey of clinical practice. Adv Perit Dial 1990; 6(Suppl 6):S29-S32.
31. Ismail N, Hakim RM, Helderman, H. Renal replacement therapies in the elderly: Part II. Renal Transplantation. Am J Kid Dis 1994; 23:1-15.

12

Envelhecimento do Sistema Osteoarticular

CAMILLE P. FIGUEIREDO
RICARDO FULLER

INTRODUÇÃO

O organismo como um todo sofre transformações com o passar dos anos, em decorrência das alterações do metabolismo celular, mas de todos os sistemas envolvidos nesse processo, o musculoesquelético é um dos que mais contribui para a imagem estereotipada do idoso.

É a lentificação na marcha, nos reflexos, na força motora, sensibilidade, propiocepção e alteração postural que fazem o idoso ser visto, muitas vezes, como fraco e incapaz.

O entendimento da estrutura e fisiologia do sistema musculoesquelético, bem como das mudanças que ocorrem no decorrer dos anos, pode permitir que algumas medidas terapêuticas, e por vezes profiláticas, sejam utilizadas em determinadas doenças que acometem o indivíduo idoso.

COMPONENTES E FUNÇÃO

O sistema musculoesquelético é formado pelos ossos, com suas articulações específicas; músculos, que envolvem os ossos e se conectam a eles através dos tendões; cartilagens, que revestem todas as superfícies ósseas articulares; ligamentos e todas as estruturas relacionadas a este imbricado "sistema de roldanas", que conferem sustentação e capacidade de movimento ao corpo humano.

COLÁGENO

O colágeno corresponde a quase 30% do total de proteínas do corpo humano. Está presente em todos os tecidos conjuntivos, conferindo-lhes principalmente resistência, variando no tipo e concentração segundo o tecido considerado. Nos ossos e tendões são encontrados os colágenos tipo I, III, V, XII e XIV; nas cartilagens articulares os tipos II, VI, IX e XI, e nos tendões, ligamentos e cápsula articular os tipos I, III e V.

Devido à sua distribuição universal nos tecidos conjuntivos, o colágeno tem importante papel no envelhecimento humano.

O colágeno é uma proteína fibrilar bastante estável. Uma vez sintetizadas, as moléculas vão se polimerizando, originando as fibrilas colágenas, que durante a sua lenta maturação tornam-se mais calibrosas e com um maior número de ligações intermoleculares, o que lhes conferem uma grande estabilidade e resistência à ação de enzimas. Durante toda a vida, o colágeno está sujeito a um lento remodelamento, determinado por um contínuo processo equilibrado de síntese e degradação. Com o progredir da idade, ocorre uma diminuição da síntese pelas células específicas (condrócitos, osteócitos e fibroblastos), desproporcional à degradação enzimática. As fibrilas tornam-se mais finas e menos resistentes. Ocorre ainda uma modificação nas proporções de alguns tipos de colágeno em comparação com outros.

No caso de ossos e tendões, essas alterações no metabolismo do colágeno levam a uma maior fragilidade e menor flexibilidade dessas estruturas.

OSSOS

O osso é um tecido conjuntivo diferenciado, formado por células e por uma matriz (tecido localizado entre as células). A matriz óssea é composta por proteínas, sais minerais e água. O componente protéico é dividido em fibra colágena (95%) e não colágena (5%). A hidratação dos componentes ósseos e o colágeno conferem certo grau de maleabilidade ao osso. Mas é a presença e concentração dos sais minerais (cálcio, fósforo principalmente) que lhe conferem rigidez. Das células que fazem parte do osso, maior destaque deve ser dado aos osteoblastos, responsáveis pela formação da matriz óssea, e os osteoclastos que reabsorvem o osso.

No osso normal essas células estão sempre mantendo a homeostase do tecido, promovendo um constante *turn over*, com osteoblastos e osteoclastos funcionando na mesma velocidade. Essa atividade do osso visa uma remodelação fisiológica, para adequar a estrutura à demanda mecânica.

A massa óssea eleva-se gradualmente desde a infância, até atingir um pico entre os 25 e os 30 anos. Fatores genéticos, hormonais, raciais e ambientais (atividade física, alimentação, exposição solar) determinarão o pico dessa massa. A partir desse ponto, inicia-se a perda tecidual, ou seja, o envelhecimento do osso começa ainda na vida adulta, mas, na maioria das vezes, essa perda só será percebida anos depois. A perda óssea se dá pelo aumento na função reabsortiva (osteoclastos) em detrimento da formação óssea (osteoblastos).

A perda óssea pode ser mensurada através da densitometria. Define-se osteopenia como a redução da massa óssea entre 1 e 2,5 desvios padrões da média. Perda superior a 2,5 desvios caracterizam a osteoporose.

As mulheres apresentam maior suscetibilidade à osteoporose devido ao hipoestrogenismo que ocorre no período da menopausa, já que o estrógeno é um hormônio importante na regulação do metabolismo ósseo. Na osteoporose pós-menopáusica, o osso mais comprometido é o trabecular.

No idoso, além do desequilíbrio entre as células ósseas, outras condições contribuem para a perda do tecido ósseo como a redução na produção de vitamina D pela pele e diminuição da absorção intestinal de cálcio, substratos estes essenciais para a formação de osso novo. Com o envelhecimento, aumenta-se a perda do osso cortical.

As consequências clínicas da osteoporose são as fraturas patológicas (que ocorrem aos mínimos traumas). Os locais mais frequentemente afetados são o colo do fêmur, e a extremidade distal do rádio e da ulna. Na coluna, as fraturas acarretam um colapsamento progressivo dos corpos vertebrais, muitas vezes somente na região anterior, determinando o surgimento de "vértebras em cunha". A consequência desse quadro é a redução da altura do paciente e os desvios da coluna, sendo o mais frequente a hipercifose dorsal.

As fraturas no idoso comprometem ainda mais as já limitadas condições do sistema musculoesquelético, além de muitas vezes acarretarem a necessidade de intervenções cirúrgicas para osteossíntese ou colocação de próteses. Essas ocorrências podem culminar com uma série de complicações tais como trombose, infecção, não consolidação da fratura, causando, por vezes, a morte do paciente.

A osteoporose vem sendo intensamente debatida e estudada devido a sua grande prevalência, que vem elevando-se ainda mais com o aumento do envelhecimento da população.

CARTILAGEM

A cartilagem articular, que recobre as extremidades ósseas das articulações diartrodiais, é um tecido altamente diferenciado constituído por uma matriz extracelular formada por macromoléculas e água, e por uma pequena população celular de condrócitos, que conferem à cartilagem articular características especiais de elasticidade, capazes de resistir às forças de impacto e fricção a que estão submetidas. As propriedades da cartilagem são determinadas pela composição da matriz: o colágeno, responsável por 46 a 63% do peso seco do tecido e os proteoglicanos, que compõem os outros 20 a 37% do mesmo.

Os proteoglicanos são macromoléculas complexas constituídas por cadeias polissacarídicas sulfatadas, denominadas glicosaminoglicanos como o sulfato de condroitina e o queratan sulfato, proteínas e ácido hialurônico. A alta concentração aniônica dos glicosaminoglicanos os tornam altamente hidrofílicos, conferindo à cartilagem pressão osmótica pró-hidratação. Por sua vez, a tendência expansiva dos proteoglicanos decorrente da hidratação é contida por uma malha de fibras colágenas.

No idoso, a síntese de proteoglicanos e colágeno está diminuída. Os glicosaminoglicanos e as proteínas dos proteoglicanos se tornam mais curtos. A síntese do sulfato de condroitina está diminuída e a de queratan sulfato aumentada. Moléculas da matriz degradadas aumentam e ajudam a modificar as propriedades do tecido.

A desidratação é uma das principais características da cartilagem do idoso. A redução hídrica associada a alterações no tipo de colágeno, na configuração espacial de suas fibras, bem como as alterações dos proteoglicanos levam à perda das propriedades biomecânicas da cartilagem articular.

Há vários estudos *in vitro* e *in vivo* que evidenciam uma diminuição da espessura da cartilagem no idoso, com redução da capacidade de distensão e elasticidade.

A osteoartrose, doença caracterizada por dor e redução da capacidade funcional articular, decorrente da degradação da cartilagem articular, tem prevalência crescente com a idade. Essa forte associação coloca a osteoartrose como um problema relacionado à idade, mas não uma consequência normal do envelhecimento.

Até pouco tempo (e mesmo ainda nos dias de hoje), considerava-se a osteoartrose como uma doença degenerativa. Mas a verdade é que a osteoartrose é um processo de destruição da cartilagem, associado a um ritmo metabólico tecidual bastante acelerado, verificando-se um aumento na síntese dos elementos da matriz cartilaginosa. O problema é que essa atividade anabólica é sobrepujada pela degradação enzimática da matriz, e assim pode-se entender a osteoartrose como o resultado da falência cartilaginosa. O tecido sofre fissuras e erosões que resultam numa lenta e progressiva redução na espessura da cartilagem. O osso subcondral passa a receber um impacto maior e hipertrofia-se e produz protuberâncias denominadas osteófitos.

O mais forte determinante da osteoartrose é a sobrecarga mecânica, que se verifica em situações como obesidade, deformidades como desvios da coluna e joelhos, má postura, realização de atividades de risco e instabilidade articular determinada principalmente por hipotrofia muscular. Essas condições são justamente mais encontradas no indivíduo idoso. Trabalhos recentes também sugerem que com o envelhecimento, também ocorra uma redução dos telômeros condrocitários e degeneração mitocondrial dessas células devido a dano oxidativo, o que reduziria sua capacidade funcional.

MÚSCULO

O tecido muscular esquelético representa aproximadamente 40% do nosso peso total. É composto por células multinucleadas, que se agrupam anatomicamente em fascículos, envoltas por um tecido conectivo.

Os músculos dão sustentação à estrutura óssea e, através da contração de suas fibras, proporcionam os movimentos.

Cada músculo se liga ao osso adjunto através de estruturas diferenciadas, os tendões. Para que ocorra um movimento é necessário que haja contração de determinados músculos, juntamente com o relaxamento de seus antagônicos. Esse processo é ativo, exigindo energia e homeostase hidroeletrolítica.

No tecido muscular do idoso ocorrem as já citadas modificações no colágeno, juntamente com acúmulo de células de gordura entre as fibras, redução na quantidade e função das proteínas contráteis intracelulares miosina e actina, além de várias alterações eletrolíticas, que comprometem o equilíbrio entre o ambiente intra e o extracelular. Essas alterações estruturais se associam à hipotrofia muscular pelo desuso. Assim, o idoso possui fibras musculares menos ativas e funcionais. Desse modo a sustentação do corpo e os movimentos ficam comprometidos.

Há doenças e condições mais encontradas no idoso como a polimialgia reumática e dores musculares crônicas. Estas últimas sem necessariamente haver componente patológico envolvido. Muitas vezes é a imobilidade que leva à piora dos sintomas, e estes por sua vez, num círculo vicioso, levam à persistência da imobilidade.

ASPECTOS SOCIOECONÔMICOS

A redução da propriocepção nas articulações, devido a alterações na cartilagem (com ou sem osteoartrose), a hipomobilidade, a hiporreflexia e a alteração da postura (nos casos de fraturas osteoporóticas), são características do indivíduo idoso que podem ser enfrentadas com a educação do paciente (orientação sobre a natureza dos problemas), mudanças no estilo de vida, e, algumas vezes, intervenções farmacológicas.

A dor musculoesquelética crônica não maligna é uma condição comumente vista no idoso, muitas vezes sem substrato patológico causal. Outras vezes, essa dor está relacionada a determinadas doenças como síndrome paraneoplásica, polimialgia reumática, fibromialgia e miopatias. O ganho de peso, a falta de atividade física adequada e o uso de medicamentos para as co-morbidades são os principais fatores responsáveis pela mialgia no idoso quando doenças específicas já foram afastadas.

Os traumas por quedas da própria altura são a 6ª causa de morte em indivíduos maiores de 65 anos nos Estados Unidos. Além disso, essas alterações na mobilidade osteoarticular levam à dificuldade na realização das tarefas diárias, tornando muitas vezes o idoso um indivíduo dependente.

Investir no tratamento precoce, na profilaxia e orientações gerais para o idoso é fundamental para a redução de gastos, principalmente pela diminuição do número e do tempo de internações. Ou seja, conhecer o metabolismo do idoso e cuidar precocemente dos problemas que vão surgindo significa utilizar os sistemas de saúde de modo apropriado e com menor custo, para permitir a esse indivíduo tornar-se um membro com participação ativa na sociedade.

BIBLIOGRAFIA

Antoniou J, Steffen T, Nelson F, Winterbottom N, Hollander AP, Poole RA, Aeb M, Alini M. The human lumbar intervertebral disc: evidence for changes in the biosynthesis and denaturation of the extracellular matrix with growth, maturation, ageing and degeneration. J Clin Invest 1996; 98(4):996-1003.

Bischoff HA, Stähelin HB, Monsch AU, Iversen MD, Weyh A, Von Dechend M et al. Identifying a cut-off point for normal mobility: a comparison of the timed 'up and go' test in community-dwelling and institutionalized elderly women. Age Ageing 2003; 32(3):315-20.

Cremer MA, Rosloniec EF, Kang AH. The cartilage collagens: a review of their structure, organization, and role in the pathogenesis of experimental arthritis in animals and in human rheumatic disease. J Mol Med 1998; 76:275-88.

Frey J. Collagen, ageing and nutrition. Clin Chem Lab Med 2004; 42(1):9-12.

Hudelmaier M, Glaser C, Hohe J, Englmeier KH, Putz R, Eckstein F. Age-related changes in the morphology and deformational behavior of knee joint cartilage. Arthritis Rheum 2001; 44(11):2556-61.

Jackson DW, Simon TM, Aberman HM. Symptomatic articular cartilage degeneration: the impact in the new millennium. Clin Orthop 2001; 1(391):14-25.

Jacobsen SJ, Goldberg J, Miles TP, Brody J, Stiers W, RIMM AA. Hip fracture incidence among the old and very old: a population-based study of 745,435 cases. Am J Public Health 1990; 80:871-3.

Knot L, Bailey AJ. Collagen cross-links in mineralizing tissues: a review of their chemistry, function, and clinical relevance. Bone 1998; 22:181-7.

Marshall D, Johnell O, Wedel H. Meta-analysis of how well measures of bone mineral density predict occurrence of osteoporotic fractures. BMJ; 312:1254-9.

Michet Jr CJ, Evans JM, Fleming KC, O'duffy JD, Jurisson ML, Hunder GG. Common rheumatologic diseases in elderly patients. Mayo Clin Proc 1995; 70(12):1205-14.

Nevitt M, Cummings SR. Type of fall and risk of hip and wrist fractures: the study of osteoporotic fractures. J Am Geriatr Soc 1993; 41:1226-34.

Pai YC, Rymer WZ, Chang RW, Sharma L. Effect of age and osteoarthritis on knee proprioception. Arthritis Rheum 1997; 40(12):2260-5.

Podichetty VK, Mazanec DJ, Biscup RS. Chronic non-malignant musculoskeletal pain in older adults: clinical issues and opioid intervention. Postgrad Med J 2003; 79(937):627-33.

Pogue SJ. Vitamin D synthesis in the elderly. Dermatol Nurs 1995; 7(2):103-5.

Robey PG, Boskey AL. The biochemistry of bone. In: Marcus R, Feldman D, Kelsey J (eds). Osteoporosis. New York: Academic Press; 1996. p. 95-184.

Seeley DG, Browner WS, Nevitt MC, Genant HK, Scott JC, Cummings SR. Which fractures are associated with low appendicular bone mass in elderly women? Ann Intern Med 1991; 115:837-42.

13

Envelhecimento do Sistema Cardiovascular

ABRÃO JOSÉ CURY JUNIOR
ANTONIO CANTERO GIMENES

INTRODUÇÃO

O processo de envelhecimento e as suas consequências sobre o indivíduo, são as mais antigas preocupações da humanidade desde o início da civilização.

Há um constante aumento no número de idosos no mundo.

O censo demográfico norte-americano (Vs. *Bureau of the Census*) encontrou em 1995 o número de 33,5 milhões de adultos com 65 anos ou mais de idade, correspondente a 12,8% da população americana. No Brasil, a população com idade igual ou superior a 60 anos já supera a casa dos 15 milhões de habitantes. A participação destes indivíduos na população nacional era de 9% no ano de 2000 e já se projeta o fato que este segmento venha a representar em 2020 cerca de 15% da população brasileira.

Ao longo das próximas décadas testemunharemos um crescimento no número de idosos devido desde a redução da mortalidade infantil até a melhora da qualidade de vida e assistência médica.

O século XX teve marcante a importância do estudo da velhice. Geriatria e Gerontologia foram ciências que se desenvolveram notadamente.

A busca da longevidade vem sendo bem sucedida e esta conquista nos obriga a aprofundarmos nossos conhecimentos na medicina geriátrica, de maneira a lograrmos, também, sucesso na atenção aos nossos pacientes idosos.

TEORIAS DO ENVELHECIMENTO CARDIOVASCULAR

De acordo com estudos realizados por Hayflick, as teorias do envelhecimento podem ser agrupadas em teoria do genoma, fisiológica e orgânica, sendo que os estudos têm mostrado que, em relação ao sistema cardiovascular, as duas últimas seriam as mais aceitas.

TEORIAS FISIOLÓGICAS

Parecem ser as mais esclarecedoras e claramente mais atrativas para explicar as alterações cardiovasculares ligadas à teoria do cruzamento, mostrando a importância das alterações da matriz proteica extracelular relacionadas ao tempo, principalmente do colágeno e substância fundamental; estas alterações são a base da explicação do aumento da rigidez pericárdica, valvular e talvez miocárdica e dos tecidos vasculares associados à idade.

TEORIAS ORGÂNICAS

As teorias orgânicas são simples e de fácil compreensão e demonstração, sendo deste grupo duas importantes: imunológica e neuroendócrina. A teoria imunológica oferece pouca explicação para as alterações de seleção específica no sistema cardiovascular, explicando as características de duração da sobrevivência da espécie em termos de disfunção imunológica programada. A teoria neuroendócrina, em combinação com a teoria ligada ao cruzamento, forneceria explicações para muitas alterações cardíacas próprias do envelhecimento.

O sistema cardiovascular sofre significativa redução de sua capacidade funcional com o envelhecimento. Em repouso, contudo, o idoso não apresenta redução importante no débito cardíaco, mas em situações de maior demanda, tanto fisiológicas (esforço físico) como patológicas (doença arterial coronariana), os mecanismos para a sua manutenção podem falhar, resultando em processos isquêmicos. As mudanças cardiovasculares eram consideradas tão características ao processo do envelhecimento que algumas pessoas as consideravam a causa deste processo. Com base em seu trabalho de dissecação em seres humanos, Leonardo da Vinci disse que as causas do envelhecimento são: "veias que, devido ao espessamento das túnicas, que ocorre nos idosos, limitam a passagem do sangue e, como resultado desta falta de nutrição, destroem a vida dos idosos sem provocar febre e os idosos enfraquecem pouco a pouco em uma morte lenta".

Com o avanço da idade, o coração e os vasos sanguíneos apresentam alterações morfológicas e teciduais, mesmo na ausência de qualquer doença, sendo que, ao conjunto dessas alterações, ocorre uma evolução diferente de indivíduo para indivíduo, ocasionando alterações hemodinâmicas que se caracterizam por redução da reserva funcional, que é demonstrada pela diminuição da resposta cardiovascular ao esforço observada nos idosos.

ALTERAÇÕES MORFOLÓGICAS

Apresentaremos a seguir as alterações possíveis de ocorrer com a senilidade nos diversos segmentos do sistema cardiovascular, com algumas considerações sobre aspectos clínicos relevantes em cada um deles.

Pericárdio
Na maioria das vezes, as alterações do pericárdio são discretas, em geral decorrentes do desgaste progressivo, sob forma de espessamento difuso, particularmente nas cavidades esquerdas do coração, sendo comum o aparecimento do aumento da taxa de gordura epicárdica, não havendo alterações degenerativas ligadas diretamente à idade.

Doenças pericárdicas – o pericárdio pode estar envolvido em condições inflamatórias e não inflamatórias que podem levar a efusão ou constrição pericárdica. O diagnóstico da doença pericárdica poderá levar à detecção de uma doença sistêmica na qual o pericárdio está envolvido como se fosse um espectador. A pericardite no idoso se assemelha à encontrada nas idades mais jovens e merece atenção especial a que ocorre após o enfarte do miocárdio, pela maior frequência na faixa etária abordada neste capítulo.

Endocárdio
As alterações encontradas no endocárdio são o espessamento e opacidade, em especial no coração esquerdo, com proliferação das fibras colágenas e elásticas, fragmentação e desorganização destas com perda da disposição uniforme habitual, devido ao resultado de hiperplasia irritativa, resultante da longa turbulência sanguínea. Estudos cuidadosos, em espessamento com aspecto focal, já presentes em jovens, acentuam-se e tornam-se difusos na sexta e na sétima década da vida. Após os 60 anos, há focos de infiltração lipídica, particularmente no átrio esquerdo. Na oitava década, as alterações escleróticas são observadas de modo difuso em todas as câmaras, sendo que em qualquer idade o átrio esquerdo é mais profundamente afetado.

A endocardite no idoso pode ser subestimada e confundida com outros estados mórbidos. Deve-se considerá-la especialmente nas pessoas portadoras de doenças vasculares com próteses endovasculares, cada vez mais comuns em pacientes acima dos 65 anos. Importante também é considerar a avaliação da saúde bucal, já que os idosos são vítimas frequentes de doenças odontológicas.

Miocárdio
As alterações do miocárdio são as mais expressivas, embora em determinadas necropsias, mesmo de indivíduos idosos, não se destacam por sua intensidade. No miocárdio há acúmulo de gordura, principalmente nos átrios e no septo interventricular, mas pode também ocupar as paredes dos ventrículos. Na maioria dos casos não apresenta expressão clínica, sendo que em algumas situações parece favorecer o aparecimento de arritmias atriais. Observa-se também moderada degeneração muscular com substituição das células miocárdicas por tecido fibroso, sem correlação com lesões de artérias coronárias. Portanto, essas alterações podem ser indistinguíveis das resultantes de isquemia crônica. Presença de depósito intracelular de lipofuscina, chamado de pigmento senil, tem sido admitida como real manifestação biológica do envelhecimento, sendo encontrada na velhice precoce e descrita como um estado chamado de "atrofia fosca" ou "parada", caracterizado por atrofia miocárdica associada a grande acúmulo de lipofuscina, comum em idosos que apresentam doenças consumptivas. O aumento da resistência vascular periférica pode ocasionar uma moderada hipertrofia miocárdica, principalmente de câmara ventricular esquerda. Com o passar da idade, podemos encontrar depósitos de substância amiloide que, com frequência, constitui a chamada amiloidose senil, sendo que sua prevalência aumenta de forma rápida após os 70 anos, podendo atingir 50 a 80% dos indivíduos. A presença de depósitos amiloides está relacionada frequentemente a maior incidência de insuficiência cardíaca independente da presença ou não de outra causa. As consequências da amiloidose senil são variáveis, dependendo da intensidade e eventualmente da localização do processo. O depósito amiloide pode ocupar áreas do nódulo sinoatrial e/ou do nódulo de Tawara, podendo acarretar complicações de natureza funcional, como arritmias atriais, disfunção atrial e até bloqueio atrioventricular.

Aparelho valvar

Estudos antigos e cuidadosos já evidenciaram que as valvas permaneciam delgadas, flexíveis e delicadas, mesmo em indivíduos idosos, sendo estas alterações observadas em corações normais ou quase normais. O tecido valvar, composto predominantemente por colágeno, está sujeito a grandes pressões. Com o envelhecimento, observa-se degeneração e espessamento dessas estruturas, sendo que, histologicamente, as valvas de quase todos os indivíduos idosos apresentam algum grau dessas alterações, mas somente uma pequena proporção irá desenvolver anormalidades em grau suficiente para desencadear manifestações clínicas. As manifestações acontecem particularmente em cúspides do coração esquerdo, sendo raras em valvas pulmonares e tricúspides. Nas fases iniciais podemos ter alterações metabólicas com redução do conteúdo de mucopolissacarídeos e aumento da taxa de lipídios; com o aumento da idade, poderemos ter processos moderados de espessamento, de esclerose discreta, de fragmentação colágena com pequenos nódulos no bordo de fechamento das cúspides que se acentuam com a idade.

Doença cardíaca isquêmica

Formações ateroscleróticas relacionadas à idade são muito comuns em idosos, e tal fato predispõe ao desenvolvimento de doença arterial coronariana nesses pacientes. Essas formações são resultantes de uma combinação de fatores: envelhecimento, dieta e outros fatores ambientais e, provavelmente, fatores genéticos. O processo é agravado por fatores de risco coronarianos tais como tabagismo, hiperlipidemia, hipertensão e diabetes. As pessoas idosas tendem a ganhar peso, isto é, tendem a um aumento da quantidade de tecido adiposo e a uma redução na massa muscular. A obesidade, em particular a obesidade abdominal, pode estar associada com a doença arterial coronariana. Em pessoas com idade acima de 75 anos, a prevalência de doença coronariana sintomática se situa em torno de 30%, enquanto a prevalência encontrada em estudos por autópsia é em torno de 60%. Essa variação indica a presença de uma doença coronariana imperceptível ou de angina atribuída a causas não cardíacas.

Aorta

A modificação principal que ocorre, sem considerar a arteriosclerose, seria a alteração na textura do tecido elástico e aumento do colágeno. Os processos ocorrem na camada média, sob a forma de atrofia, de descontinuidade e de desorganização das fibras elásticas, aumento de fibras colágenas e eventual deposição de cálcio. A formação de fibras colágenas não distensíveis predomina sobre as responsáveis pela elasticidade intrínseca que caracteriza a aorta jovem, resultando, portanto, em redução de elasticidade, maior rigidez da parede e aumento do calibre. A dilatação da raiz da aorta é cerca de 6% em média entre a quarta e a oitava década. Normalmente, as implicações clínicas das modificações da parede e do diâmetro da aorta são pouco acentuadas e observa-se, ocasionalmente, aumento da pressão sistólica e da pressão de pulso, com moderadas repercussões sobre o trabalho cardíaco. Em alguns casos podemos ter dilatação da artéria e aumento do anel valvar com certo grau de insuficiência das cúspides, a chamada insuficiência aórtica isolada, quase sempre assintomática, com sopro diastólico curto audível em área de base ou ápice do coração, sem os sinais periféricos da insuficiência aórtica significativa. Outra alteração estrutural metabólica importante é amiloidose senil da aorta que se desenvolve independente da arteriosclerose, e ainda poderemos ter a calcificação da parede aórtica com graus diversos de intensidade e incidência.

Sistema de condução
Mudanças degenerativas do nódulo sinusal relacionadas à idade conduzem a uma disfunção deste nódulo chamada comumente de síndrome do nódulo sinusal; a doença do nódulo AV coexiste frequentemente com essa síndrome. Mudanças degenerativas similares podem ocorrer no ramo direito e nos fascículos anterior esquerdo e posterior esquerdo do ramo esquerdo do sistema de His-Purkinje. Essas doenças no sistema de condução podem induzir a vários graus de bloqueio AV, bloqueio de ramo e arritmias cardíacas diversas. A monitoração eletrocardiográfica ambulatorial (*Holter*) indica que as bradiarritmias e as taquiarritmias são comuns em pacientes idosos, especialmente naqueles com doença cardíaca subjacente.

Sistema nervoso autônomo
Há uma grande influência do sistema nervoso autônomo sobre o desempenho cardiovascular. Vários estudos demonstraram que a eficácia da modulação beta-adrenérgica sobre o coração e os vasos diminui com o envelhecimento, mesmo que os níveis de catecolaminas estejam aumentados, principalmente durante o esforço. Os mecanismos bioquímicos responsáveis por essas alterações ainda não estão bem estabelecidos. Acredita-se que haja uma falha nos receptores beta-adrenérgicos, ocasionada pelo aumento dos níveis de catecolaminas, principalmente a noradrenalina, que frequentemente está aumentada nos idosos. A magnitude da deficiência beta-adrenérgica associada ao envelhecimento pode ser tão intensa quanto na insuficiência cardíaca. As consequências funcionais da diminuição da influência simpática sobre o coração e vasos do idoso são observadas principalmente durante o exercício; portanto, à medida que o idoso envelhece, o aumento do débito cardíaco durante o esforço se obtém com maior uso da lei de Frank-Starling, com dilatação cardíaca, aumentando o volume sistólico para compensar a resposta atenuada da frequência cardíaca.

O efeito vasodilatador dos agonistas beta-adrenérgicos sobre a aorta e os grandes vasos também diminui com a idade, bem como a resposta inotrópica do miocárdio às catecolaminas e a capacidade de resposta dos barorreceptores às mudanças de posição.

Função cardiovascular
O envelhecimento determina modificações estruturais que levam à diminuição da reserva funcional, limitando a performance durante a atividade física, bem como reduzindo a capacidade de tolerância em várias situações de grande demanda, principalmente nas doenças cardiovasculares. O débito cardíaco pode diminuir em repouso, principalmente durante o esforço, tendo uma influência importante no envelhecimento através de várias determinantes:

a) Diminuição da resposta de elevação de frequência cardíaca ao esforço ou outro estímulo.
b) Com o envelhecimento temos diminuição da complacência do ventrículo esquerdo mesmo na ausência de hipertrofia miocárdica, com retardo no rela-

xamento do ventrículo, com elevação da pressão diastólica desta cavidade, levando à disfunção diastólica do idoso, muito comum, e que se deve principalmente pela dependência da contração atrial para manter o enchimento ventricular e o débito cardíaco.

c) Ocorre diminuição da complacência arterial, com aumento da resistência periférica e consequente aumento da pressão sistólica, com aumento da póscarga dificultando a ejeção ventricular devido às alterações estruturais na vasculatura.

d) Diminuição da resposta cronotrópica e inotrópica às catecolaminas. Mesmo com a função contrátil do ventrículo esquerdo preservada.

e) Diminuição do consumo máximo de oxigênio (VO_{2max}) pela redução da massa ventricular encontrada no envelhecimento.

f) Diminuição da resposta vascular ao reflexo barorreceptor, com maior suscetibilidade do idoso à hipotensão.

g) Presença de diminuição de atividade da renina plasmática, sendo que nos hipertensos poderemos encontrar níveis de aldosterona plasmática normal, com diminuição da resposta ao peptídio natriurético atrial, embora a sua concentração plasmática esteja aumentada.

h) No idoso teremos maior prevalência de hipertensão sistólica isolada, mais frequente do que a sistodiastólica dos 70 anos, estando associada a um risco de doenças cardio e cerebrovasculares.

Com o envelhecimento o débito cardíaco poderá estar normal ou diminuído, sendo que o "coração idoso" é competente em repouso, com resposta ao esforço alterada, podendo facilmente entrar em falência quando submetido a uma maior demanda, como na presença de doenças cardíacas ou mesmo sistêmicas.

BIBLIOGRAFIA

Aronow WS, Schwarts S, Koenigsberg M. Correlation of aortic cuspal and aortic root disease with aortic systolic ejection murmurs and withmitral annular calcium in person older than 62 years in a long-term hert care facility. Am J Cardiol 1986; 58:651.

Décourt LV, Assis RVC, Philigge F. Alterações estruturais no coração do idoso. Arq Bra Cardiol 1988; 51(1):7-22.

Harman D. Te aging process. Proc Natl Acad Sci USA 1981; 78(11):7124.

Reichel's Care of the Elderly: Clinical Aspects of Aging Copyright © 1999. Lippincott Williams & Wilkins "Published by arrangement with Lippincott, Williams & Wilkins Inc., USA."

Tratado de Geriatria e Gerontologia. Guanabara Koogan.

Parte II

Nutrição em Situações Especiais

14

Doenças Prevalentes do Trato Gastrintestinal

TELMA SÍGOLO ROBERTO
FATIMA CORRADINI BANA
PATRÍCIA AMANTE DE OLIVEIRA
DANIEL MAGNONI
CELSO CUKIER

Como foi visto no capítulo anterior, algumas mudanças fisiológicas ocorridas no sistema digestório, com o passar dos anos, podem predispor a determinadas doenças e condições clínicas adversas. Neste capítulo, descreveremos as principais doenças que acometem o trato gastrintestinal em pacientes idosos.

DIVERTICULITE

Caracteriza-se por saculações ou projeções da mucosa que podem acometer o TGI de forma isolada ou múltipla.

As manifestações clínicas variam de acordo com a gravidade do quadro. Em casos de perfuração diverticular por aumento da pressão em sua luz, observa-se, em quadro agudo, febre, leucocitose, dor abdominal, principalmente em fossa ilíaca esquerda (os divertículos são mais predominantes em sigmoide) e sinais de irritação peritoneal.

Pacientes sem perfuração podem apresentar dor abdominal difusa ou localizada e sangramento por via retal.

O diagnóstico é feito através de colonoscopia (que não deve ser realizada na fase aguda da doença por risco de perfuração intestinal) ou tomografia computadorizada (TC).

O tratamento da fase aguda deve ser feito em ambiente hospitalar e consiste em antibioticoterapia, jejum, hidratação e analgesia. Os casos mais leves devem ser tratados em casa com antibioticoterapia e analgesia.

O tratamento cirúrgico deve ser considerado em pacientes que apresentem episódios recorrentes das crises e consiste em ressecção do segmento intestinal afetado.

Recomendações nutricionais
Acredita-se que uma dieta com alto conteúdo fibroso promova a formação de fezes volumosas e macias que passam suavemente pelo trato intestinal e são defecadas mais facilmente, reduzindo, assim, as pressões intracolônicas. Durante a fase aguda uma dieta de resíduo baixo ou elementar é indicada.

ISQUEMIA MESENTÉRICA

Esta doença é mais prevalente em idosos devido à associação de aterosclerose e arritmias cardíacas que predispõem à formação de trombos e pode-se manifestar nas formas crônica e aguda.

Na forma crônica o principal sintoma é a dor abdominal pós-prandial, que pode ser difusa ou localizada, de acordo com o local da obstrução, iniciada 15-30 minutos após as refeições, com duração de até duas horas. Este sintoma pode levar à perda de peso porque o paciente fica com medo de comer devido à dor.

Os episódios vão se tornando cada vez mais frequentes e intensos, podendo culminar em infarto mesentérico. O diagnóstico é feito por arteriografia.

Na forma aguda, o paciente apresenta dor abdominal intensa, inicialmente, localizada e depois difusa, acompanhada de febre, taquicardia, hipotensão, leucocitose e sangue nas fezes ou em vômitos.

Os sinais clínicos normalmente são incompatíveis com a gravidade da doença, retardando o diagnóstico e o tratamento adequado, que consiste em ressecção intestinal do segmento acometido.

TUMORES DO TGI

Esôfago

Aparece com frequência entre a sexta e a sétima décadas de vida, os tipos histológicos são carcinoma espinocelular (o mais frequente) e adenocarcinoma. Os sintomas clínicos são: disfagia, inicialmente para líquidos, dor retroesternal e, em casos mais avançados, halitose, tosse com ingestão de líquidos e rouquidão por comprometimento do nervo laríngeo.

Como os sintomas aparecem quando o tumor já está avançado, as chances de cura estão diminuídas.

Os fatores predisponentes são: associação de álcool e fumo, ingestão contínua de nitrosaminas (presente em enlatados e embutidos), acalásia, estenose crônica, história anterior de ingestão de substâncias cáusticas e esofagite de Barrett.

O diagnóstico é feito pela endoscopia digestiva alta com biópsia e o estadiamento da doença deve ser complementado com tomografia computadorizada de abdome e mediastino.

O tratamento depende do estadiamento da doença e deve ser cirúrgico, com esofagectomia, em casos em que não se identificam metástases avançadas.

O uso de radioterapia associada à quimioterapia antes da operação está indicada para redução do tumor e possibilidade de ressecção.

Estômago

O câncer de estômago acomete preferencialmente indivíduos com mais de 65 anos de idade, e mais homens, na proporção de 2:1, e seu tipo histológico mais comum é o adenocarcinoma.

Os sintomas são: desconforto abdominal, saciedade precoce, vômitos, emagrecimento, anorexia e, em casos mais avançados, podem ocorrer hematêmese e melena.

É importante lembrar que em fase inicial o tumor gástrico é assintomático. Assim como no câncer de esôfago, o diagnóstico, quando não é feito precocemente, diminui as chances de cura.

O sinal clínico mais significativo aparece em estágio avançado da doença e se apresenta pelo aparecimento de nodulação palpável em região supraclavicular esquerda, denominado linfonodo de Virchow.

Entre os fatores predisponentes para o desenvolvimento de câncer gástrico é a infecção pela bactéria *H. pylori* a principal condição de risco. Outras situações associadas incluem gastrite atrófica, presença de pólipos adenomatosos, úlcera gástrica crônica e estômago remanescente em pacientes que foram submetidos a gastrectomia parcial.

O diagnóstico de certeza é feito pela endoscopia digestiva alta com biópsia de lesão suspeita.

Assim como no câncer de esôfago, o estadiamento é feito com TC acrescido de USG endoscópica que visualiza a profundidade da lesão. O tratamento depende do estadiamento da lesão e consiste em ressecção cirúrgica do órgão, total ou parcial, de acordo com localização e tamanho da lesão.

Quimioterapia ou radioterapia, pré ou pós-operatória, não apresentam resultados satisfatórios em pacientes com adenocarcinoma, porém os dois procedimentos podem ser efetivos em pacientes com câncer gástrico do tipo linfoma.

O prognóstico da doença é pior quanto maior for a idade do paciente.

Intestino delgado

Os tumores nessa porção do TGI são bastante raros, tanto os de carcterística benigna quanto os malignos e acometem preferencialmente jejuno e íleo.

A maioria dos tumores benignos são assintomáticos e podem apresentar sinais decorrentes de obstrução intestinal dependendo de seu tamanho. Dos malignos, o tipo histológico mais frequente é o tumor carcinoide, seguido pelo adenocarcinoma. Comumente produzem sintomas decorrentes de obstrução intestinal (dor abdominal intensa, massa abdominal palpável, hemorragia) e nos casos de tumor carcinoide, ocorre diarreia com frequência e vermelhidão em face pela liberação de substâncias hormonais pelo tumor.

O diagnóstico é feito por TC, bem como o estadiamento. O tratamento é cirúrgico, com melhor prognóstico que as outras neoplasias do TGI e consiste em ressecção cirúrgica do segmento acometido.

Intestino grosso

Em virtude da extensão desta porção do TGI e da sintomatologia variada em relação à localização dos tumores, é necessário subdividir esta porção em colorretal e anorretal. É importante ressaltar que as neoplasias de intestino grosso são as mais frequentes em idosos.

Porção colônica – os pólipos adenomatosos são bastante comuns nesta faixa etária, na maioria das vezes são assintomáticos e achados ocasionais em exames radiológicos. Quando evoluem com sintomas, diarreia e sangramento retal são os mais frequentes.

Porém, em pacientes com história familiar de neoplasias colorretais a vigilância deve ser redobrada pelo potencial de malignidade destas lesões e o tratamento consiste em ressecção cirúrgica ou endoscópica das porções afetadas.

Para os tumores malignos, os principais fatores de risco são hereditariedade e doenças polipoides familiares; dieta rica em gorduras e pobre em fibras e idade avançada.

Os sintomas desse tipo de tumor variam de acordo com a sua localização. Assim, quando acomete o lado direito observa-se anemia, fraqueza e massa abdominal palpável, já que deste lado os tumores podem atingir maiores dimensões, serem sangrantes e não causarem obstrução de alça.

Quando há acometimento do lado esquerdo, o principal sintoma é a alteração do hábito intestinal, acompanhada de puxos e tenesmos. Se a localização for retal, sangramento anal e dor abdominal em cólicas.

O diagnóstico é feito por colonoscopia e biópsia da lesão suspeita e o estadiamento com TC pélvica e abdominal e radiografia de tórax.

O tratamento é cirúrgico e consiste em ressecção do segmento acometido com inserção de colostomia temporária ou definitiva, de acordo com o local da lesão.

A radioterapia pré-operatória está indicada para diminuir o tamanho da lesão e torná-la ressecável.

Os tumores colorretais apresentam uma particularidade: em caso de metástases hepática ou pulmonar a cirurgia está indicada, ao contrário do que acontece com os outros tumores do TGI, acompanhada de ressecção do sítio tumoral extracolônico também.

Porção anorretal – o acometimento desta porção do TGI, principalmente a região anal, é bem menos frequente em idosos e está associada à infecção pelo HPV e pelo HIV, outras doenças sexualmente transmissíveis, fístulas crônicas e irradiação prévia da região anal. Os principais sintomas são sangramento retal e constipação.

O tratamento consiste em ressecção cirúrgica e radioterapia pré-operatória também pode estar indicada.

Pâncreas

A neoplasia pancreática apresenta como fatores predisponentes a idade avançada; pancreatite crônica, *diabetes melittus*, uso crônico de álcool e alimentação rica em gordura animal. Seu tipo histológico mais frequente é o adenocarcinoma de células ductais e a localização mais frequente é a cabeça do pâncreas.

Os sintomas dependem da localização da lesão. Se estiver na cabeça pancreática, comumente aparecem icterícia por compressão dos ductos biliares, dor abdominal, náuseas e vômitos. Se a localização for em corpo ou cauda, prevalentemente aparecerão emagrecimento e dor irradiada para as costas. Como nas maioria das neoplasias de TGI, os sintomas aparecem com a doença avançada e a cura se torna difícil. O diagnóstico é feito por TC e colangeopancreatografia retrógada seguido de biópsia.

Para o tratamento de câncer em cabeça de pâncreas a cirurgia indicada é a pancreatoduodenectomia pela relação anatômica entre estas estruturas, e deve ser estudada com cautela em pacientes idosos e com doenças crônicas pelo alto grau de invasão do procedimento. Alguns tratamenos paliativos podem ser considerados, como a desobstrução da via biliar com a colocação de *stent*.

Fígado

Os tumores hepáticos mais frequentes são o carcinoma hepatocelular e os metastáticos que podem se originar dos hepatócitos (a situação mais comum) ou dos ductos biliares (colangiocarcinoma).

Os fatores de risco são: álcool, infecção pelo vírus da hepatite C e cirrose hepática. Os sintomas de neoplasia hepática são os mesmos de pacientes com doença hepática descompensada (varizes esofágicas e gástricas, encefalopatia, ascite).

As provas de função hepática estão alteradas com aumento na concentração de bilirrubinas, fosfatase alcalina e gama GT e diminuição da albumina sérica. Quanto mais alterados estiverem estes parâmetros, pior o prognóstico da doença.

O diagnóstico de certeza é feito com biópsia guiado por USG e TC. O tratamento cirúrgico está indicado em pacientes com tumores solitários, porém tem sérios riscos em pacientes cirróticos e em idosos. O transplante hepático pode ser considerado em pacientes com carcinoma hepatocelular isolado.

DOENÇAS INFLAMATÓRIAS

São a doença de Chron (enterite regional) e colite ulcerativa tipos distintos de doença inflamatória intestinal idiopática.

Apesar de serem mais frequentes em mulheres adultas do que em pacientes idosos a doença de Chron e a retocolite ulcerativa devem ser pesquisadas nos pacientes que apresentarem dores abdominais crônicas, acompanhadas de diarreia e fístulas intestinais.

O diagnóstico é feito por biópsia guiada por colonoscopia. O tratamento pode ser conservador se o paciente apresentar episódios isolados da doença, ou cirúrgico, com ressecção intestinal do segmento acometido, se as crises forem recorrentes.

Recomendações nutricionais

O paciente fica com medo de se alimentar pela consequente dor e diarreia e por isso corre risco de ter desnutrição. Durante a fase aguda da doença de Crohn é indicado descanso intestinal e nutrição parenteral. Dietas com alto teor calórico (40 a 50kcal/kg) e proteico (1 a 1,5g/kg), com resíduo moderado, em alimentações mais frequentes, pode levar à remissão da doença por nove meses. A presença de esteatorreia indica redução para 25% de gorduras.

CONSTIPAÇÃO

Pode ser objetivamente definida como uma condição na qual: 1. ocorra menos de três evacuações por semana durante uma dieta de resíduos alta; 2. não há evacuações por mais de 3 dias; ou 3. a quantidade de fezes eliminadas for menor do que 35g por dia. As causas mais comuns são os hábitos deficientes de eliminação de fezes, tais como uma repetida ausência de resposta imediata à necessidade de defecar e irregularidade na frequência; ausência de fibras na dieta; consumo insuficiente de líquidos e perda do tônus da musculatura intestinal. Uso crônico abusivo de laxantes, estresse nervoso e excesso de preocupações são causas comuns. Outras causas são uso de medicamentos, alterações mecânicas do cólon e anorretais, psicogênicas, metabólico-hormonais, sedentarismo, hipossensibilidade senil.

Recomendações nutricionais
Incialmente, o estabelecimento de bons hábitos de saúde: refeições regulares, dieta adequada rica em fibras, frequência regular de eliminação das fezes, repouso, relaxamento, ingestão adequada de líquidos e exercício. Parte essencial do tratamento de pacientes com constipação é o fornecimento de uma dieta normal que seja rica em fibras solúveis e insolúveis. Preconiza-se o uso de 20 a 30g/dia, bem como ingestão adequada de líquidos com 1,5 a 2l/dia.

DIARREIA

Caracterizada por evacuações frequentes de fezes líquidas, com perda de líquidos e eletrólitos, devido ao trânsito excessivamente rápido. A classificação consiste em diarreia osmótica, diarreia secretória, diarreia exsudativa e diarreia por contato mucoso limitado.

Recomendações nutricionais
Primeiro remover a causa, depois repor líquidos e eletrólitos e por fim cuidado nutricional. Iniciar com alimentos de baixo teor fibroso (amido refinado), seguido de alimentos proteicos e não excluir as gorduras. Se a diarreia tornar-se crônica devemos ficar atentos às reposições de eletrólitos, vitaminas, minerais e proteínas. Após a melhora incial, adicionar fibras para aumento da massa fecal e restauração da motilidade intestinal.

BIBLIOGRAFIA

Beers MH, Berkow R. The Merck Manual of Geriatrics. In: www.merck.com; 2005.

Chernoff R. Nutritional Requeriments and Physiological Changes in Aging. Thirst and Fluid Requirements. Nutr Rev 1994; 52:S3-S5.

Guyton AC, Hall JE. Tratado de Fisiologia Médica. Rio de Janeiro: Guanabara Koogan; 2002.

Jacob W, Souza RR. Anatomia e Fisiologia do Envelhecimento In: Carvalho Filho ET, Papaléo NM. Geriatria: Fundamentos, Clínica e Terapêutica. São Paulo: Atheneu; 1994.

Magnoni D, Cukier C. Perguntas e Respostas em Nutrição Clínica. São Paulo: Rocca; 2001.

Sabiston DC, Lyerly HK. Fundamentos de Cirurgia. Rio de Janeiro: Guanabra Koogan; 1996.

Stollman, NH, Raskin, JB. Diagnosis and Management of diverticular disease of the colon in adults. Am J Gastronterology, 1999; 94:3110.

Waitzber DL. Nutrição Oral, Enteral e Parenteral na Prática Clínica. São Paulo: Atheneu; 2004.

15

Nutrição em Diabetes

STELLA M. P. VECCHIATTI
ANA MATILDE RODRIGUES

A terapia nutricional em diabetes tem papel fundamental no tratamento e educação do paciente diabético para que se possam atingir as metas de controle metabólico.

Vários conceitos ainda são difundidos sem nenhuma evidência científica que os suporte.

Em 1912, Frederick M. Allen indicava dieta a portadores de diabetes contendo 1.000kcal por dia com 10g de carboidratos levando a um falso equilíbrio metabólico e promovendo desnutrição e morte.

Mesmo após o advento da insulina se mantiveram dietas restritas em carboidratos e hiperlipídicas. Esses conceitos evoluíram com dietas mais equilibradas em relação à distribuição calórica entre os macronutrientes (carboidratos, lipídios e proteínas).

Em 2002, a ADA (Associação Americana de Diabetes) apresentou recomendações e princípios, baseados em evidências, para o tratamento e prevenção de diabetes e suas complicações, debatendo cada princípio e recomendação.[1] Em 2004 um novo posicionamento classificou os princípios e recomendações de acordo com o nível de evidência disponível utilizando o sistema de graduação de evidências da ADA.

Vale ressaltar que o envolvimento dos profissionais com o diabético quanto à individualização de suas necessidades, preferências e *modus vivendi* tem papel relevante na aderência ao tratamento e que a dieta do diabético em nada difere da dieta saudável e equilibrada que todo indivíduo deveria fazer.[2,3]

É recomendável que todos profissionais (médico, nutricionista, enfermeiro, assistente social) que atendam ao paciente, tenham experiência em educação e diabetes e conhecimento da terapia nutricional, para auxiliar no esforço continuado de mudar o estilo de vida, o que é fundamental para o controle.

OBJETIVOS DA TERAPIA NUTRICIONAL PARA TODAS AS PESSOAS PORTADORAS DE DIABETES

1. Alcançar e manter parâmetros metabólicos satisfatórios:
   - Níveis de glicemia e A1C (hemoglobina glicada) no limite normal ou o mais próximo do normal possível para evitar as complicações do diabetes.
   - Atingir perfil lipídico dentro dos parâmetros preconizados (LDL-colesterol, HDL-colesterol e triglicérides), buscando evitar o risco de doença macrovascular.
   - Manter níveis pressóricos que reduzam o risco para doença vascular.

2. Prevenção e tratamento das complicações crônicas:
   • Buscar qualidade na alimentação e estilo de vida que possam prevenir a obesidade, dislipidemias, doença cardiovascular e nefropatia.
3. Melhorar a saúde com escolhas de alimentos mais saudáveis e estímulo à atividade física.
4. Abordar necessidades nutricionais individualizando preferências e respeitando o desejo e a vontade de cada indivíduo para as mudanças necessárias. Levar em conta aspectos médicos e psicossociais.
5. Situações especiais:
   • Diabetes tipo 1 em jovens, onde o suporte nutricional deve garantir oferta necessária ao crescimento e desenvolvimento normais, bem como se integrar ao regime de insulina, hábitos e atividade física usuais.
   • Gestantes e lactentes necessitam de energia e nutrientes para resultados satisfatórios.
   • Jovens com diabetes tipo 2, onde é importante a abordagem familiar para a mudança dos hábitos e atividade física que possam contribuir para a diminuição da resistência à insulina e consequente alteração do estado metabólico.
   • Indivíduos idosos aos quais se devem prover as necessidades psicossociais e nutricionais de um indivíduo em processo de envelhecimento.
   • Indivíduos em risco de diabetes devem ser encorajados à redução do peso e atividade física, bem como orientados quanto à escolha de alimentos que facilitem a redução moderada de peso ou que pelo menos impeçam o ganho ponderal.

CRITÉRIOS DIAGNÓSTICOS PARA DIABETES

1. Glicemia de jejum, maior ou igual a 126mg/dl (7nmol/l), sendo jejum considerado a falta de ofera calórica por mais de 8 horas.
2. Glicemia casual maior ou igual a 200mg/dl (11,1nmol/l) acompanhada de sintomas (polidipsia, polifagia, poliúria e emagrecimento inexplicado).
3. Na ausência de glicemia inequívoca é realizada a sobrecarga oral a 75g de glicose anidra dissolvida em água, sendo diagnosticado níveis de duas horas acima de 200mg/dl (11,1nmo/l). Níveis normais são menores de 140mg/dl e de 140 a 199mg/dl são considerados como tolerância à glicose diminuída (TGD).
4. Intolerância à glicose ou glicemia de jejum alterada (GJA) é considerada a glicemia de 100 a 125mg/dl (5,6 a 6,9nmol/l) sendo a glicemia de jejum normal menor que 100mg/dl.

Os indivíduos com TGD ou GJA são referidos como portadores de pré-diabetes, indicando risco relativamente alto de desenvolver diabetes, devendo-se incentivá-los vigorosamente à redução de peso e melhora da qualidade de alimentação e estilo de vida.

CONTROLE METABÓLICO

1. Monitorização da glicemia capilar é considerada hoje componente importante da terapia efetiva, permite a conscientização e autoavaliação ao diabético quanto a seu controle e colabora na prevenção da hipoglicemia, bem como de um melhor ajuste da medicação, terapia alimentar e exercício.

2. HbA1C, padrão-ouro no seguimento, avalia o controle metabólico ao longo dos últimos dois a três meses. Deverá manter-se até o limite superior do normal, sendo aceito até um ponto percentual acima.[3]
3. Terapia médica de nutrição deve ser fornecida por profissional registrado e especializado em nutrição, familiarizado com nutrição em diabetes.
4. Como objetivo devemos procurar obter glicemia de jejum < 100mg/dl e pós-prandial < 140mg/dl. Sendo aceito jejum de até 126mg/dl e pós-prandial < 160mg/dl.[3]

IDOSOS COM DIABETES

Cada fase da vida merece cuidados especiais, assim a alimentação na terceira idade deve ser orientada em função das mudanças fisiológicas que ocorrem no organismo, bem como as alterações no estilo de vida.

A taxa de metabolismo basal diminui ao redor de 20% nas idades entre 30 e 90 anos, principalmente devido à diminuição da massa corpórea magra.

As mudanças do paladar, olfato, visão, audição e tato, podem levar à perda de apetite e a utilização de alimentos muito salgados e de fácil preparação e consumo (leite, mingau e alimentos industrializados).

O uso de próteses acarreta dificuldade de mastigação e a xerostomia que dificulta mastigação e deglutição, podendo levar à redução do consumo de frutas, vegetais frescos e carnes, causando déficit de fibras, vitaminas, minerais e ferro.

A pesquisa sobre as necessidades nutricionais durante o envelhecimento é limitada e virtualmente inexistente em pacientes com diabetes; assim, as recomendações para idosos devem ser extrapoladas do conhecido para a população diabética e idosa em geral.

O indicador mais confiável do estado nutricional deficiente no idoso é a perda ou ganho ponderal de mais de cinco quilos ou 10% do peso corporal em menos de seis meses, indicando a necessidade de investigar se a causa está ligada à alteração nutricional ou não.

A necessidade de redução de peso no idoso obeso deve ser cuidadosamente avaliada.

Idosos diabéticos, principalmente em instituições assistenciais, tendem a estar abaixo do peso esperado.

O baixo peso corporal tem sido correlacionado com maior morbidade e mortalidade nessa faixa etária. O peso corporal geralmente aumenta com o avançar da idade, atingindo valor máximo aos 45 anos no homem e 50 anos na mulher, mantendo-se estável até 65 anos, quando começa a diminuir progressivamente.

O exercício pode reduzir o declínio da capacidade aeróbica máxima (VO_2) que ocorre com a idade, diminuição da massa magra (6% a cada década a partir dos 30 anos), contribuindo assim para redução dos fatores de risco para aterosclerose, diminuição da adiposidade central e melhora da sensibilidade à insulina.

Um suplemento vitamínico diário pode ser apropriado, especialmente quando a oferta energética é reduzida, lembrando que a necessidade de cálcio é de pelo menos 1.200mg ao dia.

Desnutrição e desidratação podem ocorrer principalmente por falta de escolha e restrições desnecessárias.

Recomendações da ADA para idosos[2]

1. Níveis de evidência A
- Os requerimentos energéticos para idosos são menores que para adultos jovens.
- A atividade física deve ser encorajada.

Consenso de especialistas
No idoso, a desnutrição é mais provável do que o excesso de peso e, dessa forma, deve ser tomada cautela quando da prescrição de dietas redutoras de peso.

RECOMENDAÇÕES NUTRICIONAIS

O total de calorias de uma dieta deve-se basear no sexo, peso, altura e atividade física do indivíduo. A redução do gasto energético total, de 2 a 4% por década, em função da redução da atividade física e da massa corporal metabolicamente ativa, leva a uma redução da necessidade da ingestão de energia diária.

De acordo com o RDA (*Recomended Dietetic Allowances* – 1980) as necessidades calóricas de acordo com a faixa etária são de 10% a menos na faixa de 51 a 75 anos de idade, devendo haver desconto diário de 200kcal em homens e mulheres no valor calórico total (VCT), enquanto nos com mais de 76 anos há redução de 20 a 25% na necessidade calórica, devendo-se reduzir 500kcal por dia para homens e 400kcal para mulheres.

Segundo Wellman[13] os valores calóricos para o grupo de mais de 51 anos equivale a 30kcal por quilo de peso corporal ideal por dia.

Carboidratos

Recomenda-se que portadores de diabetes devam ingerir de 50 a 60% do VCT em carboidratos, avaliado o perfil metabólico e a necessidade de redução do peso, o que também se aplica às gorduras monoinsaturadas. São os nutrientes que mais afetam a glicemia, sendo que quase 100% são convertidos em glicose, em um tempo que pode variar de 15 minutos a 2 horas.

Quando nos referirmos a carboidratos daremos preferência aos termos: açúcares, amidos e fibras. Termos como açúcares simples, carboidratos complexos e carboidratos de ação rápida não são bem definidos e devem ser evitados.

Estudos em pessoas saudáveis e nas com risco de diabetes tipo 2 respaldam a importância da inclusão de alimentos contendo carboidratos, particularmente de cereais integrais, frutas, verduras e leite desnatado na dieta de pessoas com diabetes.

Um grande número de fatores influencia a resposta glicêmica dos alimentos, incluindo a quantidade de carboidrato, tipo de açúcar, natureza do amido, cozimento e processamento do alimento, outros componentes como a presença de gordura e substâncias naturais que tornam mais lenta a digestão, como lecitinas, fitatos, taninos e combinações lipídio-amido e proteína-amido.

O controle de cada paciente, isto é níveis de glicemia de jejum e pré-prandial e gravidade da intolerância à glicose são outros fatores que afetam a resposta glicêmica dos alimentos.

É importante ressaltar que a quantidade total de carboidratos nas refeições e lanches é mais importante do que a origem ou tipo.[2]

Em diabetes tipo 2, quando de dieta para manutenção do peso, a substituição de carboidrato por gorduras monoinsaturadas reduz a glicemia e trigliceridemia pósprandial[2], porém é preciso cuidado pois a oferta energética deve ser individualizada e o ganho de peso não é desejado.

Índice glicêmico e carga glicêmica

O índice glicêmico classifica os alimentos de acordo com a velocidade com que são digeridos e absorvidos no período pós-prandial, mensurando seu efeito na glicemia e expressando a qualidade deste carboidrato. Em 1997, foi introduzido pela Universidade de Harvard o conceito de carga glicêmica, associando o índice glicêmico à quantidade de carboidratos ingeridos, verificando que, não só a qualidade mas também a quantidade de alimento estava relacionada com a resposta glicêmica.

Embora as dietas de baixo índice glicêmico possam reduzir a glicemia pós-prandial a capacidade de o indivíduo manter essas dietas a longo prazo não têm sido convincentes quanto ao seu benefício[2] em diabetes tipo 1 e não demonstram reduzir os níveis de HbA1C (hemoglobina glicada).

Fibras

Quanto às fibras, devem ser utilizadas da mesma forma que na população em geral. Existem relatos de benefício de grandes quantidades de fibras em diabetes tipo 2, porém os efeitos colaterais gastrintestinais não permitem grande aderência.[2]

Os indivíduos com diabetes devem ser encorajados a escolher uma variedade de alimentos que contenham fibras como grãos integrais, frutas e vegetais.

A ADA recomenda o consumo de 20 a 35g por dia, predominantemente fibras solúveis para diabéticos.

Adoçantes

A sacarose eleva a glicemia da mesma forma que amidos em quantidades isocalóricas[2], pode substituir outras formas de carboidratos no planejamento alimentar ou se adicionada a ele, deve ser coberta com insulina ou medicação redutora da glicemia. A sacarose e os alimentos contendo sacarose devem substituir outros carboidratos grama por grama e não simplesmente serem adicionados ao plano da refeição. Ao fazer tais substituições deve-se levar em consideração o conteúdo nutritivo dos doces concentrados e dos alimentos contendo sacarose, assim como a presença de outros nutrientes frequentemente ingeridos com sacarose, tais como a gordura. É importante ressaltar cautela quanto à necessidade de individualização do uso da sacarose levando-se em conta o nível de compreensão e informação do paciente no nosso meio.

A frutose encontrada principalmente nas frutas e no mel, produz em diabéticos resposta pós-prandial inferior quando substitui a sacarose ou o amido na dieta; esse benefício é limitado pela preocupação de que possa afetar de forma adversa os lipídios plasmáticos. Portanto, como adoçante não é recomendada. Não há, porém, razões para recomendar evitar a frutose natural dos alimentos (frutas e vegetais).

Amidos resistentes

Não há estudos de longo prazo que demonstrem benefícios de seu uso.[2]

RECOMENDAÇÕES DA ADA PARA CARBOIDRATOS[2]

1. Níveis de evidência A
- Alimentos contendo carboidratos de cereais integrais, frutas, verduras e leite desnatado devem ser incluídos em uma dieta saudável.
- A quantidade total de carboidratos na refeição ou lanches é mais importante do que a origem ou tipo, quanto à relação com o efeito glicêmico.
- A sacarose ou alimentos que a contém não precisam ser restringidos por pessoas com diabetes, contudo devem substituir outras formas de carboidratos ou se adicionados, deverão ser cobertos com insulina ou medicação hipoglicemiante, uma vez que não aumentam a glicemia mais do que quantidades isocalóricas de amido.
- Adoçantes não nutritivos são seguros dentro dos níveis aceitáveis estabelecidos pelo FDA.

2. Níveis de evidência B
- Indivíduos recebendo terapia insulínica intensiva devem ajustar suas doses de insulina pré-refeição baseada no conteúdo de carboidratos das refeições.
- Não há evidências de que se deva recomendar dietas com baixo índice glicêmico como estratégia primária no planejamento alimentar.
- O consumo de fibras deve ser encorajado, porém o mesmo que para a população em geral.

3. Níveis de evidência C
- Indivíduos recebendo doses fixas de insulina devem tentar ser constantes na ingestão de carboidratos no dia a dia.

PROTEÍNAS E DIABETES

Recomenda-se ingestão proteica de 0,8 a 1,0g por quilo de peso ideal por dia, para ambos os sexos (não mais que 10 a 15% da VCT).

Foi estabelecido que em pessoas com diabetes, anormalidades do metabolismo de proteínas são menos afetadas pela deficiência ou resistência à insulina, do que o metabolismo da glicose. Contudo, foi demonstrado que a hiperglicemia moderada pode contribuir para um melhor aproveitamento das proteínas, sugerindo uma necessidade aumentada de proteínas nos indivíduos com diabetes tipo 2. Devido ao fato de que as pessoas ingerem 50% a mais de proteínas que o requerido, parece que os diabéticos ficam assim protegidos da desnutrição quando consomem uma dieta usual. A ingestão proteica no limite usual não parece estar associada com o desenvolvimento de nefropatia diabética, porém, efeitos a longo prazo de consumo de mais de 20% de energia às custas de proteínas no desenvolvimento de nefropatia não foram determinados, sendo que, dessa forma, pode ser prudente evitar valores maiores de 20% na oferta diária. Vários estudos em diabetes tipo 2 têm demonstrado que a glicose derivada da proteína ingerida não aparece na circulação geral e, consequentemente, não aumenta a concentração de glicose. Além disso, a resposta glicêmica máxima ao carboidrato sozinho e similar àquela do carboidrato e proteína, sugerindo que a proteína não torna mais lenta a absorção do carboidrato.

Os efeitos da proteína sobre a regulação da oferta energética, saciedade e perda de peso a longo prazo não têm sido adequadamente estudados. Para diabéticos com função renal normal não há evidências[2] para reduzir a ingestão proteica habitual, devendo ser mantida em 15 a 20% da oferta. Os efeitos a longo prazo de dietas de alto teor proteico e baixa composição de carboidratos são desconhecidos. Embora promovam rápida redução do peso, sua manutenção não está comprovada e os efeitos sobre LDL-colesterol plasmático são motivo de preocupação.

RECOMENDAÇÕES DA ADA PARA PROTEÍNAS[2]

1. Níveis de evidência A
- Em diabéticos tipo 2 controlados, a proteína ingerida não aumenta as concentrações plasmáticas de glicose, embora seja tão potente quanto o carboidrato como estimulante da secreção de insulina.
- Para diabéticos, especialmente sem controle satisfatório, as necessidades podem ser maiores do que as da RDA, mas não superiores às da ingestão habitual.

LIPÍDIOS E DIABETES

O percentual recomendado de calorias advindas de lipídios é menor que 30% de calorias totais na dieta, distribuídos em menos de 10% de gorduras saturadas, menos de 10% de gorduras polinsaturadas e na faixa de 10 a 15% de gordura monoinsaturada.

A prevalência de doenças macrovasculares nos diabéticos é aumentada duas a quatro vezes.

A redução do peso corpóreo auxilia na normalização dos lipídios séricos. É, portanto, importante para esses indivíduos atingirem os níveis ótimos de lipídios plasmáticos. O objetivo principal da dieta é limitar a gordura saturada, principal fonte de LDL-colesterol e a ingestão de colesterol. Além disso, os diabéticos parecem ser mais sensíveis ao colesterol da dieta. O estímulo ao aumento da atividade física é importante, pois além de favorecer a perda ponderal e aumentar a sensibilidade à insulina, potencializa os efeitos da dieta no perfil lipídico, diminuindo os níveis de triglicérides e elevando HDL-colesterol.

Em não diabéticos observa-se que as dietas pobres em gorduras saturadas e colesterol diminuem o colesterol total, LDL-colesterol e triglicérides com efeitos variados em HDL-colesterol. Foi observada correlação positiva com a quantidade de gorduras total e insaturadas na dieta e mudanças no HDL e LDL-colesterol, com diminuição de LDL-colesterol e triglicérides, bem como prevenção da redução de HDL-colesterol quando adicionado exercício físico.

Entretanto, não existem estudos demonstrando efeitos de percentagens específicas de ácidos graxos saturados e colesterol em diabéticos. Assim, para diabéticos, os objetivos permanecem os mesmos que para a população em geral.

Em dietas para estudo metabólico, nas quais a oferta energética e o peso são mantidos constantes, o baixo teor de gordura saturada e elevada quantidade de carboidratos ou adição de ácidos graxos cis-monoinsaturados (gordura monoinsaturada) diminui LDL-colesterol plasmático de forma equivalente. Pouca gordura saturada na dieta (i.e. 10% da energia da dieta) e alto teor de carboidrato aumentam níveis pós-prandiais de glicemia, insulina, triglicérides e, em alguns estudos, diminuem HDL quando comparadas com dietas isocalóricas de elevado teor de gordura monoinsaturada. Entretanto, dietas de alto teor de gorduras monoinsaturadas não demonstram melhora dos níveis de glicemia de jejum e de HBA1C. É preciso cuidado com o controle e indicação correta dessas dietas para evitar grande oferta de calorias, alteração do controle metabólico e ganho de peso.

Gorduras polinsaturadas não foram bem estudadas em diabéticos, porém há indícios que, comparadas às gorduras saturadas, parecem diminuir LDL-colesterol, embora não como as monoinsaturadas.

Existem evidências de que alimentos ricos em ômega-3 tenham efeitos cardioprotetores. Suplementos de ácidos graxos polinsaturados ômega-3 em diabéticos, têm demonstrado reduzir os níveis de triglicérides em hipertrigliceridemia severa, embora nos estudos tenha-se utilizado suplementos de ômega-3. Apesar de a elevação de LDL-colesterol que acompanha seja preocupante, não parece haver repercussão adversa no metabolismo da glicose. Duas a três porções de peixe por semana podem ser recomendadas. Os peixes mais ricos em ômega-3 são a sardinha e o salmão.

Os ácidos graxos trans são sintetizados durante o processo de hidrogenação dos óleos vegetais na produção de margarinas. As maiores fontes de ácidos graxos trans na dieta, incluem produtos feitos com óleos parcialmente hidrogenados, como produtos assados (incluindo *crackers* e outros tipos de lanches), bolachas recheadas, bolinhos industrializados, sorvetes, chocolates, pães e produtos como batata frita e frango frito feitos com gordura hidrogenada. Fontes animais incluindo laticínios provêm pequenas quantidades de ácidos graxos trans. O efeito destes é similar ao de gorduras saturadas elevando LDL-colesterol e reduzindo HDL-colesterol. Assim, sua ingestão deve ser limitada.

Ésteres de esterol e estanol bloqueiam a absorção do colesterol da dieta e o colesterol biliar. Em quantidades de aproximadamente 2g/dia têm mostrado reduzir LDL-colesterol.

De maneira geral, recomenda-se que seja reduzido o consumo de leite integral, carnes vermelhas, embutidos, bolos, bolachas e ovos, preferindo os queijos magros, leite e iogurte desnatados, carne de frango sem pele e peixe.

Dietas pobres em gordura
Estudos avaliando o efeito da quantidade de energia ingerida em dietas de baixo teor de gordura *ad libitum*, como função das baixas quantidades de gordura e altas quantidades de carboidratos, são associadas a transitório decréscimo da ingestão de energia com moderada redução de peso, até atingir um novo peso de equilíbrio. Com essa modesta redução, diminuem colesterol total, triglicérides e aumentam HDL-colesterol. Consistente com isso, essas dietas, por longos períodos, não elevam triglicérides, com relatos de baixa redução de peso.

Substitutos de gordura
A gordura pode ser substituída por ingredientes que mimetizam suas propriedades, mas com teor de calorias significativamente menor. O FDA assegura que estes são seguros para uso nos alimentos, embora o valor calórico total e o peso possam não ser reduzidos.

Recomendações da ADA para gorduras

1. Nível de evidência A
- Menos de 10% da oferta energética deve ser derivada de gorduras saturadas. Indivíduos com LDL-colesterol maior ou igual a 100mg/dl podem-se beneficiar com a redução para 7% da oferta energética.
- A ingestão de colesterol da dieta deve ser de menos de 300mg/dia. Indivíduos com LDL-colesterol maior ou igual a 100mg/dl, podem-se beneficiar com ingestão de menos de 200mg/dia.

2. Nível de evidência B
- Para reduzir LDL-colesterol, a energia derivada de gorduras pode ser diminuída se a redução de peso é desejável ou substituída por carboidratos ou gordura monoinsaturada quando esse não for o alvo.
- A ingestão de ácidos graxos trans deve ser minimizada.
- Dietas com baixo teor de gordura contribuem a longo prazo para melhora da dislipidemia e para modesta redução no peso.
- Duas a três porções de peixe por semana provêm gordura polinsaturada ômega-3 na dieta e pode ser recomendada.

3. Nível de evidência C
- A ingestão de gordura polinsaturada deve ser de menos de 10% da oferta energética.

OBESIDADE

Devido aos efeitos da obesidade sobre a resistência à insulina, a redução do peso é objetivo muito importante para o diabético tipo 2, pois reduz a pressão arterial, a resistência à insulina, melhorando os níveis glicêmicos e a dislipidemia. Contudo, não existem dados avaliando até que ponto esses melhoramentos podem ser mantidos. A razão pela qual ela se torna difícil ao longo do tempo, para a maior parte das pessoas conseguir, é porque a oferta energética, o dispêndio de energia e, dessa forma, o peso corporal são regulados pelo sistema nervoso central que por sua vez parece ser influenciado por fatores genéticos. Fatores ambientais também dificultam a redução do peso naqueles predispostos geneticamente à obesidade. Há evidências de que programas estruturados de educação e mudança no estilo de vida e alimentação conseguem redução de 5 a 7% do peso inicial.

Na dieta visando a redução do peso, a redução da gordura é a mais importante. O consumo de alimento espontâneo e a oferta energética total estão aumentados quando a dieta é rica em gordura e diminuídos quando é pobre. O exercício isolado tem efeito modesto na redução do peso, mas melhora a resistência à insulina, diminui a glicemia e é importante para a manutenção de menor peso a longo prazo.

Dietas padrão para redução do peso fornecem 500 a 1.000 calorias a menos que o estimado para a manutenção do peso e, embora algumas pessoas possam reduzir até 10% do peso corporal com essas dietas, os resultados são medíocres sem a associação de um programa intensivo de mudança no estilo de vida, retornando ao ganho de peso.

Substitutos de refeição requerem manutenção de seu uso para manutenção da redução de peso.

Dietas de calorias muito baixas (DCMB) fornecem 800 ou menos calorias por dia, reduzem peso com melhora metabólica, porém, com a reintrodução da dieta usual, o peso volta a subir. Seu uso é limitado e deve ser considerada somente associada a programas de mudanças no estilo de vida. O mesmo vale para medicações que surtem efeito enquanto usadas e devem ser associadas a mudanças no estilo de vida e devem ser utilizadas apenas para pessoas com IMC maior do que 27kg/m². A cirurgia para redução bariátrica deve ser considerada somente com IMC maior ou igual a 35kg/m². Não há dados comparando abordagem clínica e cirúrgica para a redução no peso e, dessa forma, os riscos e benefícios das abordagens cirúrgicas são desconhecidos. Desta forma, a cirurgia deve ser considerada não comprovada no tratamento de diabetes.

Recomendações da ADA

1. Nível de evidência A

- Em indivíduos com resistência à insulina, oferta energética reduzida e modesta redução do peso melhoram a resistência à insulina e à glicemia a curto prazo.
- Programas estruturados que enfatizam as mudanças de estilo de vida, incluindo educação, gordura reduzida (< 30% da energia diária) oferta energética diminuída, atividade física regular e contatos regulares com o participante podem produzir redução de peso de longa duração na ordem de 5 a 7% do peso inicial.
- Exercícios e modificações comportamentais são mais úteis como coadjuvantes. O exercício é proveitoso na manutenção da redução do peso.
- Dietas padrão utilizadas sozinhas não surtem bons resultados, devendo ser associadas a programas estruturados de estilo de vida.

MICRONUTRIENTES

Não existem evidências de que a absorção de vitaminas seja modificada com o envelhecimento. A inadequação está relacionada com a falta de consumo de alimentos fonte de vitaminas e minerais, devido a escolha de alimentos de mais fácil preparo e das dificuldades na mastigação.

Diabéticos devem ser orientados quanto à importância do consumo de quantidades adequadas de vitaminas e sais minerais derivados de fontes alimentares naturais, assim como de seu potencial tóxico em megadoses. Embora difícil de avaliar as deficiências, a suplementação com preparações multivitamínicas pode ser benéfica, principalmente em idosos, grávidas e lactentes, bem como em vegetarianos rigorosos e dietas de calorias restritas. Pelo fato de o diabetes ser um estado de estresse oxidativo aumentado, tem havido interesse em prescrever antioxidantes, em geral em megadoses. Embora grandes estudos observacionais têm mostrado correlação entre consumo de antioxidantes na dieta ou suplementar e benefício cardiovascular, amplos estudos controlados com placebo falharam em demonstrar um benefício, e alguns casos sugeriram efeitos adversos tóxicos.

O papel do folato em prevenir defeitos congênitos é amplamente aceito, porém não está claro que reduza a homocisteína para diminuir efeitos cardiovasculares.

O papel da vitamina B_1, B_6 e B_{12} no tratamento da neuropatia não foi estabelecido e não pode ser recomendado como opção terapêutica de rotina. O uso de nicotinamida para preservar a massa de células beta em indivíduos recém-diagnosticados com diabetes tipo 1, está em investigação, porém não foi claramente evidenciado.

Deficiência de certos sais minerais como potássio, magnésio e possivelmente zinco e cromo podem agravar a intolerância a carboidratos, sendo estes dois últimos mais difíceis de se detectar a deficiência.

A ingestão diária de 1.000 a 1.500mg de cálcio, especialmente em idosos é recomendada.

O vanádio não tem eficácia comprovada e há risco potencial de toxicidade.

Preparações herbáceas têm mostrado efeitos modestos na glicemia, mas a falta de padronizações não permite avaliá-las, devendo, porém, os agentes de saúde estar em alerta pois podem interagir com medicações.

Vitamina D – a recomendação dietética diária AI (Ingestão Adequada) de vitamina D é de 5mcg (200UI). Existe maior risco para deficiência por baixa ingestão e baixa exposição solar. O idoso tem assim menor absorção de cálcio e aumento da excreção urinária, contribuindo para a desmineralização e eventuais fraturas ósseas.

Vitamina B_{12} – a recomendação de vitamina B_{12} é de 2,4mg/dia (RDA). O déficit tem sido associado a demência e desordens neuropsiquiátricas. A presença de gastrite atrófica com diminuição de fator intrínseco, reduz a absorção de vitamina B_{12}, indicando suplementação.

Magnésio – a recomendação de ingestão diária (RDA) é de 310mg/dia para mulheres e 400mg/dia para homens.

O magnésio é um co-fator para mais de 300 enzimas envolvidas no metabolismo de componentes alimentares. Participa da fosforilação da glicose e seus derivados na via glicolítica e as reações de transcetolase. Boas fontes são as sementes, nozes, leguminosas e grãos de cereais não moídos, assim como vegetais de folhas escuras.

Cromo – a ingestão adequada de cromo é de 25mcg por dia para mulheres e 35mcg por dia para homens. Existem evidências de que o cromo potencializa a ação da insulina. Sua participação no metabolismo de carboidratos está relacionada com o estímulo à captação de glicose pelas células do tecido alvo. Existem estudos[11] que sugerem que a suplementação com 1.000mcg por dia melhora a tolerância à glicose. Poucos alimentos são ricos em cromo fornecendo entre 1 a 2mcg por porção; são boas fontes de cromo os grãos integrais, brócolis e batatas. Até agora benefícios da suplementação de cromo em diabéticos não têm sido demonstrados, necessitando estudos mais bem desenhados.

Recomendações da ADA para micronutrientes

1. Nível de evidência B
- Não há nenhuma evidência expressa do benefício de suplementação vitamínica ou de sais minerais em diabéticos que não apresentem deficiências subjacentes. As exceções incluem o folato para prevenção de defeitos congênitos e cálcio para doença óssea.
- A suplementação de rotina com antioxidantes não é aconselhável pelas incertezas relacionadas à sua eficácia a longo prazo.

ÁLCOOL

As mesmas recomendações que são utilizadas para a população em geral se aplicam aos diabéticos. A abstenção de álcool deve ser recomendada para pessoas com outros problemas médicos, tais como pancreatite, neuropatia avançada e hipertrigliceridemia severa ou abuso de álcool. O álcool pode ter tanto efeito hipoglicêmico quanto hiperglicêmico e seu efeito é determinado pela quantidade ingerida agudamente, se consumido com ou sem alimentos e, se seu uso é crônico ou excessivo.

O álcool é rico em calorias, 7kcal/g e é metabolizado de modo semelhante à gordura.

A recomendação da ADA nível de evidência B é de limitar a ingestão de uma dose por dia para mulheres e 2 doses diárias para homens e que para evitar a hipoglicemia deve ser ingerido com alimento. Porém, a recomendação do Consenso Brasileiro de Diabetes 2002 é para o não uso habitual de bebidas alcoólicas. "Contudo estas podem ser consumidas moderadamente (uma a duas vezes por semana, no limite de dois copos de vinho ou uma lata de cerveja ou uma dose de 40ml de uísque), desde que acompanhadas de algum alimento, já que o excesso de álcool pode produzir hipoglicemia. A bebida alcoólica deverá ser evitada em pacientes com hipertrigliceridemia, obesos (devido ao seu alto valor calórico) ou naqueles com mau controle metabólico".

SÓDIO

A comum associação de hipertensão arterial e diabetes chama a atenção ao controle do consumo de sódio. No idoso, devido a presença de alterações vasculares e maior resistência periférica dos vasos, existe maior prevalência de hipertensão, devendo-se redobrar a atenção à ingestão de sódio.

A maior fonte de sódio é o cloreto de sódio (sal de cozinha) além do sódio de composição dos alimentos. O consumo diário de sódio não deve ultrapassar 2.400mg por dia, representando 6g de cloreto de sódio (consenso da ADA). Para atingir esse consumo recomenda-se a redução de sal de cozinha e limitação da ingestão de alimentos fonte de sódio intrínseco, tais como embutidos, enlatados, caldos de carne ou legumes concentrados e temperos prontos com sal.

Dietas com pouco sal, por serem insípidas, desestimulam o apetite, sobretudo de indivíduos idosos e são frequentemente infringidas. Convém, portanto, torná-las mais saborosas com a utilização de condimentos e ervas pobres em sódio: salsa fresca, cebolinha, coentro, manjericão, orégano, hortelã, alho, alho-poró, cebola, páprica, etc.

NECESSIDADE HÍDRICA

O idoso necessita de 1ml/kcal ingerida ou 30ml/kg de peso corporal. A água tem papel fundamental na regulação do volume celular, transporte de nutrientes e temperatura corporal. As desordens de balanço hídrico são frequentes no idoso devido a diminuição da sensibilidade à sede que pode contribuir para a desidratação.

EDULCORANTES

A resolução MERCOSUR/GMC 83/93 definiu edulcorante como substâncias diferentes dos açúcares que conferem sabor doce aos alimentos. Para todos os edulcorantes existe uma deteminação do FDA e da Organização Mundial da Saúde da quantidade aceitável (IDA) que é definida como a "quantidade de um aditivo alimentar que pode ser consumido diariamente com segurança ao longo da vida da pessoa, sem quaisquer efeitos adversos e inclui fator 100 vezes de segurança." O FDA (*Food and Drug Administration*) aprovou para uso nos Estados Unidos quatro adoçantes: sacarina, aspartame, acessulfame-K e sucralose, inclusive liberados para a gestação.

- **Sacarina** – é produto sintético com alto poder edulcorante, sendo de 200 a 700 vezes maior que a sacarose, porém tem gosto residual amargo, com perfil de sabor tardio e persistente. É não calórico e não cariogênico. A IDA é de 5mg/kg/dia.

- **Ciclamato** – seu poder edulcorante é de 30 a 40 vezes maior que a sacarose, dependendo do meio. Seu perfil de sabor é de lenta percepção da doçura, com sabor residual doce-azedo duradouro. A IDA é de 11mg/kg/dia.

- **Acessulfame K** – é cerca de 180 a 200 vezes mais doce que a sacarose, não calórico e não cariogênico. Sal de potássio obtido de derivados de ácido acetoacético. Sua doçura é rapidamente perceptível, com decréscimo lento, não persistente. A IDA é de 15mg/kg/dia.

- **Estévia** – adoça de 110 a 300 vezes mais que a sacarose. É extraída das folhas da *stevia rebaudiana Bertoni*. O perfil de sabor é semelhante ao da sacarose, porém mais persistente e residual de mentol. A IDA é de 5,5mg/kg/dia.

- **Aspartame** – adoça de 43 a 400 vezes mais que a sacarose. É o éster metílico de dois aminoácidos fenilalanina e ácido glutâmico. Seu perfil de doçura é o que mais se assemelha à sacarose apesar de persistir mais tempo. Não deixa sabor residual seja amargo, químico ou metálico. É edulcorante calórico, porém utiliza-se quantidades mínimas para adoçar e é não cariogênico. No Brasil foi estabelecido a IDA de 40mg/kg/dia[4], sendo a IDA segundo o FDA de 50mg/kg/dia.

- **Sucralose** – é 400 a 800 vezes mais doce que a sacarose dependendo do pH e temperatura. É obtida por cloração seletiva dos grupos hidroxilícos das posições 4 e 6 da sacarose. É não calórico e não cariogênico. A IDA é de 15mg/kg/dia.

- **Álcoóis de açúcar** (manitol, xilitol, sorbitol) – produzem resposta de glicemia pós-prandial inferior à frutose, à sacarose ou à glicose, além de valores energéticos disponíveis mais baixos, sendo sua utilização segura embora possam causar diarréia. É importante lembrar que seu uso é frequente em produtos dietéticos.

ALIMENTOS DIETÉTICOS

Os alimentos dietéticos podem ser recomendados considerando-se o seu conteúdo calórico e de nutrientes. Os refrigerantes e gelatinas dietéticas têm valor calórico próximo de zero. Alguns produtos dietéticos industrializados, como chocolate, sorvetes, alimentos com glúten (pão, macarrão, biscoitos), não contribuem para o controle glicêmico, nem para a perda de peso. Seu uso não deve ser encorajado. Vale ressaltar a importância de se diferenciar alimentos *diet* (isentos de sacarose, quando destinados a indivíduos diabéticos, mas que podem ter valor calórico elevado, por seu teor de gorduras ou outros componentes) e *light* (de valor calórico reduzido em relação aos alimentos convencionais). Em função dessas características, o uso de alimentos dietéticos, *diet* e *light*, deve ser orientado pelo profissional (nutricionista ou médico), que se baseará no conhecimento da composição do produto para incluí-lo no plano alimentar proposto.

CONTAGEM DE CARBOIDRATOS

A contagem de carboidratos pode ser definida como uma estratégia de plano alimentar que se focaliza inicialmente na quantidade total de carboidratos, enfatizando as relações entre alimentos, glicemia, medicação e atividade física. É método utilizado desde 1935 na Europa e foi uma das estratégias utilizadas pelo DCCT (*Diabetes Control and Complications Trial* – 2001) para o controle glicêmico.

Nesse método é importante levar em consideração o total de carboidratos consumidos por refeição, sendo essa quantidade previamente definida, através da anamnese do indivíduo. Os alimentos são divididos em 3 grupos:

- Só carboidratos (pães, macarrão, frutas e sucos de fruta, açúcar, mel, etc.).
- Carboidratos e proteína (leguminosas).
- Carboidratos, proteína e gordura (pizzas, sopas, etc.).

Entre os métodos de contagem os mais utilizados são substituições de carboidratos e gramas de carboidrato.

Substituição de carboidrato – os alimentos são agrupados de forma que cada porção do alimento escolhido corresponda a 15g de carboidrato. Os grupos são formados com base na função nutricional e na composição química, possibilitando as substituições entre os mesmos grupos (tabelas 15.1 e 15.2). Os vegetais não são contados, a menos que sejam ingeridos mais que três porções. Uma variação de 8 a 22g de carboidratos é considerada uma substituição.

Tabela 15.1: Lista de substituições.

Grupo	Carboidratos (g)	Proteínas (g)	Gorduras (g)
Pão 1 fatia, ½ pão francês 2 colheres (sopa) de arroz	15	03	00
Fruta 1 laranja, 15 uvas 1 manga pequena	15	00	00
Leite 240ml de leite 1 copo de iogurte natural	12	08	0 a 8
Vegetais 1 pires de chá de vegetal cru 2 colheres de sopa de vegetal cozido	05	02	00
Carne 1 bife pequeno (30g) 2 colheres de sopa rasas de carne moída	00	07	3 a 8
Gordura 1 colher de chá de margarina	00	00	05

Tabela 15.2: Exemplo de avaliação do número de substituições na refeição e contagem de gramas.

Alimento	Substituição de carboidrato (SB)	Gramas (g)
4 colheres de sopa (rasas) de arroz	1	20
2 colheres de sopa (rasas) de feijão	1	8
2 pires de verduras e legumes	0	0
1 bife pequeno	0	0
1 caqui pequeno	1	17
Total	3	45

Total = 3 substituições x 15g = 45g de carboidrato.
1 SB = 15g carboidrato.
1 SB = 1 alimento do grupo do pão ou da fruta ou do leite.

Contagem de gramas de carboidrato

Os gramas de carboidrato de cada alimento são somados por refeição obtendo-se informações em tabelas e rótulos dos alimentos. É importante lembrar que o peso do alimento (gramas) é diferente do total em gramas de carboidrato do alimento.

Uma vez definida a quantidade diária de carboidrato necessária para o indivíduo, naqueles com controle alimentar exclusivo e/ou uso de antidiabético oral, ou terapia convencional de insulina, não é possível flexibilizar as quantidades de carboidratos ingeridas em cada refeição mas apenas as substituições.

Nos indivíduos com uso de insulina em múltplas doses é possível definir a quantidade de insulina rápida (R) ou ultra-rápida (UR) em função da quantidade de carboidratos por refeição. Nestes casos, parte-se da regra geral onde 1UI de insulina R ou UR cobre 15 gramas ou uma substituição de carboidrato.

As doses de insulina, para dar cobertura aos gramas de carboidrato, são chamadas *bolus* de alimentação e poderão ser utilizadas de acordo com a evolução das glicemias após a refeição, permitindo flexibilização da quantidade de carboidratos a serem ingeridas.

Não se recomenda *bolus* para os lanches intermediários por conta dos picos de insulina intermediária. Para a insulina glargina (insulina sem pico) os *bolus* devem ser reavaliados de acordo com a monitorização da glicemia.

A monitorização da glicemia pré e pós-prandial se torna pois, imprescindível para o uso desse método. A inclusão de açúcar no plano alimentar pode ser utilizada dessa forma, contabilizando o total de carboidratos, porém lembrando que o excesso de açúcares pode conduzir ao ganho de peso e elevação de triglicérides.

Nos idosos, quando o apetite estiver diminuído o cuidado deve ser redobrado, para que recebam dieta que atinja suas necessidades nutricionais e para que esses pacientes não substituam alimentos saudáveis por doces de modo rotineiro.

É muito importante avaliar o grau e capacidade de compreensão de pessoas idosas para a realização deste método, bem como a aderência obrigatória na monitorização da glicemia, principalmente em nosso meio, onde o elevado custo das tiras reagentes a torna seletiva, sendo, ainda, obrigatória reavaliação médica e nutricional com maior frequência.

DIETA NAS COMPLICAÇÕES DO DIABETES

HIPOGLICEMIA

Alterações na ingestão de alimentos, atividade física e medicações podem contribuir para hipoglicemia. O tratamento requer ingestão de alimentos contendo carboidratos ou glicose sendo a resposta aguda da glicemia mais responsiva a esta última.

Hipoglicemia induzida por insulina, 10g e 20g de glicose oral, podem elevar a glicemia em 40mg/dl e 60mg/dl ao longo de 30 minutos e 45 minutos, respectivamente. Em cada caso, os níveis de glicemia começam a cair 60 minutos após a ingestão.

Os carboidratos podem igualmente ser utilizados, embora a glicose seja o tratamento de escolha e a adição de proteína ao tratamento não afeta a resposta da glicemia e não previne a hipoglicemia subsequente. A adição de gordura, ao invés, pode retardar a resposta aguda da glicemia. Durante a hipoglicemia a taxa de esvaziamento gástrico é duas vezes maior do que durante a euglicemia e é similar para alimentos sólidos e líquidos.[2]

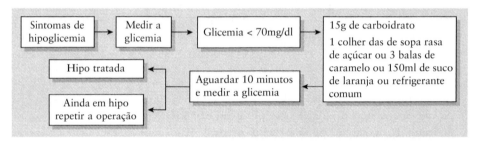

Figura 15.1: Tratamento da hipoglicemia.[9]

HIPERTENSÃO

A terapia médica na conduta da hipertensão tem se concentrado na redução do peso e da ingestão de sódio. Outras variáveis têm sido consideradas e incluem álcool, potássio, cálcio e composição da dieta (gordura total, gordura saturada e colesterol).

Uma dieta de baixo teor de gordura que inclui frutas e vegetais (5 a 9 porções/dia) e produtos laticínios desnatados (2 a 4 porções/dia) será rica em potássio, magnésio e cálcio e reduz modestamente a pressão arterial. Há poucos estudos realizados exclusivamente em diabéticos.[2] A resposta ao sódio pode ser maior em pessoas que sejam "sensíveis ao sal", embora não haja atualmente como identificar essas pessoas, fato que pode se aplicar a muitos diabéticos. O efeito médio de uma restrição moderada leva a uma redução de menos 5mmHg na pressão sistólica e menos 2mmHg na diastólica em indivíduos hipertensos e menos 3 e 1mmHg, respectivamente, na pressão sistólica e diastólica em pessoas normotensas. Quanto menor a ingestão de sódio maior a redução da pressão[2]. Há grande variabilidade quanto à redução da pressão e a redução do peso. A ingestão de álcool (mais de 3 doses ao dia) tem sido associada à pressão elevada, entretanto não há diferença entre pessoas que ingerem menos de 3 doses ao dia e abstêmios. Estudos clínicos relatam efeito benéfico da reposição de potássio na redução da pressão arterial enquanto faltam evidências dos benefícios da reposição de magnésio e cálcio.

Recomendações da ADA

1. Nível de evidência A para hipertensão
- Tanto em indivíduos normotensos quanto em hipertensos a redução de sódio da dieta reduz os níveis da pressão arterial.
- Uma quantidade modesta de redução de peso afeta de forma benéfica a pressão arterial.

DISLIPIDEMIA

A terapia nutricional deve estar focada na prevenção de complicações tardias e particularmente em relação ao diabético visando controlar as anormalidades das lipoproteínas, principais causas de aterosclerose. A prevalência de doença macrovascular em diabéticos está aumentada de 2 a 4 vezes. O consumo excessivo de gorduras contribui para a obesidade, hipertensão arterial, aterosclerose e resistência à insulina.

Dislipidemia (níveis anormais de lipídios, composição de lipoproteínas ou ambos) são frequentemente encontradas em diabéticos tipo 1 e 2. Se a gordura saturada for substituída, deve ser substituída por carboidratos ou gorduras monoinsaturadas, com atenção à oferta energética para evitar ganho ponderal. A redução do LDL-colesterol plasmático pode ser forçada pela adição de estenóis/esteróis vegetais e pelo aumento de fibras solúveis (viscosas). Diabéticos tipo 1 e muitos com tipo 2 manifestam uma dislipidemia com triglicérides elevados, HDL-colesterol reduzido e pequenas partículas de LDL densas que persistem apesar do controle glicêmico. Essa dislipidemia está fortemente associada com adiposidade abdominal corporal (visceral) aumentada. Para essas pessoas as alterações de estilo de vida incluem:

1. Redução da gordura saturada para menos de 7% da oferta energética e colesterol na dieta menor de 200mg/dia.
2. Aumento de fibras viscosas solúveis (10 a 25g/dia) e estenóis/esteróis vegetais (2g/dia).
3. Redução do peso mesmo modesta.
4. Atividade física aumentada.
5. Adição de óleos de peixe que contenham ácidos graxos ômega-3 pode ser recomendada, monitorizando possível elevação de LDL-colesterol.

Pacientes com triglicérides maior que 1.000mg/dl tem maior risco para síndrome quilomicronêmica e pancreatite e devem ter restrição para todos os tipos de gordura na dieta junto a medicações redutoras de lipídios. É consenso na ADA que a gordura saturada deva ser reduzida ou se a perda de peso não for desejável que seja substituída por carboidratos e gorduras monoinsaturadas.

NEFROPATIA

Vários fatores na dieta têm sido identificados como tendo uma participação na prevenção da nefropatia. Em diabéticos tipo 1 e 2 com microalbuminúria, até modestas reduções na ingestão proteica têm sido relatadas para melhorar o ritmo de filtração glomerular e reduzir a taxa de excreção de albumina urinária. Em diabéticos tipo 1 com macroalbuminúria (nefropatia franca) tem sido demonstrado o abrandamento no declínio do ritmo de filtração glomerular, com redução na proteína da dieta para 0,8g/kg/dia. As reduções porém devem levar em conta o bom estado nutricional do paciente. Vários estudos têm explorado o benefício potencial da proteína vegetal, preferencialmente à animal na insuficiência renal, porém estudos de longa duração ainda são necessários. Nos estudos de Anderson e Zeller[1], foi observado que a proteína de soja pode reduzir a hiperfiltração glomerular. Recomenda-se que com o decréscimo da filtração glomerular, utilize-se a restrição de 0,6g/kg de peso ideal por dia sendo 75% de proteína de alto valor biológico ou seja, aquelas provenientes de alimentos de origem animal. A prescrição de dietas hipoproteicas requer acompanhamento da condição nutricional e clínica frequente, visando evitar balanço nitrogenado negativo e consequente desnutrição.

DOENÇA CATABÓLICA

Quadros de doenças catabólicas resultam em alterações nos compartimentos corporais que podem ser caracterizados por um compartimento extracelular expandido (frequentemente com um aumento real no peso corporal) e com retração associada à gordura e massa corporal. Uma perda de peso recente maior de 10% necessita avaliação nutricional completa. Perda de peso sem intenção de 10 a 20% sugere moderada desnutrição calórico-proteica, enquanto que se maior de 20%, indica desnutrição severa.

Dieta enteral padrão (50% de carboidratos) ou preparação com menor teor de carboidrato (33 a 40% de carboidrato) podem ser utilizadas em diabéticos. É essencial monitorização cautelosa de sinais vitais, dados hemodinâmicos, peso, balanço hídrico, glicose e eletrólitos plasmáticos e equilíbrio acidobásico. A medicação, geralmente insulina, deve ser ajustada para manter o controle glicêmico. As necessidades da maior parte dos pacientes podem ser supridas com 25 a 35kcal/kg de peso corporal. Cuidados devem ser tomados em não superalimentar o paciente para não elevar a glicemia, causar problemas hepáticos, aumentar o consumo de oxigênio e produção de dióxido de carbono. As necessidades proteicas são de 1g/kg de peso corporal para pacientes em leve estresse e 1,5g/kg para pacientes de moderado a grave estresse com função renal e hepática normais. Pelo menos 30% da oferta calórica deve ser dada em lipídios.

RECOMENDAÇÕES PARA O PLANO ALIMENTAR

Estratégias
1. Orientação nutricional baseada na pirâmide alimentar adaptada por Philippi, onde os alimentos são distribuídos em oito grupos:
   - Farinhas, cereais, raízes e tubérculos (pães, massas, biscoitos, cereais matinais e arroz).
   - Hortaliças (verduras e legumes).
   - Frutas (cítricas e não cítricas).

- Carnes (bovina, suína, aves, peixes, ovos, miúdos e vísceras).
- Leite (leite, queijos e iogurtes).
- Leguminosas (feijão, soja, ervilha, grão-de-bico).
- Óleos e gorduras (óleo, margarina, manteiga).
- Açúcar e doces (doces, mel, açúcares).

O número de porções de cada alimento deverá ser definido de acordo com a necessidade calórica do indivíduo, orientando para que faça melhores escolhas alimentares com redução das quantidades de gorduras, frituras, alimentos ricos em colesterol e utilizando alimentos como leite desnatado, queijo branco, carnes magras, frango sem pele e peixes.

2. Auxiliar na escolha de uma dieta variada com alimentos de todos os grupos da pirâmide, para fugir da monotonia e compreender todos os nutrientes necessários.
3. Atingir e manter o peso adequado através da ingestão de calorias suficientes.
4. Enfatizar a importância de fazer as refeições em horários e intervalos regulares com seis refeições diárias (desjejum, colação, almoço, merenda, jantar e colação sendo esta última composta preferencialmente por alimentos como leite ou fontes de carboidratos complexos) conciliando horários da medicação (insulina e/ou hipoglicemiantes) com a ingestão distribuída de nutrientes, particularmente de carboidratos durante o dia. Deve-se procurar manter constante, a cada dia, a quantidade de carboidratos ingerida, bem como sua distribuição nas diferentes refeições.
5. Recomendar atenção no modo de preparo dos alimentos, priorizando alimentos assados, cozidos em água ou vapor e grelhados.
6. Orientar quanto ao cardápio de situações especiais tais como festas e refeições fora de casa. É importante orientar que o diabético se alimente sempre em casa antes de sair, reduzindo sua alimentação a um terço ou metade do habitual, para não correr risco de hipoglicemia, se ocorrer atraso no horário da refeição e em caso de ingerir bebidas alcoólicas, que o faça com moderação.
7. Recomendar quanto à ingestão reduzida de sódio total com diminuição do consumo de sal refinado, enlatados e embutidos.
8. Quando o idoso diabético tem inapetência, estimulá-lo a se alimentar com maior frequência e em menores quantidades a cada refeição.
9. Recomendar dieta que inclua certa quantidade de alimentos com alta concentração de nutrientes e densidade de energia e se a mastigação for um problema, alterar a textura dos alimentos por moer ou cortar em pedaços.
10. O idoso diabético deve ser orientado para evitar a ingestão de açúcar refinado, mel, balas e refrigerantes rotineiramente, pois não acrescentam nutrientes à dieta. Cabe salientar que a dieta do idoso diabético deve ser como para qualquer outra faixa etária, equilibrada e individualizada e deve exercer papel primordial, atuando na manutenção da saúde, evitando distúrbios do equilíbrio glicêmico que possam acarretar internações hospitalares.
11. Não é recomendável o uso habitual de bebidas alcoólicas. Contudo, estas podem ser consumidas moderadamente (uma a duas vezes por semana, no limite de dois copos de vinho ou uma lata de cerveja ou uma dose de 40ml de uísque),

desde que acompanhadas de algum alimento, já que o excesso de álcool pode produzir hipoglicemia. A bebida alcoólica deverá ser evitada em pacientes com hipertrigliceridemia, obesos (devido ao seu alto valor calórico) ou naqueles com mau controle metabólico.

PREVENÇÃO DE DIABETES

A importância da prevenção em indivíduos de alto risco é de extrema importância visto a crescente prevalência de diabetes nestes últimos anos. A suscetibilidade genética parece exercer importante papel na ocorrência de diabetes tipo 2 em certas populações. Contudo, como o *pool* genético da população se transforma lentamente, essa epidemia certamente esta relacionada a mudanças no estilo de vida, como redução da atividade física, consumo energético elevado, consequente elevação do peso, sendo a obesidade fator de risco importante para diabetes associado à carga genética. Apesar da dificuldade de manter, por longo período, peso reduzido, vários estudos demonstram que a redução de peso, de inicial, moderada, sustentada (5 a 7% do peso) tem potencial de reduzir substancialmente o risco para diabetes tipo 2, conforme dados de estudos nos Estados Unidos e Finlândia. Além disso, estudos também mostram prevenção ou retardo no aparecimento da doença em pessoas de estilo de vida ativo. Exercícios vigorosos ou moderados diminuem o risco da tolerância à glicose diminuída e de diabetes tipo 2. A redução da gordura total, particularmente a saturada também reduz esse risco. Parece que todos os tipos de gordura, principalmente a saturada (exceto ácidos graxos ômega-3) na dieta podem ter efeito adverso na sensibilidade à insulina. A ingestão aumentada de gorduras polinsaturadas, no contexto da oferta energética total pode reduzir o risco para diabetes tipo 2.

Estudos recentes relacionam risco diminuído para indivíduos com ingestão aumentada de cereais integrais e fibras na dieta.

A busca de um estilo de vida mais sadio, com exercícios, alimentação equilibrada e nutritiva, prevenindo a obesidade, certamente é um caminho a seguir na tentativa de reverter o quadro de epidemia mundial de diabetes.

REFERÊNCIAS BIBLIOGRÁFICAS

1. Anderson JR. Nutrition Management of Diabetes Mellitus. In: Modern Nutrition in Health and Disease, Shils ME et al. 9 ed. Willians & Wilkins; 1999.

2. American Diabetes Association – Diabetes Care. 2004; 27:S36.

3. Consenso Brasileiro Sobre Diabetes – 2002 edição revisada. Diagnóstico e classificação do diabetes melito e tratamento do diabetes melito tipo 2, Rio de Janeiro: Diagraphic Editora; 2003.

4. Ioshii S. A ingestão diária potencial de edulcorantes no Brasil. Campinas 1992. In: Dissertação (Mestrado em Ciência dos Alimentos) Fac. de Engenharia de alimentos, Unicamp.

5. Shils ME, Olson JA, Shike M et al. Tratado de Nutrição Moderna na Saude e na Doença. 9 ed. São Paulo: Manole; 2003.

6. Viggiano CE. Proposta de Pirâmide Alimentar para o Diabético. Diabetes Clínica. 2001; 5(4):278-80.

7. Zeller K, Whittaker E, Sullivan L et al. N Engl J Med 1991; 324:78-84.

8. Mahan LK, Escott-Stump S Krause. Alimentos, Nutrição e Dietoterapia. 9 ed. São Paulo: Rocca; 1998.

9. Gouveia GR, Bruno L. Manual de Contagem de Carboidratos. São Paulo; 2001.

10. Teixeira da Silva ML. Geriatria. In: Waitzberg DL. Nutrição Oral, Enteral e Parenteral na Prática Clínica. 3 ed. São Paulo: Atheneu; 2002. p. 997-1007.

11. Anderson RA. Chromiun, Glucose Intolerance and Diabetes. J Am Coll Nutr 1998; 17:548-55.

12. Pereira FAI, Cervato AM. Recomendações Nutricionais. In: Papaleo Netto. Gerontologia. São Paulo: Atheneu; 1996. p. 248-61.

13. Wellman – Dietary Guidance and Nutrient Requirements of Elderly. Primary Care 1994; 21(1):1.

16

Úlcera de Pressão

RITA DE CÁSSIA
PATRÍCIA AMANTE DE OLIVEIRA

INTRODUÇÃO

Neste capítulo abordaremos um tipo de ferida crônica, a úlcera de pressão, que tem uma considerável incidência na população geriátrica e uma estreita relação entre o estado nutricional e prevenção e tratamento.

As úlceras de pressão sempre foram um problema para os serviços de saúde e as equipes multidisciplinares (especialmente para as equipes de enfermagem), por sua incidência, prevalência e particularidades de tratamento, prolongando a internação e aumentando a morbidade dos pacientes.[1]

Várias definições para úlcera de pressão (UP) têm sido propostas na literatura. Todas descrevem um prejuízo no suprimento sanguíneo. De acordo com a *National Pressure Ulcer Advisory Panel* (NPUAP), as úlceras de pressão (UP) são definidas como "áreas localizadas de morte celular que tendem a se desenvolver quando o tecido macio é comprimido entre uma proeminência óssea e uma superfície externa por um prolongado período de tempo".[2]

Existem vários sistemas de classificação que estadiam as úlceras conforme a profundidade dos tecidos acometidos. A mais utilizada é a proposta pela NPUAP, que define quatro estágios.[1,2,3]

Estágio I – eritema não-esbranquiçado de pele intacta, precursor da ulceração da pele. Em indivíduos de pele escura ocorre descoloração da pele, calor, edema e endurecimento, que também podem ser indicadores de lesão neste estágio.

Estágio II – lesão parcial da pele, envolvendo epiderme e/ou derme. A úlcera é superficial e clinicamente aparece como abrasão, bolha ou cratera rasa.

Estágio III – lesão total da pele envolvendo dano ou necrose da camada subcutânea, mas não completa. A úlcera apresenta-se clinicamente como uma cratera profunda com ou sem comprometimento dos tecidos adjacentes.

Estágio IV – grande destruição com presença de tecidos necróticos ou dano de músculos, ossos, ou estruturas de suporte (por exemplo, tendões e cápsulas articulares). Undermining e sinus também estão associados com este estágio.

A distribuição das UPs é dividida em dois grupos, nos jovens, a maioria com prejuízos neurológicos e em pessoas idosas. O grupo da população geriátrica conta com 70% de todas as úlceras de pressão.[4]

Pacientes idosos têm alto risco de desenvolver úlcera de pressão. A incidência de úlcera estágio II ou mais graves pode ser de 12,8% em idosos hospitalizados por período de oito semanas por um evento agudo, isso implica que a implementação de uma eficiente estratégia de prevenção é especialmente importante.[5]

O estado nutricional inadequado prejudica a elasticidade da pele. A longo prazo, ele levará à anemia e à redução do oxigênio para os tecidos. Estudos mostram que a má alimentação pode ser observada nos pacientes que sofrem de feridas crônicas.[6]

O estudo de Ferrell et al considerou a úlcera mais grave de cada paciente, evidenciando que 40,3% estavam no estágio II e 27% nos estágios III ou IV.[7]

O grupo da população geriátrica concentra 70% de todas as úlceras de pressão.[8] Devido ao alto grau de morbidade associado aos idosos e com o envelhecimento geral da população, espera-se que aumente a incidência de pacientes com UP.

Um estudo transversal envolvendo mais de 3.000 pacientes em *Home Care* mostrou 9,12% de ocorrência de úlceras. Dentre estes pacientes citados, 37,4% apresentavam mais de uma lesão e 14% três ou mais úlceras. A avaliação destes pacientes revelou também que 30% estavam sob risco de desenvolver novas ulcerações.[7]

As UP geralmente ocorrem em proeminências ósseas ou regiões que absorvem uma significante quantidade de pressão quando imobilizadas (fig. 16.1) e, geralmente, tornam-se presentes em unidades pós-operatórias ou de terapia intensiva. Apesar de serem um grande problema nestas unidades, as úlceras não são exclusividade destes pacientes e ocorrem em qualquer local em que o paciente tenha a mobilidade prejudicada ou quando eles são mantidos por um longo período numa mesma posição, deitado ou sentado.[9]

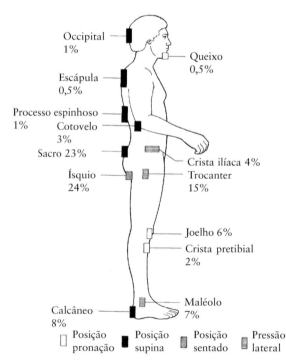

Figura 16.1: Locais mais comuns de úlcera de pressão e a frequência da ulceração por localização (Bryant RA et al, 1992).[2]

Pinchkofsky-Devin e Kaminski (1986), apud Dealey (1996), avaliaram os pacientes idosos e seus estados de nutrição. Todos os mal nutridos apresentavam UP, sendo que quanto menor a albumina sérica, mais grave era a úlcera. O estado nutricional inadequado prejudica em primeiro lugar a elasticidade da pele. A longo prazo levará à anemia e à redução do oxigênio para os tecidos.

Para entendermos melhor os mecanismos que levam determinados indivíduos a desenvolverem úlcera de pressão e sua possível relação com o estado nutricional, é importante conhecermos os fatores etiológicos dessas lesões.

ETIOPATOGENIA

Os fatores responsáveis para a formação da úlcera são **locais** e **sistêmicos**. Entre os mais evidentes fatores locais está a pressão externa que excede a pressão dos capilares. Tecidos que estão próximos à proeminência óssea são particularmente suscetíveis.[10]

Apesar da pressão ser o maior fator etiológico na formação de UP, vários outros fatores têm papel determinante para que a pressão seja suficiente para criar a úlcera. O efeito patológico da pressão excessiva no tecido pode ser atribuído a:

1. intensidade da pressão,
2. duração da pressão, e
3. tolerância tissular (habilidade da pele e das estruturas de superfície de suporte em aguentarem a pressão sem efeito adverso).

Além disso, há três fatores externos que contribuem para o desenvolvimento das UP:

– cisalhamento,
– fricção e
– debilidade nutricional.[2]

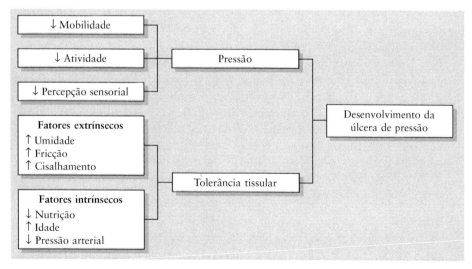

Figura 16.2 – Algoritmo com a relação fator de risco para formação de UP e seus aspectos etiológicos (Braden BJ, Bergstrom NA, 1987).[13]

Há uma relação entre a intensidade e a duração da pressão no desenvolvimento da UP. Os tecidos podem tolerar altos ciclos de pressão ao contrário das pressões constantes. Assim, baixas pressões por um longo período de tempo são capazes de produzir dano tecidual, bem como altas pressões por pequeno período de tempo. As pressões diferem de acordo com as posições do corpo. Por exemplo, pressão nos glúteos na posição deitada é da ordem de 70mmHg, já na posição sentada pode chegar a 300mmHg sobre os ísquios. Estes níveis são bem acima da pressão de fechamento dos capilares e portanto são capazes de causar isquemia.[1] Mais de 95% das úlceras encontram-se nas regiões sacra e dos calcâneos.[11]

A pressão capilar geralmente é descrita como sendo cerca de 32mmHg, baseado na pesquisa de Landis (1931), feita em estudantes jovens e saudáveis. Há uma certa tensão nos tecidos que resistem à deformação e é comum considerar uma variação de cerca de 30-40mmHg como sendo uma margem segura. Isso nem sempre é correto, pois o envelhecimento provoca uma redução de fibras elásticas, o que resulta em redução da tensão do tecido. Além disso, nos casos em que a pressão sanguínea é diminuída artificialmente, como em algumas cirurgias, a pressão capilar será mais baixa ainda.[6]

A pressão é maior na proeminência óssea e na interface do tecido e gradualmente menor na periferia. Em adição, o tecido subcutâneo e o músculo são mais sensíveis do que a pele para a isquemia. Músculos e tecidos gordurosos são mais metabolicamente ativos e então mais vulneráveis à hipóxia com aumento da susceptibilidade aos danos da pressão.[12]

A tolerância tissular é o terceiro fator que determina o efeito patológico da excessiva pressão. Demonstra a condição de integridade da pele ou das estruturas de suporte que influenciam a capacidade do corpo em redistribuir a pressão aplicada na compressão do tecido contra a estrutura do esqueleto.[1]

FATORES EXTERNOS

- **Cisalhamento** – foi primeiramente descrito em 1958 como um elemento que contribui na formação de UP. É ocasionado pela ação em conjunto da gravidade e da fricção; ocorre uma força paralela na pele que é o resultado da tração do corpo para baixo contra a resistência (fricção) entre o paciente e a superfície, tal como a cama ou a cadeira. Por exemplo, quando a cabeceira da cama é elevada, o efeito da gravidade no corpo é puxá-lo para baixo, em direção aos pés da cama. Entretanto, a resistência da superfície da cama tende a segurar o corpo no lugar. Porém, o que realmente se segura no lugar é a pele, enquanto o peso do esqueleto continua a trazer o corpo para baixo. Visto que a pele não se move livremente, o efeito primário é o cisalhamento dos vasos e fáscias dos tecidos que recobrem as proeminências ósseas (fig. 16.3).[10,13]

- **Atrito** – é fator significante no desenvolvimento das UP. É criada através da força de duas superfícies deslizando uma sobre a outra, o que frequentemente resulta em abrasão ou queimadura de segundo grau, podendo chegar até à formação de bolhas. A fricção normalmente ocorre em pacientes que são incapazes de se reposicionarem sem ajuda no leito.[1,2]

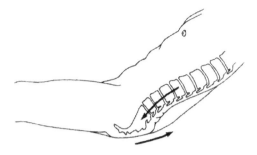

Figura 16.3: Esquema demonstrando a força de cisalhamento na região sacra (Maklebust J, Sieggreen M, 1996).[14]

- **Deficiência nutricional** – uma dieta inadequada eventualmente leva à anemia e à hipoproteinemia, o que reduz o transporte de oxigênio no sangue e a habilidade de cicatrizar a ferida, respectivamente. A má nutrição diminui a eficiência do sistema imunológico e também priva o corpo de seu acolchoado de gordura que ajuda a proteger contra a pressão.[10]

Braden e Bergstrom elaboraram um algoritimo onde relacionam os fatores de risco ou contributivos para a formação de UP aos fatores já discutidos como pressão e tolerância tissular.

A diminuição do **nível de consciência** é considerada um importante fator de risco no desenvolvimento das UP, especialmente por estar relacionado à pressão constante.

A **umidade**, como um fator de risco extrínseco para as UP, pode estar associada às alterações do nível de consciência além de outras condições neurológicas periféricas. Na maioria das vezes, ocorre em consequência das incontinências urinária e anal, drenagem de feridas, transpiração e restos alimentares. A exposição da pele à excessiva umidade de qualquer fonte pode enfraquecer as camadas externas da pele e torná-las mais vulneráveis às lesões.[12]

Idade avançada – várias são as mudanças que ocorrem na pele e nas estruturas de suporte com o processo do envelhecimento: 1. perda de massa óssea, 2. diminuição do nível sérico da albumina, 3. diminuição da resposta inflamatória, 4. perda da elasticidade no tecido, e 5. redução da coesão entre epiderme e derme. Com essas mudanças, a habilidade do tecido em distribuir o peso sem comprometer o fluxo sanguíneo é prejudicada.[13]

A idade avançada também é causadora de aumento de internações hospitalares, de períodos prolongados de decúbito e de condições crônicas de saúde específicas que consequentemente aumentam o risco de pressão, fricção, cisalhamento e diminuição da circulação sanguínea na pele.

Baixa pressão arteriolar (pressão diastólica abaixo de 60mmHg) diminui a tolerância da pele à pressão e aumenta o risco de isquemia com aplicação de pressão externa.[1]

Fatores sistêmicos que contribuem para desenvolver as UP incluem a diminuição de sensibilidade e os problemas neurológicos, tais como paralisia espástica.[10]

PREVENÇÃO E TRATAMENTO

Consideráveis esforços têm sido direcionados para gerenciar os fatores de risco para UP. Teoricamente, pessoas com alto risco de desenvolver as UP podem ser identificadas e assim aumentarem-se os esforços para direcionar a prevenção.[8]

Thomas citou o uso de escalas de classificação para determinar os pacientes de risco. Existem as escalas de Braden, nos Estados Unidos, e de Norton, no Reino Unido.[8] No Brasil, a escala de Braden é a mais usada e foi validada em português.

Enquanto a longa duração e a grande magnitude da pressão exercida em regiões específicas do corpo aumenta as chances de desenvolver uma úlcera, variações entre os pacientes têm sido um fator de discussão para a implementação de uma abordagem mais eficaz e de um tratamento que tenha sucesso absoluto.[9] No entanto, especialistas têm se reunido periodicamente e publicado recomendações para a prevenção e tratamento baseados nas últimas pesquisas, o que contribui para diminuir a incidência e prevalência desta patologia, bem como tratá-la.

As recomendações têm como alvo quatro objetivos:[3]

1. identificar os indivíduos de risco que necessitam intervenção preventiva;
2. manutenção e melhora da tolerância tissular à pressão;
3. proteção contra os efeitos externos mecânicos (pressão, fricção e cisalhamento); e
4. reduzir a incidência de UP, através de programas educacionais.

Objetivando aperfeiçoar e estender a habilidade clínica dos profissionais nesse processo de avaliação de riscos, diversos autores vêm propondo instrumentos de medida ou escalas de avaliação de risco que diferem quanto à complexidade, abrangência e facilidade de uso, e que têm sido testadas e validadas no mundo todo. Geralmente essas escalas compõem-se de aspectos avaliativos, protocolos de prevenção e tratamento das UP.[1]

Se ocorrer uma UP, as medidas preventivas ainda devem ser mantidas e é preciso avaliar a sua causa exata e a eficácia do programa de prevenção. Então, são instituídas as mudanças necessárias, como utilização de equipamentos de suporte diferentes ou aumentar as proteínas e vitaminas da dieta do paciente, por exemplo. Existem outros fatores que também devem ser levados em consideração no tratamento das UP e entre eles estão a localização da úlcera, sua classificação de riscos, a aparência e a seleção adequada dos produtos de tratamento.[6]

Dolynchuck et al interpretou e sintetizou doze recomendações como sendo as melhores práticas para prevenção e tratamento de UP focando uma abordagem interdisciplinar que a *Agency for Health Care Policy and Research Guidelines* da Europa publicou.[15]

1. História completa e exame físico do paciente para determinar o estado geral de saúde e os fatores de risco que podem retardar a cicatrização

O conhecimento das causas, duração e da história prévia será útil para se determinar as ações escolhidas para a prevenção e o tratamento que serão instituídos. A aplicação das escalas de risco, Braden ou Norton, como *screening* tem grande valia para levantar a suscetibilidade.

2. *Avaliar e modificar a situação onde a pressão possa ser aumentada*
Recomenda-se fazer a mudança de decúbito a cada 2 horas, usar travesseiros e coxins para o posicionamento (fig. 16.4) e utilizar superfície de suporte (colchões) adequado com ar estático, ar dinâmico, fluido ou de espuma piramidal.

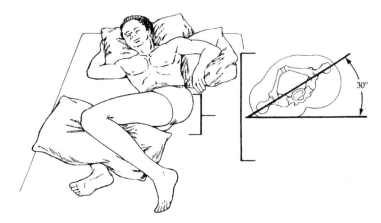

Figura 16.4: Demonstração do posicionamento com travesseiros a 30 graus, que permite menor pressão nos trocânteres quando em decúbito lateral. (Bryant RA et al, 1992).[4]

3. *Avaliação e controle da dor*
Utilizar escalas para mensurar a dor, providenciar a analgesia medicamentosa antes dos procedimentos e manter a dor sob controle.

4. *Maximizar o estado nutricional*
Monitorizar o estado nutricional e instituir suplementação alimentar quando indicado.

5. *Controlar a umidade e a incontinência*
Usar cremes ou filmes protetores da pele após a higiene, utilizar dispositivos para o controle da incontinência (fraldas descartáveis, Uripen e coletores). Nas feridas exsudativas, utilizar curativos absorventes (alginatos, esponjas, hidrofibras).

6. *Maximizar a atividade e mobilidade, reduzindo ou eliminando a fricção e o cisalhamento*
Não elevar a cabeceira acima de 30 graus, mobilizar com auxílio de lençol para evitar fricção e utilizar barras de trapézio para o paciente se apoiar.

7. *Avaliar e assistir as necessidades psicossociais e desenvolver o plano centrado nos pacientes*
Orientação aos pacientes e familiares, abordagem multidisciplinar dos sintomas depressivos.

8. *Estadiar, avaliar e tratar as feridas proporcionando um ótimo ambiente de cicatrização (desbridamento, controle de infecção, ambiente úmido e biológico)*
Acompanhar a evolução das lesões através de mensuração com régua, acetatos e/ou fotos. Tratar a infecção sistematicamente e associar curativos com bactericidas tópicos. Não se recomenda o uso de antissépticos em feridas, pois a toxicidade deles no tecido de granulação já foi bem documentada. Selecionar um curativo que mantenha um ambiente adequado à reparação tecidual (meio úmido, sem risco de trauma e infecção). Atualmente, os dispositivos mais utilizados são: esponjas (alta absorção), alginato de cálcio (absorção, hemostasia), hidrogel (hiper-hidrata tecidos desvitalizados), hidrocolóide (oclusão) e membranas adesivas (proteção).

9. *Introduzir modalidades adjuntas se clinicamente indicado*
Pacientes com úlceras que não respondem aos tratamentos convencionais podem ser candidatos aos tratamentos alternativos tais como: ultrassom, luz ultravioleta, corrente elétrica e *laser*.

10. *Considerar a intervenção cirúrgica para as úlceras em estágio III e IV*
Pode ser necessário desbridamento cirúrgico nas úlceras em estágio III e IV com sinais de infecção, e/ou enxertos para reparar lesões extensas, profundas ou em locais que uma cicatriz poderia interferir na funcionalidade ou estética. Obviamente, com o trabalho interdisciplinar, é possível definir a indicação do tratamento, se será cirúrgico ou não.

11. *Desenvolver uma equipe interdisciplinar com flexibilidade para ir de encontro às necessidades dos pacientes*
Deve-se compor uma equipe com enfermeiros especialistas, médicos, nutricionistas, assistentes sociais e outros que são necessários para atender às necessidades dos pacientes.

12. *Educar os pacientes, cuidadores e profissionais de saúde na prevenção e tratamento das UP*
Deve-se ter um programa na instituição que contemple conhecimento sobre a fisiopatologia, instrumentos de avaliação de risco, avaliação da pele, desenvolvimento e implementação de *guidelines*.

O PAPEL DA NUTRIÇÃO NA PREVENÇÃO E NO TRATAMENTO DE UP

O estado nutricional tem sido citado como influente na incidência, progressão e gravidade da UP e um dos mais importantes fatores de contribuição para a reparação tecidual é o seu bom estado. Muitos estudos relatam ser a hipoalbuminemia, a anemia, a linfopenia, a redução do zinco sérico e do peso corporal, coadjuvantes nos indivíduos com UP.[16,17]

A nutrição adequada é um dos mais importantes aspectos para o sucesso do processo de cicatrização, pois a regeneração tecidual exige um bom estado nutricional do paciente e consome boa parte de suas reservas corporais. A recuperação nutricional pode trazer melhores resultados e redução no tempo de cicatrização.

Vários estudos sugerem que a ingestão de nutrientes, especialmente de proteínas, é importante na cicatrização de UP. A hipoalbuminemia tem sido descrita como fator de risco para UP. Em pessoas idosas, o catabolismo das doenças é capaz de induzir uma queda na albumina sérica, entretanto, é provável que estes dois fatores estejam associados.[5]

Os dados, entretanto, são contraditórios. A albumina tem sido associada com o desenvolvimento das úlceras, mas não em todos os estudos.[8] Um estudo realizado por Bourdel-Marchasson et al onde foi introduzido, na dieta de idosos doentes hospitalizados, um suplemento nutricional oral sendo obtida significante diminuição no risco de desenvolvimento de úlcera com esta intervenção. Em contrapartida, Thomas descreveu vários trabalhos que mostraram não ser significante a ingestão de suplemento nutricional ou dieta enteral para prevenção de UP.

Enquanto os estudos publicados fornecem evidências para o papel da nutrição no desenvolvimento das UP e na sua cicatrização, a prática de suplementação é mantida por clínicos especialistas (Goode e Allman, Kaminski, Pinchcofsky-Devin, Williams, Lidowski). Estas autoridades recomendam suplementação ou ingestão de proteínas, calorias, vitamina C e de zinco em particular.[3]

Um estudo com pacientes em terapia de nutrição enteral evidenciou que 65% destes apresentavam UP e que, apesar das fórmulas serem aparentemente adequadas, deficiências de micronutrientes e a desnutrição marasmática foram evidenciadas, destacando a necessidade de uma terapia nutricional focada nas características desta população.[19] Confirmando estes dados, o estudo de Rojas e Phillips apresentou pacientes idosos com úlceras crônicas em membros inferiores e baixos níveis de vitamina A e E, caroteno e zinco, mostrando que deficiências destes elementos podem influenciar a cicatrização. Contudo, a prática da suplementação para acelerar a cura destas feridas é controversa.[8]

O uso de suplementos vitamínicos ou minerais no tratamento das UP e sua eficácia não foi demonstrada conclusivamente. Mais estudos com populações ajudariam a clarear esse papel. Adequada nutrição é essencial para cicatrizar feridas e parece contribuir significativamente na prevenção e no tratamento de UP. Profissionais de saúde que frequentemente encontram estes problemas em sua prática consideram a importância do balanço nitrogenado e da adequada ingestão de calorias, recomendam avaliação nutricional para avaliar os fatores de risco e sempre monitorizá-los.[10]

REFERÊNCIAS BIBLIOGRÁFICAS

1. Paranhos W. Úlcera de pressão. In: Jorge S, Dantas SR. Abordagem Multiprofissional do tratamento de feridas, 1 ed. Brasil, Atheneu; 2003. p. 287-98.

2. Bryant R. Pressure Ulcers In: Acute and Chronic Wounds-nursing management. 2 ed. St. Louis: Mosby; 2000. p. 105-44.

3. US Department Of Health And Human Services. Pressure Ulcers in Adults: Prediction and Prevention. In Clinical Practice Guideline, n3. Rockville, Maryland, Agency for Health Care Policy and Research; 1992. p. 7-53.

4. Chernoff, R. Policy: Nutricion Standards for Treatment of Pressure Ulcers. Nutr Rew 1996; 54(1):(II) S43-44.

5. Bourdel-Marchasson I, Barateau M et al. A Multi-Center Trial of the Effects of Oral Nutrition Supplemention in Critically Ill Older Patients. Elsevier Science Inc. 2000; 16:1-5.

6. Dealey C. O Tratamento de Pacientes com Feridas Crônicas. In: Cuidando de feridas: um guia para enfermeiras. 1 ed. São Paulo: Atheneu; 1996. p. 83-123.

7. Ferrel BA et al. Pressure ulcers among patients admitted to home care. J Am Geriatr Soc 2000; 48(9):1042-7.

8. Thomas D. Issues and Dilemmas in the Prevention and Treatment of pressure Ulcers: A Review. J Gerontol, Medical Sciences. 56A(6):M328-M340.

9. Lewis M et al. Pressure ulcer prevention and treatment: transforming research findings into consensus based clinical guidelines. Intern J Nursing Practice 2003; 9:92-102.

10. Wroblewski J. The Nutritional Aspects of Pressure Ulcer Care. In: Krasner D. Chronic Wound Care. A Clinical Source Book for Healthcare professionals. King of Prussia, Health Management; 1990. p. 188-93.

11. Bergstrom N et al. Pressure Ulcer Treatment. Clinical Practice Guideline. Rockville; MD: US. Department of Health and Human Services, Public Health Service, AHCPR; 1994.

12. Bates-Jensen B, Susman C. Pressure Ulcers: Pathophysiology and prevention. In: Wound Care. A Collaborative Practice Manual for Physical Therapists and Nurses. Unite States: Aspen Publishers; 1998. p. 235-42.

13. Braden BJ, Bergstrom N. A conceptual schema for study of pressure sores. Rehabil Nurs; 1987. 12(1): 89.

14. Maklebust, J& Sieggreen, M. Pressure ulcers guedilines for prevention and nurse managemen. 2 ed. Pensylvania: Spring Pennsylvania House; 1996.

15. Dolynchuck K et al. Best Practices for the Prevention and treatment of Pressure ulcers. Ostomy Wound Management 2000; 246(11):38-52.

16. Breslow RA, Bergstrom N. Nutricional prediction of pressure ulcers. J Am Diet Assoc 1994; 94:1301-4.

17. Breslow RA et al. The importance of dietary protein in healing pressure ulcer. J Am Geriatr Soc 1993; 41(4):357-62.

18. Henderson CT et al. Prolonged tube feeding in long-term care: nutritional status clinical outcomes. J Am Coll Nutr 1992; 11(3):309-25.

17

Osteoporose

MARIA DO CARMO SITTA
MÁRCIA M. H. A. OLIVEIRA SALGUEIRO

INTRODUÇÃO

A osteoporose é uma doença disseminada por todo esqueleto, que se caracteriza por baixa massa óssea e deterioração da qualidade do tecido ósseo, com consequente aumento da fragilidade óssea e suscetibilidade a fraturas. É definida atualmente como uma diminuição da força óssea que é representada pelo conjunto de quantidade (massa) e qualidade óssea.

Na maioria dos casos, a osteoporose é uma doença silenciosa e só se manifesta justamente quando aparecem as fraturas. As fraturas típicas ocorrem no colo do fêmur, vértebras e no punho, mas todos os ossos são suscetíveis. A fratura de colo de fêmur é a mais grave manifestação da osteoporose. Estima-se que 5 a 20% das vítimas deste tipo de fratura falecerão no mesmo ano em que ocorreu o evento e cerca de 50% dos sobreviventes ficarão incapacitados ou dependentes de modo permanente.

A osteoporose é um problema de saúde pública mundial. Nos EUA, há 25 milhões de pessoas com a doença e cerca de 1,3 milhões de fraturas anuais. Os gastos chegam a 13,8 bilhões de dólares. No Brasil já existem cerca de 11 milhões de pessoas com osteoporose e com o aumento da expectativa de vida, este número será progressivamente maior. Estão listados abaixo os principais fatores de risco (Quadro 17.1).

Quadro 17.1: Fatores de risco para osteoporose.

- Sexo feminino
- Fratura prévia
- Raça asiática ou caucásica
- Idade > 65 anos em ambos os sexos
- História materna de fratura ou osteoporose
- Menopausa precoce (antes dos 40 anos)
- Tratamento com corticoides e anticonvulsivantes
- Doença reumática, especialmente artrite reumatoide
- Climatério
- Tabagismo
- Alcoolismo
- Sedentarismo
- Imobilização prolongada
- Dieta pobre em cálcio

MASSA ÓSSEA

A medida da massa óssea é a maior determinante mensurável do risco de fratura por osteoporose. A massa óssea aumenta durante a infância e adolescência, atingindo seu pico na década de trinta, e depois inicia um declínio progressivo e contínuo com a idade. A mulher adulta tem menor massa óssea em relação ao homem em todas as idades e apresenta uma acentuada aceleração de perda de massa óssea durante os cinco anos seguintes à menopausa. A perda de massa óssea associada à idade causa uma perda aproximada de 1% ao ano e pode se acelerar até 5% ao ano após a menopausa

DIAGNÓSTICO (DENSITOMETRIA ÓSSEA)

A melhor forma de quantificar a massa óssea e diagnosticar a osteoporose é através da densitometria óssea. A densitometria por absorciometria por radiografia com dupla energia (DEXA – *Double Energy X-Ray Absorptiometry*) é o método mais utilizado e o único que está padronizado pela Organização Mundial da Saúde até a presente data. O tempo de realização do exame é de 5 a 10 minutos, é bastante precisa (Erro = 1-2%), tem baixa radioatividade, custo razoável e sendo universalmente utilizada permite a comparação entre as várias publicações.

Deve ser realizado no fêmur e na coluna, que são os sítios mais suscetíveis à fratura e, em geral, estas duas regiões são suficientes para refletir o que acontece em todo o esqueleto.

Na densitometria, de acordo com a Organização Mundial da Saúde (OMS), considera-se para diagnóstico o Índice-T que representa o desvio padrão (DP), em relação ao adulto jovem (25 a 45 anos):

0 a –1,0 Desvio-padrão = Normal
–1,0 a –2,5 Desvio-padrão = Osteopenia
> –2,5 Desvio-padrão = Osteoporose

As medidas da densitometria são realizadas na coluna lombar nas vértebras L_1, L_2, L_3 e L_4. Considera-se como padrão, a média entre L_1-L_4 ou L_2-L_4. No fêmur, os valores são determinados no colo do fêmur, no triângulo de Wards e no trocânter maior. Recomenda-se como padrão, a média dos valores que é chamada de fêmur total.

O Consenso Brasileiro de Osteoporose, reunindo as recomendações universais, recomenda que a densitometria óssea deve ser realizada nas seguintes situações:

1. Todas as mulheres com 65 anos ou mais.
2. Mulheres com deficiência estrogênica com menos de 45 anos.
3. Mulheres na peri e pós-menopausa com fatores de risco.
4. Indivíduos com fratura por trauma mínimo.
5. Indivíduos com evidências radiográficas de osteopenia ou fraturas vertebrais.
6. Homens acima de 65 anos com fatores de risco.
7. Para monitoramento da evolução da doença e dos diferentes tratamentos disponíveis.

TRATAMENTO

Desde 1998 há ampla evidência de que o tratamento seja recomendado em mulheres com osteoporose e fatores de risco, pois diminui o aparecimento de novas fraturas.

Vários medicamentos são aprovados para o tratamento da osteoporose: alendronato, risedronato, raloxifeno, calcitonina, reposição hormonal e teriparatida porque comprovaram que diminuem o risco de fratura. Os pacientes devem ser avaliados individualmente para se decidir a necessidade de tratamento medicamentoso, mas os aspectos nutricionais têm validade universal desde a primeira infância.

ASPECTOS NUTRICIONAIS

Uma boa alimentação é essencial para o desenvolvimento de todos os tecidos, inclusive o ósseo. A dieta equilibrada contendo quantidades adequadas de todos os nutrientes, especialmente de cálcio em todos as etapas da vida torna-se fundamental quando o assunto é osteoporose. Os indivíduos devem adotar um estilo de vida saudável desde a infância, com alimentação equilibrada, prática de atividade física e exposição à luz solar. A preocupação com o consumo adequado de alimentos fontes de cálcio não deve ocorrer somente na idade adulta ou no envelhecimento, há que se pensar na alimentação adequada em cálcio desde o nascimento como prevenção e tratamento da osteoporose.

A fonte de ingestão de cálcio deve, sempre que possível, ser natural, com a utilização de alimentos ricos em cálcio, principalmente o leite e seus derivados como: iogurte, coalhada, requeijão e queijos. Por meio da utilização dos alimentos, garante-se o fornecimento de outros nutrientes que são igualmente importantes para o tecido ósseo, como o fósforo e a vitamina D.

É necessário atentar para fatores que prejudicam a absorção de cálcio pelo intestino. Esses fatores são: o próprio envelhecimento, o excesso de fibras alimentares na dieta, a presença do ácido oxálico em hortaliças como espinafre, acelga e beterraba, o ácido fítico presente na casca externa de grãos de cereais, como aveia, níveis elevados de fósforo na dieta, quantidade diminuída de gorduras e vitamina D dos alimentos e consumo exagerado de cafeína.

O único fator alimentar que favorece a perda de cálcio pela urina é a ingestão abusiva de proteínas de origem animal. O consumo alimentar de proteínas de origem animal como: carnes, peixes, aves, ovos e leite e derivados em quantidades moderadas é fundamental para formação e manutenção dos sistemas.

Os alimentos fontes de cálcio que apresentam grande quantidade desse macromineral compreendem o leite e seus derivados e as hortaliças de folhas verde-escuras, tais como couve, folhas de nabo, folhas de mostarda e brócolis. Na tabela 17.1 estão apresentados alguns alimentos fontes de cálcio na sua medida caseira que pode ser utilizada para consumo com a respectiva quantidade de cálcio.

O consumo adequado de cálcio em todas as idades é um dos fatores destacados na prevenção e tratamento da osteoporose. Dessa forma, na tabela 17.2 estão apresentados os valores de ingestão dietética de referência (DRIs) para consumo de cálcio desde o nascimento, onde verifica-se valores elevados de consumo em todos os grupos etários.

Tabela 17.1: Teor de cálcio de alimentos selecionados.

Alimento	Medida caseira	Quantidade (g)	Cálcio (mg)
Leite de vaca desnatado	1 copo duplo grande	240,0	297,6
Leite de vaca integral	1 copo duplo grande	240,0	295,2
Iogurte natural	1 pote	200,0	300,0
Iogurte natural desnatado	1 pote	200,0	300,0
Queijo-de-minas fresco	1 fatia média	30,0	205,5
Queijo muzzarela	1 fatia média	20,0	103,4
Requeijão	1 colher de sopa cheia	30,0	169,5
Brócolis refogado ou cozido	4 colheres de sopa cheias picado	40,0	45,6
Couve refogada	2 colheres de sopa cheias picada	40,0	164,02
Feijão-branco cozido	1 concha média	100,0	50,2
Repolho cozido ou refogado	1 escumadeira média cheia picada	45,0	21,83

Fonte: Pinheiro et al. (2000), Philippi (2002).

Tabela 17.2: Valores de ingestão dietética de referência (DRIs) para cálcio segundo os grupos etários.

Grupos etários	Cálcio (mg/dia) DRI
0-6 meses	210
6-12 meses	270
1-3 anos	500
4-8 anos	800
9-13 anos	1.300
14-18 anos	1.300
19-30 anos	1.000
31-50 anos	1.000
51-70 anos	1.200
> 70 anos	1.200

SUPLEMENTAÇÃO DE CÁLCIO E VITAMINA D

A maioria das mulheres na pós-menopausa consome menos do que 500mg por dia e, embora a maior parte dos trabalhos falhem em demonstrar o efeito isolado do cálcio, na prevenção da perda da massa óssea da coluna nos primeiros anos pós-menopausa, a maioria dos especialistas recomenda o consumo entre 1g a 1,2g de cálcio ao dia. A suplementação de cálcio é necessária nas doses de 1g/dia para a mulher na pós-menopausa, e faz parte da estratégia complementar do tratamento medicamentoso. Embora, isoladamente, seu efeito possa ser questionado, não há dúvida de que o sucesso do tratamento com qualquer tipo de medicamento depende da boa oferta de cálcio e vitamina D. Pode-se utilizar o carbonato de cálcio em suas várias formas comerciais ou o citrato de cálcio que é recomendado para pacientes com nefrolitíase.

A baixa ingestão de vitamina D, baixa exposição ao sol e diminuição da capacidade de sintetizar a vitamina D na pele faz com que muitos idosos apresentem hipovitaminose D. E também é demonstrada uma menor capacidade de conversão da 25(OH)D em 1,25(OH)$_2$D devido a diminuição do *clearance* renal. Estes fatores fazem com que haja necessidade de suplementar a vitamina D, na dose de 400 a 800UI de colecalciferol ou ergocalciferol. O calcitriol [1,25(OH)$_2$D] é recomendado nas doses de 0,50 a 0,75mcg ao dia em pacientes com insuficiência renal. Recomenda-se a dosagem do cálcio urinário de 24 horas para se ajustar individualmente as dosagens de cálcio e vitamina D e, naturalmente, não deve ser utilizada em pacientes com calciúria elevada.

Os exercícios físicos, especialmente com carga (musculação) são os mais efetivos para o tratamento e prevenção da osteoporose. Os exercícios com caminhada, corrida ou bicicleta são igualmente importantes. A hidroginástica e a natação colaboram para diminuir o risco de fraturas por melhorar a coordenação motora e a massa muscular, mas não interferem no ganho de massa óssea. A atividade física associada a uma dieta rica em cálcio e vitamina D ainda é a melhor estratégia de prevenção.

Medidas governamentais em saúde pública que estimulassem ou tornassem obrigatória a suplementação de cálcio e vitamina D em farinhas seriam extremamente benéficas para conter o aumento progressivo e alarmante desta doença.

É importante estarmos atentos para o diagnóstico e tratamento da osteoporose, pois toda fratura osteoporótica representa uma oportunidade perdida de fazer a prevenção ou a detecção precoce de uma doença que além da alta mortalidade, interfere radicalmente na qualidade de vida do indivíduo.

BIBLIOGRAFIA

Anderson JJB. Minerais. In: Mahan LK, Escott-Stump S. Krause Alimentos, Nutrição e Dietoterapia. 10 ed. São Paulo: Roca; 2002. p. 106-45.

Bates DM, Black DM, Cummings SR. Clinical use of bone densitometry. JAMA 2002; 288(15):1898-900.

Chapuy MC, Arlot ME, Duboeuf F et al. Vitamin D and calcium to prevent hip fracture in elderly women. N Engl J Med 1992; 327:1637-42.

Chow R et al. Prevention and rehabilitation of osteoporosis program: exercise and osteoporosis. Int J Rehab Res 1989; 12:49-56.

Consenso Brasileiro de Osteoporose 2002. Programa de diretrizes para prevenção e tratamento da Associação Médica Brasileira e Conselho Federal de Medicina. Brasília; 2002.

Frank AA, Soares EA. Nutrição no Envelhecer. Cálcio e Vitamina D: Intervenções Nutricionais na Osteoporos. Rio de Janeiro: Atheneu; 2002. p. 143-62.

Going S, Lohman T, Houtkooper L et al. Effects of exercise on bone mineral density in calcium-replete postmenopausal women with and without hormone replacement therapy. Osteporos Int 2003; 14:637-43.

Kanis JA, Gluer CC. An update on the diagnosis and assessment of osteoporosis with densitometry: committee of scientific advisors, International Osteoporosis Foundation. Osteoporos Int 2002; 11:192-202.

Lindsay R, Meunier PJ. IOF Worl Congress on Osteoporosis. Osteoporos Int 2004; 15(Suppl 1): S1-S162.

Philippi ST. Tabela de composição de alimentos: suporte para decisão nutricional. São Paulo: Coronário; 2002.

Pinheiro ABV, Lacerda EMA, Benzecry EH, Gomes MCS, Costa VM. Tabela para Avaliação de Consumo Alimentar em Medidas Caseiras. 4 ed. Rio de Janeiro: Atheneu; 2000.

Rizzoli R. Atlas of Postmenopausal Osteoporosis. London: Science Press Ltd.; 2004.

18

Insuficiência Cardíaca

ALINY STEFANUTO
CRISTIANE KOVACS
DANIEL MAGNONI
PRISCILA MOREIRA

ORIENTAÇÃO NUTRICIONAL EM INSUFICIÊNCIA CARDÍACA

A insuficiência cardíaca é hoje uma das causas mais comuns de internação hospitalar e de morbimortalidade entre a população idosa.[1]

O paciente com insuficiência cardíaca (IC) apresenta disfunção cardíaca associada à função ventricular esquerda prejudicada, redução da tolerância ao exercício, alta incidência de arritmia ventricular e expectativa de vida diminuída, bem como alterações metabólicas e nutricionais.[1] Pode ocorrer concomitantemente a presença de diversas doenças, tais como diabetes, aterosclerose, doença arterial coronariana e deficiência renal crônica, em que a terapia nutricional e o acompanhamento específico são de extrema importância para o sucesso do tratamento.[2]

A IC promove alterações do sistema digestório como a compressão gástrica, congestão hepática e edemas de alças intestinais (gerando uma diminuição da capacidade absortiva) que levam a deficiências de macro e micronutrientes, caracterizadas principalmente por deficiência de selênio, tiamina e carnitina.[1] Além disso, outros fatores também contribuem para a baixa ingestão alimentar como náuseas, vômitos, dispneia e fadiga, sintomas estes característicos da doença.

A orientação nutricional em cardiologia tem como fator principal a educação nutricional por meio da avaliação e compreensão dos hábitos alimentares do indivíduo, relacionando-o com seus respectivos aspectos econômico e social, salientando a importância da adesão às orientações prescritas e incentivando-o a um estilo de vida mais saudável.[3]

A conduta é definida após a verificação de dados clínicos (anamnese clínica), antropométricos (peso, altura, IMC, dobras e circunferências, alterações de peso), ingestão alimentar (anamnese alimentar) e exames bioquímicos. O objetivo do tratamento nutricional na IC é melhorar a qualidade de vida, prevenir o desenvolvimento e a progressão da doença, atenuar o remodelamento ventricular e reduzir a morbimortalidade.[4]

As deficiências nutricionais que levam a perda ponderal, acompanhadas de disfunções metabólicas, disfunção do ventrículo direito, elevação das catecolaminas plasmáticas, ativação neuro-humoral, mecanismos imunes, aumento do catabolismo e o fator de necrose tumoral (TNF) podem gerar uma complicação importante, a caquexia cardíaca,[5,6] representando um mau prognóstico.

Como a prevalência e a sobrevida da IC vêm aumentando, a caquexia cardíaca acaba se estabelecendo nesses pacientes, acarretando maior morbidade, com taxas de mortalidade de 50%, em um período de 18 meses de acompanhamento.[5]

De um modo geral, a dieta para o paciente com insuficiência cardíaca deve ser fracionada em 5 a 6 vezes ao dia em pequenas porções, poupando, dessa forma, o trabalho cardíaco durante a digestão, a sobrecarga pós-prandial e a sensação de plenitude após as refeições. Caso haja necessidade, ajustes na dieta podem e devem ser feitos, como, por exemplo, adaptações de consistência, oferecendo uma dieta em consistência semipastosa ou pastosa.

NECESSIDADES ENERGÉTICAS

Como a perda de peso é característica da doença, podendo chegar até 15%, é prudente manter o paciente o mais próximo possível do peso ideal, sempre preservando o trabalho cardíaco. A perda de peso pode ser subclassificada em grave, representando > 15% do peso habitual e, em moderada ou inicial, entre 7,5 a 15%.[5] A redução de peso não planejada, acima de 6% em 6 meses, pode ser indicativa de caquexia cardíaca.[7] Por isso, o monitoramento periódico do peso faz-se necessário, bem como garantir a adequação das necessidades energéticas do paciente com IC.

De um modo geral, é indicado 28kcal/kg de peso para pacientes com estado nutricional adequado e 32kcal/kg de peso para pacientes nutricionalmente depletados, considerando o peso do paciente sem edemas.[8] Porém, é preciso evitar *overfeeding*, ou seja, a hiperalimentação do paciente e, para tanto, é necessário iniciar o plano nutricional com 20 a 25kcal/kg de peso, progredindo o valor calórico prescrito de acordo com a tolerabilidade e a evolução do quadro clínico.

Para pacientes com desnutrição proteico-calórica, as necessidades energéticas devem ser supridas oferecendo preparações com maior densidade calórica e em menor volume (fornecendo suplementos nutricionais hipercalóricos e/ou aumentando a quantidade de gorduras monoinsaturadas e polinsaturadas da dieta).

Para aqueles que apresentarem o peso acima do ideal, uma dieta hipocalórica pode ser recomendada, objetivando a perda de peso com consequente diminuição do esforço cardíaco.

NECESSIDADES DE MACRONUTRIENTES

É de fundamental importância o correto balanceamento dos nutrientes na dieta, proporcionando manutenção e/ou correção do estado nutricional do paciente.

As necessidades de carboidratos e gorduras na alimentação do paciente com insuficiência cardíaca são, de maneira geral, as mesmas que de indivíduos normais, porém é preciso se ater a certas situações para o desenvolvimento e progressão da IC, por meio de mecanismos relacionados à glicotoxicidade e lipotoxicidade.[9]

A quantidade de carboidratos na dieta deve estar em torno de 50 a 55% da ingestão energética, priorizando os carboidratos integrais com baixa carga glicêmica, evitando os refinados (açúcar), principalmente por agravar a resistência insulínica.[1]

Alguns tipos de gorduras, como as saturadas e trans, podem participar no desenvolvimento da doença cardiovascular e, dessa forma, estarem associadas à insuficiência cardíaca, porém outras podem auxiliar em processos inflamatórios e imunes, como o ômega-3 (ácido linolênico) e ômega-6 (ácido linoleico) que por participarem na produção de eicosanoides e prostaglandinas atuam positivamente na resposta inflamatória do organismo.[10,11] A quantidade de gordura da dieta deve estar entre 30 a 35%, priorizando gorduras mono e polinsaturadas em detrimento de gorduras saturadas e trans.[1]

As proteínas, em situações de estresse metabólico, relacionado à desnutrição, devem ser incrementadas com recomendações que podem atingir até 2g/kg/dia, sendo que na ausência da desnutrição deve-se oferecer 0,8g/kg/dia.[12]

NECESSIDADES DE MICRONUTRIENTES

SÓDIO

Uma dieta com excesso de sódio pode levar a descompensação cardíaca. O excesso de ingestão de sódio no início eleva a pressão arterial por aumento da volemia e do débito cardíaco. Posteriormente, por autorregulação, ocorre aumento da resistência vascular periférica, mantendo elevados os níveis de pressão arterial. Além disso, ativa mecanismos pressóricos como o aumento da vasoconstrição renal e da reatividade vascular aos agentes vasoconstritores e elevação dos inibidores da Na/K ATPase.[13] Portanto, devido a tais mecanismos, a redução de sódio na dieta se faz importante para a diminuição da pressão arterial.

Em pacientes assintomáticos a restrição pode ser leve, sendo que a dieta, de um modo geral, deve estar centrada na restrição de sódio e, embora sua resposta seja individualizada, a maioria dos pacientes com insuficiência cardíaca responde muito bem a restrições entre 2 e 3g de sal/dia.[1] É preciso nesses casos um acompanhamento nutricional constante com atenção à excreção urinária de sódio que exceda a ingestão, com consequentes diminuições de peso e disfunções renais, indicando, dessa forma, a necessidade de incrementos na ingestão desse nutriente. Quantidades muito restritas de sódio podem ocasionar cãibras, convulsões, hipotensão, sendo que pacientes idosos são muito mais vulneráveis a alterações de sódio do que adultos jovens.[14] Além disso, restrições severas de sal são pouco indicadas, pois diminuem a palatabilidade da dieta e, consequentemente, a aceitação alimentar dos pacientes, que na maioria das vezes já é insuficiente.[12]

Quanto à adição de sal no preparo de alimentos, não há indicação do uso de sal dietético, que por sua grande quantidade de potássio pode levar o indivíduo mais suscetível a desenvolver hiperpotassemia. De forma geral, deve ser indicado como terapia nutricional, a diminuição do sal de adição e o consumo controlado de condimentos industrializados, adoçantes artificiais que contenham sódio, salgadinhos, molhos prontos, temperos prontos e tabletes de caldos, carnes e peixes processados, sopas prontas, enlatados, conservas, biscoito água e sal, pães com cobertura salgada, embutidos, sucos artificiais em pó do tipo *diet* e *light* e bebidas isotônicas.[15]

Tabela 18.1: Restrição salina.

Restrição leve
2.000 a 3.000mg (100 a 200mEq de sódio) de sal/dia
Restrição moderada
1.000mg (43mEq de sódio) de sal/dia
Restrição severa
500mg (22mEq de sódio) de sal/dia

Adaptado de: III Diretriz Brasileira de Insuficiência Cardíaca Crônica[1].

POTÁSSIO

O potássio diminui a pressão arterial por aumentar a natriurese, reduzir a secreção de renina e norepinefrina e aumentar a secreção de prostaglandinas, exercendo ação protetora ao coração. O uso de diuréticos, espoliadores de potássio, são frequentes no tratamento da doença e a hipocalemia pode ocasionar náuseas, vômitos e desconforto abdominal[15]. Outra implicação clínica importante que ocorre com alterações dos níveis de potássio sérico é o aumento do risco de arritmias ventriculares complexas (toxicidade digital).[1]

A recomendação é de 50 a 70mEq/dia que pode ser suprida por uma alimentação rica em vegetais, leguminosas e frutas.[16] As principais fontes de potássio são beterraba, batata, rabanete, mandioca, cenoura, cará, salsa, almeirão, couve-de-bruxelas, couve manteiga, chicória, espinafre, feijão, grão-de-bico, ervilha fresca e seca, aveia, germe de trigo, abacaxi, amora, abacate, banana, cereja crua, melão, maracujá.

CÁLCIO E MAGNÉSIO

A suplementação de ambos minerais não traz redução na pressão arterial, só há efeito satisfatório quando há deficiência de alguns deles. Dessa forma, uma ingestão de 1.200mg de cálcio (leite e derivados, brócolis, couve, ovos, sardinha, salmão) e aproximadamente 300mg de magnésio (vegetais folhosos verde-escuros, legumes, cereais de trigo integrais, nozes, amendoim, figo, maçã) suprem as necessidades diárias de um indivíduo.

INGESTÃO HÍDRICA

A disfunção do músculo cardíaco promove uma diminuição do fluxo circulatório efetivo aos tecidos, ocasionando retenção de sódio e água, sobrecarregando ainda mais o órgão por aumento da volemia (volume de líquido circulante). Essa retenção hídrica pode levar ao aparecimento de edema intersticial em diferentes órgãos-alvo.[4]

A restrição hídrica somente será estabelecida conforme o quadro clínico do paciente, considerando o balanço hidroeletrolítico e também o uso de diuréticos. Quando o volume de líquido é estabelecido, é necessário considerar não só os líquidos nessa somatória, como também os alimentos que apresentam quantidades consideráveis de água. Em média, a ingestão de líquidos sugerida é de 1.000 a 1.500ml em pacientes sintomáticos com risco de hipervolemia[1].

Normalmente não há necessidade de restrições severas, porém sabe-se que a ingestão de 2,5 a 3 litros/dia aumenta a diurese e, em casos de dificuldades no débito cardíaco associado à caquexia, podem-se utilizar restrições de 1,5 litros/dia ou maiores dependendo do caso.[17]

Segue quadro 18.1 com teor de líquidos presente em frutas. Tais valores devem ser contabilizados na ingestão hídrica diária permitida/prescrita.

Quadro 18.1: Teor de líquidos em frutas.

Frutas com muito baixo teor de líquido (0 a 50ml/porção)	Frutas com baixo teor de líquido (80ml/porção)	Frutas com médio teor de líquido (120ml/porção)	Frutas com alto teor de líquido (170ml/porção)	Frutas com muito alto teor de líquido (220ml/porção)
Açaí (9 unid) Abacate (50g) Tamarindo (24g)	Araçá (100g) Banana (80 g) Caqui (113g) Cereja (100g) Ciriguela (100g) Coco (20g) Cupuaçu (100g) Figo (120g) Fruta do conde (75g) Goiaba (95g) Graviola (100g) Guabiroba (100g) Ingá (100g) Jaca (100g) Kiwi (116g) Manga (111g) Maracujá (77g) Romã (100g) Uva (100g)	Abacaxi (130g) Ameixa (140g) Amora (130g) Cajá (150g) Caju (120g) Damasco (140g) Jabuticaba (140g) Laranja (137g) Laranja lima (164g) Maçã (130g) Mamão papaia (142g) Mamão formosa (240g) Mangaba (150g) Melão (160g) Mexerica (150g) Pera (133g)	Acerola (200g) Carambola (200 g) Grape fruit (200g) Nectarina (180g) Pêssego (200g) Pitanga (175g)	Melancia (250g) Melão (230 g) Morango (240g)

Fonte: Nutwin (Programa de Apoio à Nutrição – UNIFESP), 2002.[18]

ÁLCOOL

Em relação ao consumo de álcool, há a necessidade de completa abstinência, principalmente para pacientes com miocardiopatia alcoólica, por causar depressão miocárdica e precipitar arritmias.[1]

FATORES DIETÉTICOS ADJUVANTES

FIBRAS

São carboidratos complexos não absorvidos pelo organismo que regulam a função gastrintestinal, sendo divididas em solúveis e insolúveis.

As fibras promovem efeito laxativo, acelerando o trânsito intestinal, atuando no tratamento da obstipação, muito frequente em idosos e portadores de insuficiência cardíaca, além de diminuir o esforço para evacuar.[19] São encontradas no trigo (celulose), grãos (hemicelulose), hortaliças (lignina) e frutas (pectina).

A recomendação de fibra alimentar é de 20 a 30g/dia, sendo 25% de fibra solúvel que representa 6g/dia.[16]

FITOSTEROIS

São encontrados exclusivamente nos vegetais, desempenhando funções similares ao colesterol em tecido animais. O β-sitosterol é extraído dos óleos vegetais e é considerado o principal fitosterol encontrado nos alimentos. Por um processo de esterificação, há a formação do sitosterol-éster que o torna melhor solúvel, facilitando sua adição a alimentos. E por saturação é sintetizado o sitostanol-éster. Tanto o β-sitosterol quanto o sitostanol-éster atuam igualmente na redução do colesterol, pois diminuem sua absorção deslocando-o para fora da micela por um mecanismo de competição.[20]

Uma dieta que possua uma boa quantidade e variedade de vegetais fornece cerca de 2 a 4g de fitosterois. A ingestão de 3 a 4g/dia promove a redução do LDL-colesterol em torno de 10 a 15% não influenciando os níveis de HDL-colesterol e triglicérides.[20]

SOJA

Os fitoquímicos denominados isoflavonas e classificados como fitoestrógenos estariam relacionados com a prevenção da aterosclerose, pela ação sobre as concentrações nos lipídios plasmáticos, efeitos antioxidantes e proliferativos sobre as células musculares lisas, como também efeitos sobre a formação do trombo e na manutenção da reatividade vascular normal.[21]

As fibras encontradas na soja atuam no metabolismo dos ácidos biliares e das saponinas (glicosídeo vegetal), aumentando a eliminação da bile no intestino e reduzindo os níveis de colesterol. Para redução do LDL-colesterol os produtos devem conter 6,25g de proteína de soja ou mais, menos que 3g de gordura total, menos que 1g de gordura saturada e menos que 20mg de colesterol.[21]

ANTIOXIDANTES

Os principais antioxidantes relacionados com a doença aterosclerótica são os flavonoides e as vitaminas C, E e carotenoides.

Flavonoides – são complexas formas poliméricas e glicosídicas que não são facilmente degradadas pelos sucos digestivos e, por não serem solúveis, limitam ou impedem sua absorção. Devido a esses fatores, inibem a oxidação do LDL-colesterol e reduzem a agregação plaquetária. Os mais importantes são a quercetina (cereja, amora, uva, morango, jabuticaba, grãos, batata, berinjela, feijão marrom e cebola), campferol (rabanete, couve, escarola e nabo) e a miricetina (vinho e suco de uva).[20]

Vitaminas – as vitaminas C, E e os carotenoides *in vitro* apresentam capacidade de aumentar a resistência da LDL-colesterol a oxidação, por sua incorporação a partícula. Portanto, a utilização de antioxidantes *in vivo* precisa ser melhor estudada, devido principalmente à carência de estudos prospectivos sobre esse assunto. Uma alimentação rica em vegetais, frutas e moderada em óleos vegetais pode proporcionar tais substâncias antioxidantes sem a necessidade de suplementação.[20]

PROBIÓTICOS

Os probióticos são micro-organismos vivos que, como as fibras, atuam no intestino promovendo o equilíbrio da flora microbiana intestinal. Eles inibem a colonização intestinal por bactérias patogênicas, diminuindo assim, a formação de gases; participam na ativação da imunidade, auxiliam no processo digestivo e na diminuição do colesterol, participam na produção de ácidos graxos de cadeia curta e aumentam a digestibilidade e absorção de proteínas do leite. São representados pelas *Bifidobacterium* e *Lactobacillus* (leites fermentados e iogurtes).[21]

PREBIÓTICOS

É um ingrediente alimentar não digerível que afeta beneficamente o hospedeiro, estimulando seletivamente a proliferação e/ou atividade de um número limitado de bactérias no cólon, proporcionando potencial melhora na saúde do hospedeiro. Atualmente, os prebióticos promovem a proliferação das bifidobactérias, proporcionam alterações na microflora bacteriana com a diminuição das bactérias patogênicas, diminuem o colesterol e os triglicérides, controlam a pressão arterial. São exemplos de prebióticos os fruto-oligossacarídeos (FOS) e a inulina. Os FOS são obtidos por meio da hidrólise da inulina, que é um polímero de glicose extraído principalmente da raiz da chicória e pode ser consumida por diabéticos como substituto do açúcar por conter 1 a 2kcal/g.[21]

Os fruto-oligossacarídeos são encontrados na cebola, tomate, centeio, alho, banana, aspargo, alcachofra e mel. Já a inulina é encontrada principalmente no alho, cebola, aspargos e alcachofra.

Uma ingestão diária de 6g de FOS promove aumento do número de evacuações semanais e aumenta o número de bifidobactérias intestinais.[21]

Concluindo, é de fundamental importância o desempenho de uma equipe interdisciplinar no tratamento da insuficiência cardíaca, buscando envolvimento com a família para um vínculo mais efetivo entre profissionais e paciente, objetivando maior eficácia e adesão ao tratamento. Os grupos educacionais e os programas de apoio a pacientes e familiares têm mostrado ser medidas de alta relação custo-benefício, diminuindo a incidência de internações hospitalares.

REFERÊNCIAS BIBLIOGRÁFICAS

1. Bocchi EA, Marcondes-Braga FG, Ayub-Ferreira SM, Rohde LE, Oliveira WA, Almeida DR et al. Sociedade Brasileira de Cardiologia. III Diretriz Brasileira de Insuficiência Cardíaca Crônica. Arq Bras Cardiol 2009;92(6 Suppl 1):1-71.

2. Fortmann SP, Varady AN. Effects of a community-wide health education program on cardiovascular disease morbidity and mortality: the Stanford Five-City Project. Am J Epidemiol 2000;152:316-23.

3. Ho KK, Pinsky JL, Kannel WB, Levy D. The epidemiology of heart failure: The Framingham Study. J Am Coll Cardiol 1993;22:6A-13A.

4. Guimarães JI, Mesquita ET, Bocchi EA, Vilas-Boas F, Montera MW, Moreira MCV et al. Revisão das II Diretrizes da Sociedade Brasileira de Cardiologia para o Diagnóstico e Tratamento da Insuficiência Cardíaca. Arq Bras Cardiol 2002;79(Suppl 4):1-30.

5. Bocchi EA et al. I Diretriz Latino-Americana para Avaliação e Conduta na Insuficiência Cardíaca Descompensada. Arq Bras Cardiol 2005;85(Suppl 3):1-48.

6. Berry C, Clarck AL. Catabolism in chronic heart failure. Eur Heart J 2000;21:521-32.

7. Anker SD, Negassa A, Coats AJ, Afzal R, Poole-Wilson PA, Cohn JN et al. Prognostic importance of weight loss in chronic heart failure and the effect of treatment with angiotensin-converting-enzyme inhibitors: an observational study. Lancet 2003;36:1077-83.

8. Aquilani R, Opasich C, Verri M, Boschi F, Febo O, Pasini E et al. Is Nutritional Intake Adequate in Chronic Heart Failure Patients? J Am Coll Cardiol 2003;42:1218-23.

9. Chess DJ, Stanley WC. Role of diet and fuel overabundance in development and progression of heart failure. Card Res 2008;79:269-78.

10. Lee KW, Lip GYH. The role of omega-3 fatty acids in the secondary prevention of cardiovascular disease. Q J Med 2003;96:465-80.

11. Lorgeril M, Salen P. Fish and n-3 fatty acids for the prevention and treatment of coronary heart disease: nutrition is not pharmacology. Am J Med 2002;112:316-9.

12. Kok MFJ, Costa RP. Aspectos Práticos da dietoterapia por via oral na insuficiência cardíaca. In: Magnoni CD, Cukier C. Nutrição na Insuficiência Cardíaca. 1 ed. São Paulo: Sarvier, 2002. p.209-18.

13. Lawton WJ, Sinkey CA, Fitz AE et al. Dietary salt produces anormal renal vasoconstrictor responses to upright posture in boderline hypertensive subjets. Hypertension 1998;11:529-36.

14. He J, Ogden LG, Bazzano LA, Vupputuri S, Loria C, Whelton PK. Dietary sodium intake and incidence of congestive heart failure in overweight US men and women. Arch Intern Med 2002;162:1619-24.

15. Intersalt Cooperative Research Group. Intersalt: An international study of electrolyte excretion and blood pressure. Results of 24 hours urinary sodium and potassium excretion. Br Med J 1998;297:319-28.

16. Costa RP, Mendonça, LT. Doenças Cardiovasculares. In: Cuppari L. Nutrição nas doenças crônicas não transmissíveis. 1ed. São Paulo: Manole, 2009. p. 219-65.

17. Rich MW, Vinson JM, Sperry JC et al. Prevention of redmission in elderly patients with congestive heart failure: results of a prospective, randomized pilot study. J Gen Intern Med 1993;8:585-90.

18. Anção MS, Cuppari L, Tudisco ES, Draibe AS, Sigulem DM. Sistema de Apoio à Nutrição [programa de computador]. Centro de Informática em Saúde, Universidade Federal de São Paulo/Escola Paulista de Medicina, Versão 2.5a. São Paulo, 2002.

19. Magnoni D, Cukier C, Santos SV. Insuficiência cardíaca. In: Magnoni D, Cukier C. Perguntas e respostas em nutrição clínica. 2 ed. São Paulo: Roca, 2005. p. 222-5.

20. IV Diretrizes Brasileiras sobre Dislipidemias e Diretriz de Prevenção da Aterosclerose do Departamento de Aterosclerose da Sociedade Brasileira de Cardiologia. Rev Soc Bras Cardiol 2007;88(Suppl 1):1-19.

21. Stefanuto A, Kovacs C, Amparo FC, D'Alfonso GV, Magnoni D. Alimentos Funcionais em Cardiologia. In: Magnoni D, Stefanuto A, Kovacs C. Nutrição Ambulatorial em Cardiologia. 1 ed. São Paulo: Sarvier, 2007. p. 337-50.

19

Dislipidemias

ALBERTO DE MACEDO SOARES

INTRODUÇÃO

OS LIPÍDIOS E SUAS FUNÇÕES

Os lipídios são elementos químicos fundamentais para a formação de todas as células do organismo, para a secreção de vitaminas, bile, hormônios esteroides e para a produção e armazenamento de energia.

As lipoproteínas transportam em sua molécula diferentes tipos de lipídios, dentre os quais triglicérides, fosfolipídios, colesterol em sua forma livre e colesterol em sua forma esterificada.

DISLIPIDEMIA

Dislipidemia significa a alteração dos valores normais de colesterol plasmático, lipoproteínas ou triglicérides plasmáticos.

1. A hipercolesterolemia como fator de risco aterosclerótico

Sabe-se que o colesterol é um dos fatores de risco mais importantes para o desenvolvimento do fenômeno aterosclerótico. Em idosos, apesar de haver controvérsias sobre a possibilidade de diminuição do risco relativo, existem estudos discordantes. Por outro lado, quando se trata de idosos, verifica-se com frequência a coexistência de vários outros fatores que se somam à dislipidemia, como hipertensão, diabetes, obesidade e sedentarismo, entre outros.

Hipercolesterolemia e alteração endotelial: a hipercolesterolemia está associada a uma redução da atividade do óxido nítrico, quer seja por diminuição de sua síntese, quer por maior degradação. Deve-se proceder, ainda, independentemente da idade, a investigação de causas primárias de dislipidemia, dentre as quais hipotireoidismo, diabetes, insuficiência renal crônica, síndrome nefrótica, obesidade, alcoolismo e icterícia obstrutiva.

2. A hipertrigliceridemia como fator de risco ateroesclerótico

Apesar da controvérsia, há mais de meio século existem evidências da relação de hipertrigliceridemia com doença aterosclerótica coronariana. Atualmente, vários mecanismos tentam explicar esta relação, tornando-a mais plausível: efeito direto das lipoproteínas ricas em triglicérides; influência sobre as lipoproteínas de baixa densidade; influência sobre o metabolismo das lipoproteínas de alta densidade; atuações em mecanismos trombogênicos como hipercoagulabilidade, alteração da fibrinólise e hiperagregabilidade plaquetária.

Tais situações corroboram significativamente para o desenvolvimento da doença aterosclerótica, e se manifestam principalmente através da insuficiência coronariana, isquemia cerebral ou doença isquêmica periférica.

O uso crônico de diuréticos, betabloqueadores, corticosteroides e anabolizantes pode elevar os níveis de triglicérides e/ou diminuir os níveis de HDL-colesterol.

PREVALÊNCIA DE DISLIPIDEMIA EM IDOSOS

De acordo com os estudos de Framinghan, a hipercolesterolemia em idosos é mais frequente em mulheres que em homens (Tabela 19.1).

Tabela 19.1: Prevalência de hipercolesterolemia (CT ≥ 250mg/dl) (estudo de Framinghan).

Idade (anos)	% de hipercolesterolemia Homens	% de hipercolesterolemia Mulheres
65-74	16,6	39,7
75-84	9,7	36,3
85-94	9,4	18,4

Em pesquisa realizada na cidade de Santos-SP envolvendo cerca de 500 idosos (com idade igual ou acima de 60 anos) em ambiente extra-hospitalar, todos aparentemente sadios e a maioria praticante de atividade física regular, encontramos níveis plasmáticos de colesterol acima do normal em 77,5% dos participantes.

DIAGNÓSTICO

Tabela 19.2: Valores de referência.

Lipídios	Valores desejáveis (mg/dl)	Valores limítrofes (mg/dl)	Valores aumentados (mg/dl)
CT	< 200	200-239	≥ 240
LDL-c	< 130	130-159	≥ 160
HDL-c	≥ 35	—	—
TG	< 200	—	≥ 200

BENEFÍCIOS DO TRATAMENTO

1. Pacientes com dislipidemia e doença arterial periférica submetidos à terapia hipolipemiante melhoram não somente seu perfil lipídico, mas também se beneficiam através da modificação na evolução da aterosclerose, através de mecanismos denominados pleiotrópicos, que levam à restauração da função endotelial e à redução de fatores pró-trombóticos e inflamatórios.

2. O tratamento hipolipemiante em pacientes com doença arterial periférica pode diminuir a mortalidade em até 25%.
3. Diminuição dos riscos de AVC em portadores de doença arterial obstrutiva periférica.
4. Diminuição dos riscos de insuficiência coronária em portadores de doença arterial obstrutiva periférica.
5. Melhora na disfunção do endotélio.

TRATAMENTO NÃO MEDICAMENTOSO

Dieta

Não pairam dúvidas sobre a importância da dieta adequada para pacientes portadores de dislipidemia. Dietas com baixas ingestão de ácidos graxos saturados predispõe à diminuição do colesterol total, do LDL-colesterol e do triglicérides. Muitas vezes o profissional médico deve recorrer à nutricionista na habilidade em se obter uma dieta devidamente individualizada, ainda mais quando se estiver diante de pacientes com outras co-morbidades que sejam beneficiadas por tais dietas, dentre as quais diabetes, obesidade e hipertensão.

O consumo diário de 20 a 30 gramas de fibras também atua como coadjuvante na diminuição dos valores de colesterol total e LDL-colesterol.

Atividade física

O exercício físico aeróbico aumenta o HDL-colesterol e diminui os níveis de triglicérides, além de interferir em outros conhecidos fatores de risco para o processo aterosclerótico, como hipertensão, obesidade, diabetes e sedentarismo.

Medidas gerais

A suspensão do tabagismo pode contribuir para elevação dos níveis de HDL-colesterol. O combate à obesidade é muitas vezes acompanhado de diminuição do colesterol total e dos níveis de triglicérides.

TRATAMENTO MEDICAMENTOSO

Hipercolesterolemia

Inibidores da HMG-CoA redutase. A HMG-Co a redutase é a enzima responsável pela transformação da HMG-CoA em ácido mevalônico, etapa inicial da formação do colesterol intracelular. As vastatinas têm a propriedade de inibir a ação desta enzima. Várias drogas como mevastatina, lovastatina, sinvastatina, fluvastatina e atorvastatina são absorvidas pelo intestino e extraídas do sangue durante sua primeira passagem pelo fígado, sendo posteriormente metabolizadas, acumulando metabólitos ativos e inativos no plasma, que se ligam às proteínas. Os produtos da degradação são então excretados, principalmente, pelas fezes e, em menor parte, pela urina. Existem ainda as pró-drogas lovastatina e sinvastatina, cujos princípios ativos são os ácidos mevinolínico e sinvinolínico, respectivamente, e atuam no interior dos hepatócitos.

A tabela 19.3 apresenta as doses sugeridas para os hipolipemiantes mais frequentemente utilizados.

Tabela 19.3: Doses sugeridas para os hipolipemiantes mais frequentemente utilizados.

Fármaco	Dose diária (mg)
Lovastatina	20/40/80
Sinvastatina	10/20/40
Pravastatina	10/20/40
Fluvastatina	20/40/80
Atorvastatina	10/20/40/80
Rosuvastatina	10/20

Hipertrigliceridemia

Os medicamentos que atuam no combate à hipertrigliceridemia são fibratos, ácido nicotínico e óleo de peixe (Tabela 19.4).

Tabela 19.4: Medicamentos mais utilizados no combate á hipertrigliceridemia.

Fármaco	Dose diária (mg)
Genfibrozil	600/900mg
Bezafibrato	200/400mg
Fenofobrato	250mg
Etofibrato	500mg
Ciprofibrato	100mg
Ácidos graxos ômega-3	10g/20g
Ácido nicotínico	2g/6g

EFEITOS COLATERAIS DOS HIPOLIPEMIANTES

A toxicidade das vastatinas é muito baixa. Náuseas, constipação, diarreia, dores musculares e pruridro podem ser encontrados em pequena porcentagem dos pacientes que as utilizam.

1. Elevação das transaminases hepáticas pode ocorrer em cerca de até 1,5% dos pacientes. Estas alterações podem ser desencadeadas ou precipitadas por usuários de álcool ou portadores de lesões hepáticas preexistentes. Diante disto, recomenda-se a dosagem de TGO e TGP a cada três meses, ao menos no primeiro ano de uso.
2. Elevação da enzima CPK ocorre em 0,1 a 0,2% dos pacientes que utilizam vastatinas. Caso o aumento seja de 10 vezes os valores iniciais, seu uso deverá ser interrompido. Por vezes poderá haver a queixa concomitante de dores musculares, para alguns, reversíveis com a prática da atividade física. Os riscos do desenvolvimento de miopatias são maiores em pacientes que fazem o uso concomitante de fibratos, ácido nicotínico, eritromicina e/ou ciclosporina, podendo, nos casos mais graves, ocorrer rabdominólise com consequente insuficiência renal.

3. Outros efeitos colaterias causados por medicamentos que diminuem colesterol e/ou triglicérides: fadiga, cefaleia, distúrbios gastrintestinais, leucopenia, exantema, *rash* cutâneo, neuropatia periférica, distúrbios do sono e dificuldade em concentrar-se, além da possibilidade de estimularem a excreção de colesterol na bile, favorecendo a litogênese.
4. Interações medicamentosas:
    – Drogas que inibem o citocromo P-450 3A4 (claritromicina, eritromicina, ciclosporina, messilatos, ritonavir, fluconazol, itraconazol, cetoconazol, fluoxetina, nefazodona, verapamil, etc.) elevam a concentração sérica de estatinas metabolizadas por esta via.
    – Drogas que induzem o citocromo P-450 3A4 (barbitúricos, carbamazepina, griseofulvina, fenitoína, primidona, rifampicina, troglitazona, etc.) diminuem a concentração plasmática das estatinas metabolizadas por esta via.
    – Drogas que inibem o citocromo P-450 2C9 (amiodarona, cimetidina, trimetoprima-sulfametoxazol, fluoxetina, fluvoxamina, isoniazida, itraconazol, cetoconazol, metronidazol, etc.) podem levar ao aumento da concentração sérica de fluvastatina.
    – Hipolipemiantes associados a outros hipolipemiantes ou a medicamentos com ação mais preponderante sobre triglicérides → miopatias, rabdomiólise, mioglobinúria e insuficiência renal.
    – Hipolipemiantes associados a anticoagulantes → potencialização da ação anticoagulante.

CONSIDERAÇÕES

Apesar de haver muita discussão sobre a influência da dislipidemia em idosos e de existirem estudos que demonstram que os riscos relativos referentes às dislipidemias diminuem com a idade, as pesquisas mais recentes demonstram aumento do risco absoluto. Atualmente, recomenda-se o uso de medicamentos hipolipemiantes como prevenção secundária, independentemente da faixa etária.

Faltam estudos, entretanto, que justifiquem a utilização de hipolipemiantes na prevenção primária para a população idosa. Que sirva de alerta a necessidade de se ter em mente que, ao se discutir prevenção em idosos, deve-se ter a lembrança da possibilidade de doenças existentes nas formas silenciosas, fazendo o enfoque mudar para prevenção secundária, e não primária. A introdução do tratamento, em termos de prevenção primária, deve ser orientada pelo valor do LDL-colesterol, pela presença de outros fatores de risco para doença aterosclerótica e pelo estado funcional do paciente.

Ao se analisar os níveis de triglicérides, e cientes do fato de estes constituírem fator de risco para doença coronariana, existem autores que sugerem como elevados e passíveis de tratamento níveis acima de 150mg/dl, quando associado a diabetes.

Algumas ponderações merecem ainda atenção e reflexão:

A população idosa cresce no Brasil em velocidade três vezes mais rápida quando comparada à população adulta, com expectativa de tornar o Brasil o sexto país mais populoso em idosos do mundo nos próximos vinte anos.

Independentemente das evidências, cabe lembrar que uma das peculiaridades que envolvem idosos diz respeito à variabilidade individual entre as idades biológica e cronológica, e cabe ao profissional estar apto a verificar estas diferenças.

A análise da literatura atual reflete muitas mudanças não só nos critérios diagnósticos dos últimos anos, como também nos novos valores adotados em diversos setores da medicina atual; assim, os valores pressóricos que definiam hipertensão passaram de 160 x 95mmHg para 140 x 90mmHg, os níveis de glicemia de jejum que permitem classificar um paciente como diabético passaram de 140mg/dl para 126mg/dl, etc.

Existem estudos sugerindo o uso de estatinas em pacientes internados em fase aguda de eventos coronarianos, independentemente dos níveis de colesterol. Existem também pesquisas atuais esclarecendo não haver relação entre uso de estatinas e demências.

Somado a este maior rigor nas pesquisas, há a possibilidade da instituição do tratamento precoce, evitando-se assim as complicações a longo prazo de doenças que tanto contribuem para o desenvolvimento do fenômeno aterosclerótico e/ou para suas complicações.

BIBLIOGRAFIA

Expert Panel on Detection, Evaluation and Treatment of High Blood Cholesterol in Adults. Executive Summary of the Third Report of the National Choleterol Education Program (NECP). Expert Panel on Detection, Evaluation and Treatment of High Blood Cholesterol in Adults (Adult Treatment Panel III). JAMA 2001; 285:1615-22.

Bertolami MC, Martinez TLR. Hipolipemiantes II. Ação predominante na trigliceridemia. In Farmacologia e Terapêutica Cardiovascular. Batlouni M, Ramires JAF. São Paulo: Atheneu; 1999. p. 535-49.

Fonseca FAH, Kuymija, Laurindo FRM, Chagas ACP. São Paulo: Atheneu; 2003. p. 181-91.

Fonseca FAH. Abordagem dos fatores de risco. In Doença Aterosclerótica Não Coronária. Borges JL. BBS; 2003. p. 55-68.

Forti N, Diament J. Hipercolesterolemia e Hipertrigliceridemia: Critérios de Diagnóstico no Adulto e na Criança. In: Manual de Cardiologia – SOCESP – Timerman A, César LAM. São Paulo: Atheneu; 2000. p. 115-9.

Giannini JD, Forti N, Diament J. Hipolipemiantes I. Ação predominante na hipercolesterolemia. In Farmacologia e Terapêutica Cardiovascular. Batlouni M, Ramires JAF. São Paulo: Atheneu; 1999. p. 513-34.

Moriguchi EH, Michelon E, Vieira JLC. Dislipidemia em idosos. In Tratado de Geriatria e Gerontologia. Rio de Janeiro: Guanabara Koogan; 2002. p. 239-48.

Morillo LS, Giraldez FB. Dislipidemias. In: Terapêutica no Idoso. Jacob-Filho W. BYK; 2003. p. 107-26.

Sociedade Brasileira de Cardiologia. Segundo Consenso Brasileiro Sobre Dislipidemias: Detecção, Avaliação e Tratamento. Arq Bras Cardiol 1996; 67:1-16.

20

Atividade Física e Aspectos Nutricionais no Idoso

DANIEL JOGAIB DAHER
CRISTIANE KOVACS
ALINY STEFANUTO
FERNANDA CASSULLO AMPARO

O envelhecimento é um processo complexo que envolve inúmeras variáveis como genética, estilo de vida, doenças crônicas entre outros, que interagem entre si levando a um declínio funcional associado com a progressão da idade. Atualmente, o sedentarismo é reconhecido como um dos mais importantes fatores de risco para doenças crônico-degenerativas, em especial aquelas que acometem os sistemas cardiovascular, respiratório e osteoarticular. A participação regular em programas de exercício, tanto aeróbicos como resistidos, é uma medida efetiva na prevenção e redução de diversas complicações nesta população. Desta forma, a prescrição de atividade física regular vem sendo muito empregada por profissionais da saúde como efeito adjuvante à terapia.

O consumo máximo de oxigênio ($VO_{2máx.}$) diminui de 5 a 15% por década após os 25 anos de idade; a frequência cardíaca máxima também é diminuída, estando associada a um decréscimo do débito cardíaco tanto em repouso como durante o exercício máximo. Estudos evidenciam que programas regulares de exercícios aeróbicos podem aumentar em até 30% o $VO_{2máx.}$ beneficiando, assim, os indivíduos na terceira idade.

O idoso como qualquer outro paciente, precisa de um aporte nutricional adequado para a prática de atividade física. A correção de hábitos alimentares e a oferta balanceada de macro e micronutrientes e água são fundamentais para um bom desempenho físico, bem como na prevenção de complicações comuns durante o exercício ou no envelhecimento.

PROBLEMAS COMUNS NOS IDOSOS

Algumas doenças e condições são muito prevalentes nessa população e devemos ter em perspectiva que a atividade física e vários aspectos nutricionais podem se relacionar de maneira a prevenir, auxiliar no tratamento ou ser fator de piora, quando não manejados adequadamente. Abordaremos, a seguir, várias dessas situações mais comumente afeitas ao universo dos idosos.

HIPERTENSÃO ARTERIAL

A elevação da pressão arterial representa um fator de risco independente, linear e contínuo para doença cardiovascular. A hipertensão arterial apresenta custos médicos e socioeconômicos elevados, decorrentes principalmente das suas complicações, tais como: doença cerebrovascular, doença arterial coronariana, insuficiência cardíaca, insuficiência renal crônica e doença vascular periférica.

A hipertensão arterial (HA) é altamente prevalente em idosos e seu comportamento durante o exercício também apresenta características específicas. A resistência vascular periférica, geralmente elevada nos idosos quando comparada com adultos jovens, diminui progressivamente durante a prática de atividade física aeróbica, sendo dependente da intensidade do treinamento. Mecanismos relacionados ao sistema renina-angiotensina-aldosterona, modificações metabólicas locais e modulação do sistema nervoso autônomo, entre outros, provocam adaptação da vasculatura periférica e da frequência cardíaca, contribuindo para a redução da pressão arterial naqueles engajados em exercícios físicos. Não existem mais dúvidas de que nos dias atuais os exercícios aeróbicos de leve a moderada intensidade, realizados de forma regular, são benéficos na redução dos níveis pressóricos em pacientes com HA.

A nutrição também desempenha papel de fundamental importância tanto no controle, quanto na prevenção da HA. Dessa forma, a orientação nutricional participa do tratamento não farmacológico da doença, auxiliando na mudança do estilo de vida por meio da aquisição de hábitos alimentares mais saudáveis, redução de peso corpóreo com consequente queda da pressão arterial (diminuição da atividade do sistema nervoso simpático com queda da insulinemia associada à redução da sensibilidade ao sódio).

O excesso de ingestão de sódio no início eleva a pressão arterial por aumento da volemia e do débito cardíaco. Posteriormente, por autorregulação, ocorre aumento da resistência vascular periférica, mantendo elevados os níveis de pressão arterial. Além disso, ativa mecanismos pressores, como o aumento da vasoconstrição renal e da reatividade vascular aos agentes vasoconstritores e elevação dos inibidores de Na/K ATPase. Portanto, a redução de sódio na dieta produz uma diminuição na pressão sistólica nos hipertensos, prevenindo dessa forma o risco de eventos cardiovasculares.

O alto consumo de sódio em idosos se dá devido a alterações fisiológicas que diminuem o paladar e levam ao aumento do sal de adição nas preparações. O consumo frequente de produtos industrializados também pode favorecer o aumento da pressão arterial, pela grande quantidade de sódio contida nos mesmos.

Levando em consideração que o consumo de sal diário é de 10 a 12g, sendo 75% proveniente de alimentos processados, 15% de sal de adição e 10% de sódio intrínseco dos alimentos; uma dieta hipossódica deve conter 102mEq de sódio/dia (2.400mg de sódio ou 6g de sal), além da restrição de alimentos processados (enlatados, embutidos, conservas, molhos prontos, caldos de carne e galinha, defumados, temperos prontos, bebidas isotônicas, salgadinhos tipo *snacks*). Sendo que cada alimento isolado da dieta deve ter menos que 480mg de sódio, o prato principal menos que 720mg e a refeição total menos que 960mg de sódio. Por outro lado, a redução excessiva do consumo de sal também deve ser evitada, principalmente em pacientes em uso de diuréticos, podendo provocar hiponatremia, hipovolemia e hemoconcentração.

As bebidas esportivas devem ser utilizadas apenas com acompanhamento de profissional habilitado e monitoramento de parâmetros hidroeletrolíticos. Sua composição apresenta sódio e potássio que podem ser prejudiciais em idosos hipertensos em uso ou não de medicação.

Outro fator relacionado com a HA em idosos é o déficit da função renal, que pode ser ainda maior quando na presença de dietas hiperproteicas, que sobrecarregam os rins a curto e longo prazo com aumento da pressão capilar intrarrenal, fluxo sanguíneo e taxa de filtração glomerular.

DIABETES MELLITUS

Juntamente com HA, o *diabetes mellitus* (DM) é comum nessa população, sendo esta associação extremamente danosa do ponto de vista cardiovascular, tendo o exercício físico um papel de grande relevância na melhora da resistência periférica à insulina.

No DM, as complicações crônicas podem ser prevenidas com diagnóstico e tratamento precoces, tendo em vista que um em cada quatro indivíduos com mais de 65 anos pode ser acometido por tal doença.

As consequências do DM a longo prazo decorrem de alterações micro e macrovasculares que levam a disfunção, dano ou falência de vários órgãos. As complicações crônicas incluem a nefropatia, com possível evolução para insuficiência renal, a retinopatia, com a possibilidade de cegueira e/ou neuropatia, com risco de úlceras nos pés, amputações e manifestações de disfunção autonômica, incluindo disfunção sexual. Pessoas com diabetes apresentam maior risco de doença vascular aterosclerótica. E, por ser silenciosa, dificulta o tratamento precoce acarretando outras complicações resultantes da hiperglicemia. O seu desenvolvimento engloba: sedentarismo, sobrepeso ou obesidade, alimentação inadequada, estresse, consumo de álcool.

As medidas de tratamento não farmacológico incluem mudanças nos hábitos alimentares, por meio de orientação nutricional e atividade física controlada, sendo a perda de peso indicada para o paciente com sobrepeso ou obeso.

A atividade física vem sendo orientada para o tratamento e controle do DM há várias décadas, uma vez que os exercícios regulares provocam adaptações metabólicas e hormonais que contribuem para reduzir os níveis glicêmicos em repouso. Os mecanismos principais para esse fato são conhecidos: o aumento dos receptores celulares de insulina, com melhora da captação e do metabolismo da glicose pelo músculo esquelético, o aumento da síntese de GLUT-4 e da enzima glicogênio sintetase. Tais efeitos estão relacionados com a remoção mais efetiva da glicose sanguínea pela ação da insulina. Por outro lado, o exercício contribui para o aumento da produção de hormônios anti-insulínicos, como glucagon e catecolaminas, que estão ativos durante a atividade física, tendo papel importante para promover a mobilização de fontes energéticas necessárias à produção dos ATPs que serão utilizados durante a atividade física.

Deve-se notar que essas mudanças são diretamente proporcionais ao nível de aptidão física. Também o controle da obesidade proporcionado pela realização regular de exercícios parece diminuir a probabilidade de aparecimento do DM.

Nesses casos, o exercício contribui de maneira efetiva para a não redução de peso corporal magro, que geralmente acompanha a restrição calórica utilizada para a diminuição da obesidade.

O plano alimentar deve ser individualizado e planejado de acordo com a anamnese alimentar e, portanto, fornecer um valor calórico total (VCT) necessário para a obtenção e/ou a manutenção de peso corporal desejável. Para obesos diabéticos, a dieta deve ser hipocalórica, com uma redução de 500kcal a 1.000kcal do gasto energético total (GET), com o objetivo de promover perdas ponderais de 0,5kg a 1kg/semana. Um método prático para o cálculo do GET é utilizar 20 a 25kcal/kg peso atual/dia (tabela 20.1). A I Diretriz Brasileira de Diagnóstico e Tratamento da Síndrome Metabólica (2005) sugere o uso do peso atual para indivíduos que precisam reduzir o peso.[4] Dietas muito restritivas, com valor calórico extremamente reduzidos (inferiores a 800kcal), não devem ser utilizadas.[2] A terapia nutricional deve ser realizada com objetivo de manter a glicemia normal, controlando a quantidade e qualidade de carboidratos da dieta, incentivando o consumo de fibras (20 a 30g/dia), principalmente as solúveis (6g/dia) (tabela 20.2).

Tabela 20.1: Recomendação para cálculo de necessidades diárias segundo o estado nutricional.

Objetivo	Recomendação
Para perda de peso	20-25kcal/kg peso ideal
Para manutenção do peso	25-30kcal/kg peso ideal
Para ganho de peso	30-35kcal/kg peso ideal

Fonte: citado por Martins e Cardoso (2000).[3]

Tabela 20.2: Composição do plano alimentar recomendado para indivíduos com *diabetes mellitus*.

Macronutrientes	Ingestão recomendada
Valor calórico total (VCT)	De acordo com as necessidades do indivíduo
Carboidratos (CHO)	60 a 70% CHO + ácidos graxos monoinsaturados (AGMI)
Sacarose	Sem restrição
Frutose	Não se recomenda adição nos alimentos
Fibra alimentar	De 25 a 30g/dia
Gordura total (GT)	~ 30% do VCT ou 80 a 85% CHO + GT
Ácidos graxos saturados (AGS)	< 10% das calorias totais
Ácidos graxos polinsaturados (AGPI)	Até 10% das calorias totais
Ácidos graxos monoinsaturados (AGMI)	Aproximadamente 20%
Colesterol	< 300mg/dia
Proteína	15 a 20% ou 0,8g/kg/peso

Fonte: Diretriz Brasileira de Diabetes, 2006.[2]

DISLIPIDEMIAS

Apesar de não ocorrer exclusivamente na terceira idade, a dislipidemia é outro complicador associado à doença cardiovascular (DCV), principalmente na doença arterial coronariana (DAC), em que o exercício também desempenha importante papel no seu manejo, aumentando a atividade da lipase lipoproteica e melhorando a captação e utilização de ácidos graxos pelos músculos, levando assim a uma diminuição do risco de hiperlipemia. A prática de exercícios físicos aeróbios promove diminuição dos níveis plasmáticos de triglicerídeos e elevação dos níveis de HDL-colesterol, porém sem alterações significativas sobre as concentrações de LDL-c. Estudamos um grupo de atletas veteranas, todas no climatério, e pudemos constatar uma taxa de HDL-c efetivamente mais elevada nessas pacientes quando comparadas a um grupo de mulheres na mesma condição, porém sedentárias. Nos idosos, deve ser dada especial atenção a causas secundárias de dislipidemias, principalmente hipotireoidismo, *diabetes mellitus* e insuficiência renal crônica.[4]

O plano nutricional deve oferecer quantidade adequada de gorduras (entre 25 e 35% do valor calórico total da dieta), sendo destas < 7% de gordura saturada, até 10% de polinsaturada e até 20% de monoinsaturada. O colesterol alimentar deve ser limitado no máximo, a 200mg/dia (tabela 20.3). As fibras solúveis estão associadas à diminuição do colesterol plasmático, devendo compor 6g ao dia. A educação nutricional de forma individualizada ou em grupo parece ser o meio mais eficaz para adesão ao tratamento proposto.

Tabela 20.3: Recomendações dietéticas para o tratamento das hipercolesterolemias.

Nutrientes	Ingestão recomendada
Gordura total	25 a 35% das calorias totais
Ácidos graxos saturados	≤ 7% das calorias totais
Ácidos graxos polinsaturados	≤ 10% das calorias totais
Ácidos graxos monoinsaturados	≤ 20% das calorias totais
Carboidratos	50 a 60% das calorias totais
Proteína	15 a 20%
Colesterol	< 200mg/dia
Fibra alimentar	De 20 a 30g/dia
Calorias	Ajustado ao peso desejável

Fonte: IV Diretriz Brasileira sobre Dislipidemias e Prevenção da Aterosclerose, Departamento de Aterosclerose da Sociedade Brasileira de Cardiologia, 2007.[4]

SÍNDROME METABÓLICA

Reconhecida como a mais recente epidemia por vários estudiosos em saúde pública, essa perversa associação de quatro fatores (obesidade abdominal, intolerância à glicose, hipertrigliceridemia e hipertensão) encontra-se atualmente entre os assuntos que mais preocupam as autoridades mundiais na área da medicina preventiva. Dois fatores relacionados ao estilo de vida são os principais desencadeadores da síndrome metabólica: dieta inadequada e inatividade física. O aumento da ingestão de carboidratos e gorduras é fator importante no desenvolvimento da doença, sendo que a simples substituição de gordura saturada por mono e polinsaturada resulta em uma redução significativa do LDL-colesterol. O incentivo do consumo de legumes, verduras e frutas e o controle da ingestão de macronutrientes (carboidratos, proteínas e gorduras) pode controlar/prevenir a síndrome metabólica. A dieta do Mediterrâneo (rica em gordura monoinsaturada, fibras e composto antioxidantes) mostrou ser capaz de reduzir eventos cardiovasculares e a dieta DASH (*Dietary Aproaches to Stop Hypertension*), eficaz na redução da pressão arterial.

A ingestão excessiva de bebidas alcoólicas está relacionada ao aumento da pressão arterial, dos níveis de triglicerídeos e da carga calórica total. É necessário limitar a ingestão de bebidas alcoólicas a 30ml/dia de etanol para homens e a metade para mulher. Por fim, a proibição do hábito de fumar deve ser fortemente estimulada face à sua enorme importância como fator de risco cardiovascular.

Naturalmente, a associação de uma alimentação saudável com atividade física moderada, individualizada e, se necessário, supervisionada, contribuirá fortemente para a correção de todos os componentes da síndrome, devendo sempre ser encorajada.

SISTEMA OSTEOARTICULAR

Diversos fatores como ingestão de álcool, uso de cafeína, elevado consumo de proteína, medicamentos, tabagismo, sedentarismo, entre outros, influenciam na biodisponibilidade de cálcio. A caseína, proteína do leite, melhora a biodisponibilidade do cálcio, enquanto que os produtos de origem vegetal o contêm em menor biodisponibilidade devido principalmente à presença de fibras, fitatos e taninos. Portanto, deve ser incentivado o consumo de pelo menos três porções/dia de leite e/ou derivados como fator determinante da terapia nutricional para osteoporose.

Os benefícios da atividade física regular tanto na melhora da flexibilidade articular, quanto no aumento da força muscular e equilíbrio, prevenção de fraturas e entorses, entre outros, são inequívocos e já bem demonstrados em diversos estudos publicados.

ASPECTOS ESPECIAIS DA ATIVIDADE FÍSICA EM IDOSOS

FLEXIBILIDADE

Na visão atual de atividade física, em qualquer grupo, os exercícios de alongamento e flexibilização das articulações são um consenso. Nos idosos sua importância parece ser ainda mais evidente devido a fatores limitantes inerentes ao envelhecimento. Seu *status* é fundamental para a execução de movimentos simples ou complexos, para a preservação da saúde, prevenção de lesões durante a atividade física e também no desempenho esportivo.

São conhecidos diversos métodos para medir e avaliar a flexibilidade, que podem ser classificados em função dos resultados obtidos em cada um deles. Comumente são realizados testes denominados angulares, lineares e adimensionais.

O treinamento da flexibilidade deve ser realizado antes e/ou após cada sessão de exercícios, por 5 a 10 minutos, podendo excepcionalmente ocorrer sessões exclusivamente voltadas para esse tipo de atividade.

EXERCÍCIOS RESISTIDOS

O sedentarismo prolongado é comum nesse grupo, levando a reduções acentuadas da massa e da força musculares, contribuindo rapidamente para uma inaptidão severa para tarefas rotineiras.

Os exercícios com pesos estão sendo cada vez mais utilizados nos programas de reabilitação geriátrica, devido à grande capacidade em estimular as aptidões mais importantes para os idosos e também pela segurança de sua execução quando bem orientados.

Verificou-se que esta perspectiva de inaptidão pode ser revertida por meio de exercícios resistidos e que em pouco tempo a mobilidade articular e a força muscular evoluem para os níveis necessários à independência pessoal. Ocorre um menor impacto nas alterações hemodinâmicas comuns às realizações das tarefas do dia a dia, além da diminuição do risco de quedas e fraturas, tanto pela melhora do equilíbrio, como pelo aumento da massa muscular e da densidade óssea. Essas alterações também beneficiam idosos com HA e DAC, em que uma diminuição do consumo de oxigênio durante as atividades significa também uma diminuição do risco de eventos desencadeados nessas condições.

AVALIAÇÃO MÉDICA PRÉ-PARTICIPAÇÃO

Tem como objetivos determinar o estado geral de saúde do indivíduo, detectar condições clínicas ou musculoesqueléticas que possam predispor a uma complicação durante a atividade física, diagnosticar condições que possam incapacitar o paciente, provisória ou continuamente para a prática de exercícios, e avaliar o nível inicial de condicionamento físico para a prática física desejada.

Deverão sempre ser feitos:

a) Anamnese cuidadosa, que consideramos o principal elemento da avaliação, que é capaz de revelar cerca de 75% das afecções presentes nos pacientes.
b) Exame físico geral e dos diversos aparelhos e sistemas, que complementa a história clínica e auxilia as decisões médicas seguintes.
c) Exames complementares de laboratório, que incluem hemograma completo e avaliações de eletrólitos, eletrocardiograma (ECG), radiografia simples do tórax e quase sempre um teste ergométrico (TE).

Na dependência das alterações encontradas e considerando-se a relação custo-efetividade, outros exames poderão ser solicitados, na tentativa de confirmar ou não suspeitas diagnósticas, bem como fazer uma correta estratificação do risco relacionado à prática da atividade físico-desportiva. A prevalência de doenças crônico-degenerativas nos idosos deve sempre ser considerada quando da avaliação médica pré-participação, balizando a tomada de decisões no que se refere à solicitação das provas diagnósticas e de avaliação funcional.

PRESCRIÇÃO DA ATIVIDADE FÍSICA

Devemos sempre ter em mente os objetivos do exercício que será prescrito e individualizarmos ao máximo a orientação da atividade física. Dessa forma, um programa de exercícios deve possuir pelo menos três componentes: um componente aeróbico, um de sobrecarga muscular e um de flexibilidade, sendo que a ênfase em cada um deles irá variar de acordo com os objetivos do programa e a condição clínica de cada indivíduo. São recomendados exercícios predominantemente dinâmicos que mobilizam grandes grupos musculares e privilegiam o componente aeróbio. Os exercícios com pesos e também os de flexibilidade devem ser incorporados à rotina do treinamento pelas razões já comentadas.

A prescrição deve levar em conta a intensidade, duração, frequência e tipo de exercício. Sempre está indicada a utilização da frequência cardíaca (FC) como parâmetro a ser seguido durante as atividades, sendo a realização do teste ergométrico (TE) prévio indispensável para a determinação da FC alvo ou zona de treinamento. Recomenda-se uma FC variando entre 60 e 70% da FC máxima prevista para a idade do paciente ou utilizar a porcentagem da FC mais alta atingida no TE limitado por sintomas ou exaustão. Dessa forma, além de individualizarmos a prescrição, determinaremos a zona de treinamento mais segura e com melhores resultados. O método mais comumente utilizado para calcular a FC máx. é a fórmula de Karvonen (220 – idade = FC máx.). Em algumas situações, a utilização da FC como parâmetro de prescrição fica prejudicada, como, por exemplo, em pacientes em uso de medicamentos (betabloqueadores, bloqueadores dos canais de cálcio, antiarrítmicos em geral) que interferem na resposta cronotrópica ao exercício. Esses medicamentos são utilizados com certa frequência na população idosa para tratamentos de diversas doenças. Nesses casos, uma opção para controlar o nível da atividade desenvolvida pode ser o uso da escala de esforço percebido (Escala de Borg).

RECOMENDAÇÕES NUTRICIONAIS NA ATIVIDADE FÍSICA

Uma alimentação adequada e balanceada é de fundamental importância para uma boa saúde e bem-estar em todos estágios de vida. A preocupação com a dieta, para praticantes de atividade física é ressaltada, visto que o corpo funciona como uma máquina em que o combustível, ou seja, a energia necessária para a prática do exercício, é fornecida pelos nutrientes consumidos diariamente.

Em idosos fisicamente ativos, o cuidado deve ser ainda maior, principalmente devido às disfunções normais do envelhecimento, caracterizadas por alterações fisiológicas, metabólicas e psicológicas. As alterações fisiológicas são determinadas pela diminuição de paladar, olfato, visão, audição, secreção salivar, movimentos gastrintestinais, resistência a infecções, reposição óssea, má digestão, predisposição a anemia, desidratação. Já as alterações metabólicas podem ser caracterizadas pela perda da massa magra, aumento da massa gorda, diminuição da imunidade, queda na função pulmonar, perda da força, queda do metabolismo, diminuição das necessidades calóricas, diminuição a tolerância à glicose. E as alterações psicológicas, pela sociedade, família, estresse, depressão, falta de apetite. Portanto, é de suma importância a realização de ajustes/adaptações de acordo com as necessidades especiais dessa população.

As recomendações nutricionais do *Recommended Dietary Allowances* – RDA (*National Reaserch Council*) para atletas e desportistas sempre estiveram em discussão. E, segundo pesquisas atuais, não há comprovação científica que confirme a necessidade de requerimentos aumentados para praticantes de atividade física, mesmo que na prática diária haja um gasto proteico-calórico aumentado. O que se faz realmente importante é o consumo de alimentos de forma variada em refeições completas, para obter energia, fibras, macro e micronutrientes necessários.

Grande parte dos praticantes de atividade física não consegue alcançar suas necessidades nutricionais ideais, tanto por carência de alguns componentes como por excesso de outros, o que, em ambas situações pode trazer prejuízos. Essas carências nutricionais podem levar a deficiências múltiplas, que pioram o desempenho físico aumentando o risco de ocorrerem disfunções orgânicas.

Então, além de ter uma alimentação adequada, é preciso de uma ótima hidratação, pois durante o exercício há um aumento da eliminação de água pelo suor, que depende da temperatura do ambiente, da massa corporal e da taxa de metabolismo do indivíduo. Isso leva a uma diminuição do volume plasmático que, por sua vez, diminui o fluxo de sangue para os músculos e pele. Em decorrência desses processos, há um aumento da frequência cardíaca, o organismo retém mais calor, e a temperatura corporal sobe. No idoso, a desidratação torna-se frequente podendo desencadear outras doenças como enfermidades infecciosas e cerebrovasculares. Deve-se considerar que a ingestão de líquidos depende dos fatores ambientais, psicológicos e fisiológicos, e que a capacidade de concentração renal diminui com a idade. Dessa forma, a sede é um sinal de desidratação. Bebendo para matar a sede, só se consegue repor no máximo dois terços do que foi perdido em líquidos. Portanto, é necessário se hidratar muito bem antes, durante e após a atividade física.

O ATLETA VETERANO

Atletas veteranos, em geral, são saudáveis, porém devemos sempre estar atentos para as patologias mais prevalentes nessa faixa etária, que incluem a HA, o DM e a DAC. O treinamento deverá obedecer às mesmas regras de segurança, considerando a modalidade em questão e os objetivos do atleta em determinada fase do treinamento e épocas de competições.

Por vezes, a atividade física desempenhada é extenuante e pode funcionar como gatilho para eventos cardiovasculares graves, como infarto agudo do miocárdio, crise hipertensiva, acidente vascular cerebral, síncope por arritmias, entre outros. O acompanhamento clínico, nutricional, psicológico e a realização de testes seriados nesse grupo, contribuem para minimizar e prevenir o aparecimento dessas complicações. Naqueles em que ocorra o diagnóstico de doenças que possam ter seu prognóstico piorado devido à atividade física intensa e competitiva, a orientação no sentido de interromper essas atividades preservando a integridade desses atletas é mandatória. Quanto à prática alimentar, no Ambulatório de Nutrição Esportiva da Seção Médica de Cardiologia do Esporte e do Exercício no IDPC, acompanhamos atletas veteranos que apresentam erros alimentares comuns relacionados à prática esportiva. Nesse grupo específico, a abordagem deve ser individualizada levando em consideração os aspectos da modalidade, o gasto calórico despendido e a presença ou não de comorbidades comuns nesse estágio de vida.

É de fundamental importância a participação de uma equipe interdisciplinar no atendimento ao idoso devido as suas características especiais. Além do médico e da nutricionista, psicólogos, fisioterapeutas e educadores físicos têm papel preponderante no acompanhamento, orientação e tratamento das diversas condições associadas ao envelhecimento, procurando conseguir assim a prevenção e um melhor controle de diversas doenças características dessa fase da vida.

Independentemente da idade, a introdução no cotidiano de prática adequada e regular de exercícios, além de uma alimentação saudável, trazem inequívocos benefícios à saúde. Essas atitudes são determinantes para que haja um aumento da sobrevida desses indivíduos e também uma melhora significativa da qualidade de vida da população idosa.

BIBLIOGRAFIA

American College of Sports Medicine, American Dietetic Association and Dietitians of Canada: Nutrition and Athletic Performance. Medicine & Science in Sports Exercise; 2000.

American College of Sports Medicine. Exercise an Physical Activity for Older Adults. Vol 30, nº 6; 1998.

American College of Sports Medicine. Exercise and Hypertension. Med Science Sports Exer 2004; p. 533-53.

Baptista CAS et al. Exame clínico geral pré-participação. In: Ghorayeb N, Barros Neto TL. O exercício: preparação fisiológico, avaliação médica, aspectos especiais e preventivos. São Paulo, Atheneu; 2004. p. 51.

Carvalho MHC et al. I Diretriz Brasileira de Diagnóstico e Tratamento da Síndrome Metabólica. Cardiol 2005;84(Suppl 1), São Paulo.

Carvalho T. Diretriz da Sociedade Brasileira de Medicina do Esporte: Modificações dietéticas, reposição hídrica, suplementos alimentares e drogas: comprovação de ação ergogênica e potenciais riscos para a saúde. Rev Bras Med Esporte 2003; 9(2).

Chernoff R. Nutrition and heath promotion in older adults. J Geront Biol Med Sci 2001;2(2):47-53.

Esteves JP et al. V Diretrizes Brasileiras de Hipertensão Arterial. Arq Bras Cardiol 2004; 82(Suppl IV).

Filardo RD, Leite N. Perfil dos indivíduos que iniciam programas de exercícios em academias, quanto à composição corporal e aos objetivos em relação a faixa etária e sexo. Rev Bras Med Esporte 2001; 7(2).

Glanz K, Basil M, Maibach E, Goldberg J, Snyder D. Why americans eat what they do: taste, nutrition, cost, convenience, and weight control concerns as influences on food consumption. J Am Diet Assoc 1998;98:1118-26.

Lopes ACS, Calaffa WT, Sichieri R, Mingoti SA, Lima-Costa MF. Consumo de nutrientes em adultos e idosos em estudo de base populacional: Projeto Bambuí. Cad S Pub. 2005;21:1201-9.

Martins C, Cardoso S. Terapia Nutricional. Manual de Rotina Técnica – Divisão Suporte Nutricional. Nutroclínica 2000;355-69.

Rossi L, Tirapegui J. Aspectos atuais sobre exercício físico, fadiga e nutrição. Rev Paul Educ Fis 1999;13(1):67-82.

Satia JA, Galanko JA, Siega-Riz AM. Eating at fast-food restaurants is associated with dietary intake, demographic, psychosocial and behavioural factors among African Americans in North Carolina. Public Health Nutr 2004;7(8):1089-96.

Sposito AC et al. IV Diretriz Brasileira sobre Dislipidemias e Prevenção da Aterosclerose –Departamento de Aterosclerose da Sociedade Brasileira de Cardiologia. Arq Bras de Cardiol 2007;88(Suppl I).

Taddei S et al. Physical activity prevents age-related impairment in nitric oxide availability in elderly athletes. Circulation 2000;101(25):2896.

Tambascia MA et al. Tratamento e acompanhamento do *diabetes mellitus*. Cardiol 2007; 95(Suppl 1), São Paulo.

WHO/FAO expert consultation. Report. Geneva, Switzerland; 28 January-1 February, 2002.

Widdowson EM. Physiological processes ofaging: are there special nutritional requirements for elderly people? Am J Clin Nutr 1992;55:1246S.

21

Sarcopenia

PATRÍCIA AMANTE DE OLIVEIRA

INTRODUÇÃO

A palavra sarcopenia vem do grego *sarx* (músculo) + *penia* (perda) e representa uma condição de perda progressiva de massa, qualidade e força do músculo esquelético com a idade. Sarcopenia é sinônimo de fragilidade física e está associada a aumento da probabilidade de quedas e prejuízo da habilidade de desenvolver atividades rotineiras da vida diária, além de aumento da suscetibilidade para doenças,[1] é um preditor de imobilidade física, levando a perda da independência, redução da qualidade de vida e posteriormente à morte.[1,2] Em idosos está associada comumente à síndrome da fragilidade, a qual é caracterizada por redução de reserva e da resistência a estressores, resultando em vulnerabilidade a resultados adversos – quedas, hospitalização, institucionalização e morte.

Sua etiologia é um processo complexo e multifatorial facilitado por uma combinação de fatores voluntários e involuntários, incluindo adoção de um estilo de vida mais sedentário e uma dieta abaixo do ideal (fig 21.1). Alguma perda muscular é vista como uma consequência basicamente inevitável ainda que indesejável. Após atingir o pico nos adultos jovens, a massa muscular esquelética declina cerca de 0,5 a 1% ao ano, iniciando por volta dos 40 anos de idade. Nos estágios iniciais, uma

Célula	• Delínio do número de neurônios e velocidade de condução • Mudança nas fibras musculares
Tecidos	• Redução da excitação-contração • Danos oxidativos • Redução da proliferação/ativação celular satélite
Órgãos	• Redução da expressão de genes de proteína contrátil • Redução da translação da proteína mRNA contratil • Mudanças no metabolismo muscular
Organismo	• Aumento de citocinas • Mudanças endócrinas e/ou redução da resposta tecidual aos hormônios
Comportamento	• Redução da resposta aos nutrientes e/ou desnutrição • Inatividade

Figura 21.1: Lista parcial de mecanismos/consequências da sarcopenia. Adaptado de Paddon-Jones D et al., 2008.

perda gradual de massa muscular lisa pode ser mascarada por um concomitante aumento da massa gorda juntamente com adaptações súbitas do estilo de vida. No entanto, um ponto de partida pode acontecer quando um indivíduo previamente assintomático passa por um acidente ou é incapacitado agudamente/temporariamente. Em tais situações, a perda do músculo esquelético é acelerada e pode rapidamente facilitar uma perda enfraquecedora da capacidade funcional.

COMPOSIÇÃO CORPORAL

Perda muscular crônica afeta estimadamente 30% dos maiores de 60 anos e podem afetar mais de 50% daqueles com mais de 80 anos. A perda muscular em idosos entre 70 e 79 anos pode atingir cerca de 1% ao ano. Sarcopenia está associada a um aumento de 3 a 4 vezes na probabilidade de imobilidade, a qual em resposta está associada a um substancial gasto socioeconômico e com assistência à saúde. Uma análise estimou que, em 2000, a sarcopenia foi responsável por $18,5 bilhões em custos com saúde. Como o número de pessoas acima de 65 anos continua crescendo, a sarcopenia se tornará uma crescente preocupação de saúde pública. De acordo com o Census Bureau, em 2025, a população de idosos dos Estados Unidos será 80% maior que a de 2000.

Hoje sabemos que há mudanças na composição corporal do idoso. O percentual de massa gorda aumenta inicialmente e depois estabiliza ou diminui. A tais mudanças pode ser atribuído o acelerado decréscimo da massa magra. A gordura intramuscular e visceral tende a aumentar com a idade, enquanto que a gordura subcutânea delina em outras regiões do corpo.[17]

Até pouco tempo acreditava-se que a perda de peso relacionada com a idade, juntamente com a perda de massa muscular, era responsável pela fraqueza muscular em idosos. Está claro que tais mudanças na composição corporal também ocorrem especificamente nos músculos, uma vez que há infiltração de tecido adiposo dentro do músculo, o que pode reduzir sua qualidade e função. Assim, um idoso com peso estável pode estar perdendo massa magra e funcionalidade.[18]

CONSEQUÊNCIAS DA ATIVIDADE FÍSICA E NUTRIÇÃO NA SARCOPENIA

Muitos fatores como o processo de envelhecimento, doenças crônicas, nutrição inadequada e sedentarismo contribuem para a fraqueza muscular. Mas exercício e nutrição são os pilares do tratamento da sarcopenia.[19] Apesar de os benefícios da atividade física serem inegáveis, em muitos idosos a habilidade de se exercitar está comprometida pela inaptidão física, fragilidade ou doença.

Em algumas circunstâncias, controle do consumo proteico ideal diário e aminoácidos derivados da dieta representam uma das poucas alternativas para reduzir ou prevenir o catabolismo proteico muscular[2]. Infelizmente, a ingestão proteica e a eficiência em utilizá-la parece decrescer com a idade, porém não se encontra ausente.[3] Isto pode ser devido a uma combinação de fatores, incluindo maior gasto, aumento da saciedade, dificuldades dentárias/mastigatórias e mudanças na digestão, esvaziamento gástrico, absorção esplâncnica e uso periférico.

À medida que envelhecem, as pessoas não só passam por mudanças fisiológicas, como também trazem comportamentos alimentares de sua história social, cultural, econômica e ambiental. Além disso, condições de moradia, solidão, situação financeira, acesso à transporte e imobilidade também podem determinar os hábitos alimentares.[5] Alguns estudos mostraram que há redução no consumo total de gordura e colesterol, em homens há redução também no consumo proteico e calórico, interpretados tanto no valor total como no valor por kg de peso.[1-5] Por outro lado, ao analisar o percentual de calorias, há uma certa manutenção na ingestão proporcional de proteínas, porém há um aumento nas calorias referentes a carboidratos de 38 a 44%. Por exemplo, um estudo demonstrou que os alimentos ingeridos com mais frequência foram leite integral, pão branco, café e açúcar. As frutas mais citadas foram banana e laranja (em forma de suco). Os vegetais foram tomate, batata e alface. As fontes de proteína mais citadas foram leite e ovos.[2-5] Um estudo acompanhou idosos por 10 anos e os questionários no início e no final do período demonstraram que as dez fontes de energia, gordura e fibra permaneceram as mesmas, com mudanças de ingestão como leite integral para leite e produtos desnatados e de carnes gordas e porco para frango e peixe.[3-5] A redução na ingestão calórica média é de 1.000 a 1.200kcal entre os homens e de 600 a 800kcal entre as mulheres quando comparados indivíduos com 20 e 80 anos[5]. Esta redução pode ser devida, em parte, pela reduzida atividade física e, por outro lado, pelo declínio da massa muscular com a idade, o que resulta numa reduzida necessidade de energia. O inverso também pode ser verdadeiro, ou seja, o consumo reduzido de energia pode reduzir a atividade física.

Associado a redução da ingestão proteica, a sensibilidade reduzida a ação anabólica da insulina e aminoácidos pode preceder tais mudanças na massa muscular esquelética.[1-4] Além disso, a resposta vasodilatadora reduzida do músculo idoso a insulina pode reduzir seu anabolismo pelo decréscimo do fluxo sanguíneo nutritivo e da disponibilidade. Estudos demonstraram que quando se associa carboidrato ao suplemento de aminoácido, os idosos respondem com uma resposta anabólica diminuída.[4-2] Na prática, significa que a idade está associada a uma reduzida eficiência em responder a uma refeição com nutrientes compostos normalmente, porém uma dieta rica em proteína pode estar associada a eventos adversos, incluindo náuseas, diarreia, aumento da excreção de cálcio e aumento da morbidade.[3-4] Dietas contendo moderadas quantidades de proteína, como 20 a 35% do total, não estão associadas a desfechos desfavoráveis. Além disso, a qualidade da proteína ingerida pode influenciar. Primeiro, a presença de aminoácidos essenciais como a leucina que serve como determinante primário do seu potencial anabólico. Segundo, diferenças na digestibilidade e biodisponibilidade de certos alimentos ricos em proteína podem influenciar na síntese proteica. Por exemplo, a combinação de proteínas rápida (soro) e lenta (caseína) presentes no leite determinam um aumento maior na síntese proteica muscular do que com bebidas isonitrogênicas à base de soja após exercício resistido.[4] Embora suplementação de aminoácidos possa ser benéfica em casos envolvendo cababolismo proteico acelerado (sarcopenia avançada, caquexia ou traumatismo), para a maioria dos idosos o método mais prático de aumentar o anabolismo muscular proteico é incluir uma porção moderada de proteína de alto valor biológico durante cada refeição.[4-5]

DIAGNÓSTICO DE SARCOPENIA

Ainda não há concenso na definição de sarcopenia que possa ser aplicada entre as populações. Por motivos práticos, a perda da massa muscular esquelética relacionada à idade é operacionalizada como baixa massa muscular ou reduzida força muscular em idade avançada. O desafio é determinar o melhor método para quantificar a força e a massa muscular e desenvolver pontos de corte que representem uma definição operacional da sarcopenia a partir de medidas confiáveis de exames que determinam a massa muscular como a densitometria de corpo total (DEXA-*dual-energy X absorptiometry*), a ressonância magnética e a tomografia computadorizada; enquanto medidas da força muscular são bem determinadas por força de prensão palmar. Alguns autores definem como medidas para prática clínica usar a bioimpedância para medir massa muscular e o teste do caminhar de 4 metros para medir função física. Já em meios acadêmicos e de pesquisa, usar DEXA, tomografia computadorizada e ressonância magnética para medir massa muscular, e para função física, uma bateria pequena de performance física.

TRATAMENTO

Como já foi dito, os pilares do tratamento são atividade física e nutrição. Os estudos mais recentes demonstram os benefícios dos exercícios em idosos. Assim, são propostas estratégias de treinamento para manuteção e acréscimo muscular com o objetivo de manter e melhorar a capacidade funcional. Estes exercícios devem ser, inicialmente, de baixa velocidade/força, 2 vezes por semana, em dias não conscecutivos, por 3 a 4 semanas, mudando dos grupos musculares maiores para os menores, ou dos músculos superiores para os inferiores; progredir com aumento da velocidade e resistência, 2 vezes por semana em dias não consecutivos; suplementar força e resistência com endurance em dias em que o treino de força não é feito.[20]

Recentes estudos têm demonstrado a falta de uma dieta adequada em proteína e uma resposta anabólica à ingestão proteica inexistente como mecanismos ligados a sarcopenia. A explicação por trás da suplementação dietética com proteína é baseada na hipótese de que esta irá impulsionar a síntese proteica muscular. Frequentemente existem debates sobre os níveis ideais de ingestão proteica em idosos, já que os benefícios do aumento no consumo proteico são contrabalançados pela preocupação de seus efeitos sobre a função renal.[21]

Há evidências que a ingestão de grandes quantidades de proteína em pessoas com função renal moderadamente alterada pode facilitar um declínio maior. Pode levar a hiperfiltração glomerular, aceleração de doença crônica renal e alterações metabólicas variadas. O início e a progressão da doença renal crônica é geralmente assintomática. Consequentemente, deve-se fazer um *screening* inicial com dosagem de creatinina e proteinúria e monitorizar a função renal e clearance de creatinina em idosos antes de iniciar uma dieta hiperproteica.[4-6]

Devemos considerar também em que momento do dia a proteína é consumida. Autores sugerem que dividir a quantidade proteica diária em três refeições pode produzir máxima síntese proteica. A síntese proteica aumenta após ingestão de suplemento de aminoácidos ou após treinamento resistido; no entanto, a síntese proteica aumenta ainda mais após treinamento resistido em combinação com níveis elevados de aminoácidos do que cada intervenção sozinha.[22]

Existem novos tratamentos sendo testados como o acréscimo de *beta-hydroxy-beta-methylbutyrate* (HMB) – um metabólito da leucina, a suplementos. Tem-se mostrado uma boa promessa como suplemento nutricional efetivo, pois acredita-se que aumenta a taxa de síntese de proteína e reduz a proteólise.[23]

CONCLUSÃO

A sarcopenia deve ser vista como uma síndrome geriátrica e para administrá-la depende de se identificar os múltiplos fatores de riscos e determinar como estes fatores interagem para danificar órgãos e sistemas. O objetivo deste controle é identificar o estilo de vida e tratamentos estratégicos que possam prevenir ou retardar o início da sarcopenia.[16]

REFERÊNCIAS BIBLIOGRÁFICAS

1. Attaix D, Mosoni L, Dardevet D, Combaret L, Mirand PP, Grizard J. Altered responses in skeletal muscle protein turnover during aging in anabolic and catabolic periods. Int J Biochem Cell Biol 2005;37: 1962-73.
2. Paddon-Jones D. Interplay of stress and physical inactivity on muscle loss: Nutritional countermeasures. J Nutr 2006;136:2123-6.
3. Symons TB, Schutzler SE, Cocke TL, Chinkes DL, Wolfe RR, Paddon-Jones D. Aging does not impair the anabolic response to a protein-rich meal. Am J Clin Nutr 2007;86:451-6.
4. Paddon-Jones D, Short KR, Campbell WW, Volpi E, Wolfe RR. Role of dietary protein in the sarcopenia of aging. Am J Clin Nutr 2008;87:1562S-1566S.
5. Wakimoto P, Block G. Dietary intake, dietary patterns and changes with age, an epidemiological perspective. J Gerontol Biol Sci Med 2001;56:65-80.
6. Garry PJ, Hunt WC, Koehler KM, VanderJagt D, Vellas BJ, 1992. Longitudinal study of dietary intakes and plasma lipids in healthy elderly men and women. Am J Clin Nutr 1992;55:682-89.
7. Fanelli MT, Stevenhagen KJ. Characterizing consumption patterns by food frequency methods: core foods and variety of foods in diets of older Americans. J Am Diet Assoc 1985;85:1570-6.
8. Popkin BM, Haines PS, Patterson RE. Dietary changes in older Americans, 1977-1987. Am J Clin Nutr 1992;55:823-30.
9. Cuthbertson D, Smith K, Babraj J et al. Anabolic signaling deficits underlie amino acid resistance of wasting, aging muscle. FASEB J 2005;19:422-4.
10. Volpi E, Mittendorfer B, Rasmussen BB, Wolfe RR. The response of muscle protein anabolism to combined hyperaminoacidemia and glucose-induced hyperinsulinemia is impaired in the elderly. J Clin Endocrinol Metab 2000;85:4481-90.
11. Hayashi Y. Application of the concepts of risk assessment to the study of amino acid supplements. J Nutr 2003;133:2021S-2024S.

12. Wilkinson SB, Tarnopolsky MA, Macdonald MJ, Macdonald JR, Armstrong D, Phillips SM. Consumption of fluid skim milk promotes greater muscle protein accretion after resistance exercise than does consumption of an isonitrogenous and isoenergetic soy-protein beverage. Am J Clin Nutr 2007;85:1031-40.
13. Dillon EL, Volpi E, Wolfe RR, Sinha S, Sanford AP, Concepcion AD, Urban RJ, Casperson SL, Paddon-Jones D, Sheffield-Moore M. Amino acid metabolism and inflammatory burden in ovarian cancer patients undergoing intense oncological therapy. Clin Nutr 2007;26:736-43.
14. Friedman AN. High-protein diets: potential effects on the kidney in renal health and disease. Am J Kidney Dis 2004;44:950-62.
15. Delmonico MJ, Harris TB, Lee JS et al. Alternative definitions of sarcopenia, lower extremity performance, and functional impairment with aging in older men and women. J Am Geriatr Soc 2007;55(5):769-74.
16. Inouye SK, Studenski S, Tinetti ME, Kuchel GA. Geriatric syndromes: clinical, research, and policy implications of a core geriatric concept. J Am Geriatr Soc 2007;55(5):780-91.
17. Ding J, Krithevsky SB, Newman AB et al. Effects of birth cohort and age on body composition in a sample of community-based elderly. Am J Clin Nutr 2007;85(2):405-10.
18. Visser M, Kritchevsky SB, Goodpaster BH, et al. Leg muscle mass and composition in relation to lower extremity performance in men and women aged 70 to 79: the health, aging and body composition study. J Am Geriatr Soc 2002;50(5):897-904.
19. Peterson MJ, Giuliani C, Morey MC, et al. Physical activity as a preventative factor for frailty: the health, aging, and body composition study. J Gerontol A Biol Sci Med Sci 2009;64A:61-8.
20. Layne JE, Sampson SE, Mallio CJ et al. Successful dissemination of a community-based strength trai-

ning program for older adults by peer and professional leaders: the people exercising program. J Am Geriatr Soc 2008;56(12):2323-9.

21. Paddon-Jones D, Rasmussen BB. Dietary protein recommendations and the prevention of sarcopenia. Curr Opin Clin Nutr Metab Care 2009;12(1):86-90.

22. Biolo G, Maggi SP. Williams BD, Tipton KD, Wolfe RR. Increased rates of muscle protein turnover and amino acid transport after resistance exercise in humans. Am J Physiol 1995;268(3): E514-520.

23. Kornasio R, Riederer I, Butler-Browne G, Mouly V, Uni Z, Halevy O. Beta-hydroxy-beta-methylbutyrate (HMB) stimulates myogenic cell proliferation, differentiation and survival via the MAPK/ERK and PI3K/Akt pathways. Biochem Biophys Acta Jan 3; 2009.

22

Vitaminas e Minerais

YOLANDA MARIA GARCIA
JOSÉ ANTONIO E. CURIATI

INTRODUÇÃO

No idoso, as necessidades diárias de vitaminas, em boas condições de saúde ou na presença de doenças, são uma questão controversa. A carência vitamínica é uma situação difícil de caracterizar, sendo que alguns autores a consideram como situação comum, especialmente entre os pacientes crônicos das instituições; outros não confirmaram tais achados e, em particular, não foram capazes de observar melhora, após o tratamento com suplementos vitamínicos, de sinais clínicos tais como púrpura, estomatite das comissuras ou anormalidades da língua, que são achados clínicos clássicos de carência vitamínica em indivíduos jovens.

É muito difícil definir carência vitamínica, especialmente no idoso. As concentrações séricas e outros parâmetros que refletem estado vitamínico são descritos em jovens e não podem ser simplesmente aplicadas de forma direta no idoso. Diante de um distúrbio funcional, é necessário demonstrar que a causa real seja carência de vitaminas. Níveis séricos são de difícil interpretação, sejam baixos ou mesmo altos.

O que se observa hoje é uma atenção cada vez maior dos estudiosos de Nutrição em relação às necessidades no idoso. As informações disponíveis ainda são contraditórias, mas, grosso modo, a tendência atual é considerar que o idoso tem menor necessidade de consumo de vitamina A e que seria capaz de manter suas reservas corporais com consumo alimentar inferior às RDA (*Reccomended Dietary Allowances*, oferta diária recomendada, descrito pelo *National Research Council* americano). Existem parâmetros mais recentes, as chamadas DRI (*Dietary recommended intake*), que trazem a vantagem de fornecer maiores detalhes em relação à população de idade mais avançada, mas que são mais importantes em relação a fontes de energia e macronutrientes.

Ainda no início da década de 1980 observou-se que, embora o consumo baixo de vitamina A seja comum no idoso, poucos têm nível sanguíneo abaixo do valor crítico de 20µg/dl. Por outro lado, na mesma época, comparando idosos institucionalizados ou vivendo na comunidade, com um grupo de meia-idade, em duas grandes cidades americanas, notou-se que as deficiências vitamínicas apresentavam algumas diferenças, embora todas estivessem no grupo das hidrossolúveis. A deficiência vitamínica mais encontrada foi de B_6.

Especula-se quanto à eventual conveniência de maior oferta de carotenoides, sob forma de alimentos, para tentar otimizar os mecanismos antioxidantes corporais. Este ainda é um assunto controverso e é essencial lembrar que a maioria dos carotenoides não é precursor da vitamina A.

Seria menos provável que o idoso desenvolvesse carência das vitaminas lipossolúveis, porque elas ficam armazenadas em tecido hepático e adiposo. Existe maior preocupação com o risco de toxicidade do que de deficiência de vitamina A nesta fase da vida, embora a deficiência seja preocupante em pré-escolares de países em desenvolvimento. A deficiência de vitamina A é o resultado de baixa ingestão ou doenças do aparelho digestivo por longos períodos de tempo. Estudo no Missouri, EUA, mostrou um número baixo de indivíduos idosos com níveis baixos de vitamina A e caroteno, entre os que viviam na comunidade, achado que se repete em outros estudos na mesma época (década de 1980). Anos depois, em outras comunidades, verificam-se também altos níveis plasmáticos de vitamina A nos idosos.

Por outro lado, idosos frágeis, acamados ou institucionalizados são considerados indivíduos de risco para desenvolvimento de carência das vitaminas D e K. Há referências quanto à existência de um grande número de idosos portadores de níveis baixos de vitamina D mesmo entre aqueles que são independentes. A compreensão do metabolismo da vitamina D apresenta uma causa extra para ser complexa: parte da sua produção é endógena, ocorrendo a partir da exposição da pele à luz ultravioleta. Esta fonte fica prejudicada em indivíduos que, por quaisquer motivos, tenham pouca oportunidade de exposição da pele à luz solar, seja por limitações próprias, como, por exemplo, pacientes que estão permanentemente restritos ao leito, seja por motivos climáticos, ou seja, regiões geográficas em que ocorrem longos períodos de frio rigoroso, nos quais é impossível a exposição da pele ao sol, mesmo que por um período curto de tempo. É importante que se tenha em mente que as condições climáticas brasileiras são bastante favoráveis à exposição da pele ao sol, e que se deva entender as propostas das publicações internacionais, dentro do contexto do local onde foram redigidas. Mesmo que se reconheça uma redução de capacidade da pele idosa em dar início ao metabolismo da vitamina D, por ação da radiação ultravioleta, essa capacidade persiste e pode ser uma forma bastante segura e barata de garantir a adequação de vitamina D em indivíduos idosos em países como o Brasil.

Podemos perceber, hoje, uma modificação nas metas dos projetos de pesquisa das ações de saúde na abordagem do indivíduo idoso. Mais do que impedir o aparecimento de sinais de deficiência, o que se almeja é prevenir o aparecimento de doenças crônicas. É o que se pretende ao tentar o manuseio nutricional preventivo, por exemplo, da osteoporose, ou quando se tenta melhorar os níveis de homocisteína, considerada hoje um marcador para doença cardiovascular, por meio da adequação nutricional do consumo de vitaminas B_6, B_{12} e folato.

METODOLOGIA DE AVALIAÇÃO

A própria avaliação do estado nutricional do idoso em relação às vitaminas apresenta algumas dificuldades importantes. Ainda na década de 80, estudo coorte realizado com 766 idosos na Finlândia, com o objetivo de estudar níveis de antioxidantes e metabolismo ósseo, demonstra concentrações de retinol bem acima da faixa de deficiência, porém níveis séricos são considerados indicadores fracos do estado nutricional quanto à vitamina A. Há algum tempo já se observou que a correlação entre níveis plasmáticos e depósitos teciduais de vitamina A é pobre, impedindo que se percebam déficits agudos e leves. Estudos com idosos consumindo menos de dois terços da recomendação para vitamina A mostraram apenas 3% de níveis sanguíneos baixos. Estudo realizado em áreas rurais da Itália demonstrou retinol plasmático acima dos níveis de deficiência, mas betacaroteno tendendo a baixo, em um grupo de idosos e outro de meia-idade. Estudo populacional realizado na França mostrou aumento dos níveis sanguíneos de retinol com o avançar da idade.

Um dos obstáculos esperados no estudo da população de grupos etários mais velhos é a dificuldade em obter a colaboração do idoso, o que nem sempre se confirma. Entre os indivíduos convidados a participar do estudo CARET (*Beta-Carotene and Retinol Efficacy Trial*), por exemplo, não houve diferenças de aderência em indivíduos mais velhos.

Os níveis dos ésteres retinil no sangue aumentam no período pós-prandial, em jovens, mas principalmente em idosos, o que faria com que a colheita de material para estudos com determinações bioquímicas desses compostos devesse levar em conta se o indivíduo está ou não em jejum, especialmente em se tratando de pessoas mais velhas.

Outra forma de avaliar níveis plasmáticos é por meio da oferta de quantidade previamente conhecida da substância a ser estudada. Para o indivíduo idoso, o teste de resposta relativa a dose de vitamina A deve ser modificado e apenas respostas múltiplas devem ser utilizadas. Em estudo mexicano, 101 idosos que receberam suplementação por quatro meses não apresentaram aumento de níveis sanguíneos de vitaminas A e E. A suplementação de betacaroteno em mulheres idosas saudáveis por três dias teve um efeito limitado sobre os seus níveis nas lipoproteínas plasmáticas e não modificou a distribuição de retinol ou outros carotenoides, nem os níveis de colesterol, suas frações ou triglicérides.

Na população americana, embora uma considerável proporção tenha um consumo de vitamina A inferior à RDA, muito poucos apresentam níveis séricos baixos, sugerindo uma capacidade de manter esses níveis mesmo com consumo muito baixo. Por outro lado, o conteúdo de vitamina A dos alimentos é muito variável e os inquéritos alimentares sujeitos a erro.

Apesar da dificuldade em valorizar os níveis plasmáticos de vitamina A, que têm pouca correspondência com o teor corporal da vitamina, ainda se publicam estudos nos quais esses resultados são apresentados. O método de dosagem colorimétrico pode ser substituído pela dosagem de vitaminas A e E e carotenoides pela cromatografia líquida de alta performance com fase reversa, que se mostrou eficiente tanto para jovens como para idosos. Os níveis de vitaminas A, E e betacaroteno no tecido adiposo são uma alternativa aceitável, embora menos prática, para a dosagem plasmática dessas vitaminas. Porém, ambos refletem melhor os níveis corporais do que o consumo dietético. Embora a concentração plasmática de retinol aumente pouco com o envelhecimento, sua concentração, assim como a de RBP em leucócitos sofrem grande aumento.

Idosos consomem grandes quantidades de vitamina A como suplementos alimentares. Os sinais clínicos de deficiência incluem xerose conjuntival e, em fases mais avançadas, manchas de Bitot, xerose corneal, ulceração corneal e ceratomalacia. A avaliação bioquímica pode ser feita em tecidos, especialmente fígado, no sangue por dosagem direta, medida de proteína carreadora de retinol (RBP ou *retinol binding protein*) e pré-albumina.

Método para avaliação de vitamina A em população idosa deve ser escolhido com cuidado, levando em consideração as possíveis modificações que a idade produz em relação ao método selecionado. Embora a ingestão e os níveis sanguíneos indiquem adequação, um pequeno número de idosos pode estar em situação de risco para deficiência de vitamina A, como se pode notar por variações sazonais de proteínas carreadoras.

Embora os ésteres retinil sejam usados como marcadores de lipoproteínas de origem intestinal, a relação entre ésteres plasmáticos de vitamina A e essas lipoproteínas não é linear. As concentrações plasmáticas de vitaminas A e E variam com os níveis lipídicos, sendo necessário ajustar suas dosagens para a soma de colesterol e triglicérides. Há quantidades mensuráveis de retinol, alfatocoferol, carotenoides totais e betacaroteno no tecido pulmonar e nas células do lavado broncoalveolar.

Em vários estudos se conclui que os níveis plasmáticos de vitamina A são uma forma pouco precisa de avaliar o estado nutricional em relação a este nutriente. Pelas características de seu metabolismo, a vitamina A é bem analisada por métodos de diluição radioisotópica. Em estudo realizado na Guatemala, avaliando depósitos corporais de retinol pelo método de diluição do deutério em idosos, concluiu-se de que este é um bom método de avaliação.

Um aspecto importante e que merece ser salientado é que outros fatores além da dieta interferem em níveis séricos de nutrientes. Estudo realizado na França encontrou correlação entre consumo e níveis séricos de betacaroteno, vitaminas E, C, B_2 e B_6, mas não de retinol e tiamina, que pareciam sofrer influência de outros fatores, como consumo de etanol, tabagismo, uso de medicamentos, peso e níveis lipídicos. O mesmo autor que faz a afirmação anterior aprimora-a afirmando que peso, consumo de etanol e tabagismo são determinantes importantes, entre outros, de níveis sanguíneos de retinol e betacaroteno, e que há também uma forte correlação com os lípides plasmáticos. Outros autores confirmam esses dados. Järvinen afirma que tabagismo modifica a relação entre betacaroteno ingerido e sérico. Segundo Sugerman as curvas de desaparecimento de betacaroteno do sangue após administração oral mostraram influência da idade (menor desaparecimento nos mais idosos), gordura corporal e LDL-colesterol.

O sexo do indivíduo estudado, mesmo entre os idosos, pode interferir nos resultados. Há diferenças nos níveis plasmáticos de ésteres retinil após ingestão de vitamina A, com níveis mais baixos entre mulheres idosas, possivelmente porque ocorre um *clearance* mais eficiente de quilomícrons. As associações de vitaminas antioxidantes (carotenoides, A, C e E) com fatores sociodemográficos e tabagismo modificam resultados obtidos em estudos sobre dietas ou doenças. Segundo Virtanen os carotenoides do tecido adiposo sofrem influência do sexo, composição corporal, tabagismo e consumo de etanol, em idosos e indivíduos de meia-idade. A vitamina A, entre outros fatores, interferiu no nível de selênio em indivíduos de todas as idades. Houve correlação entre lipídios plasmáticos (colesterol e triglicérides) e retinol, em estudo realizado com idosos na Guatemala.

Há diferenças quanto à seleção de alimentos ou níveis séricos de nutrientes entre homens e mulheres idosos, em estudo realizado na Inglaterra. Os achados são complexos e se modificam após os 80 anos, mas mulheres entre 65 e 80 anos apresentaram níveis plasmáticos mais altos de carotenoides ascorbato e homocisteína.

Kasper confirma outros autores sob alguns pontos de vista, embora os contradiga sob outros. Segundo este autor, há um aumento dos ésteres plasmáticos de vitamina A após a ingestão, explicado por uma remoção mais lenta dos ésteres retinil ligados a lipoproteínas ricas em triglicérides. Também há evidência de que a absorção de vitamina A aumenta durante o processo de envelhecimento, devido a modificações fisiológicas da mucosa intestinal. A absorção de vitamina E e carotenoides não se modifica com a idade, e os baixos níveis encontrados devem ser atribuídos a deficiências de ingestão. Estudos com dietas adequadas e sem consumo de álcool ou tabaco sugerem que nestas condições os níveis plasmáticos de antioxidantes se mantêm adequados.

A literatura indica que as populações de idade avançada se constituem em grupos de risco para desenvolvimento de problemas nutricionais variados. Tais problemas incluem a inadequação do consumo de energia ou ainda uma má distribuição das fontes energéticas, com proporções inadequadas de proteínas, lipídios e hidratos de carbono. Também é comum a descrição de risco de baixo consumo de fontes de nutrientes específicos ou necessidades diferenciadas de micronutrientes. Essas particularidades das necessidades e do estado nutricional dos diversos grupos de indivíduos idosos, sejam indivíduos com alto grau de dependência, institucionalizados, de vida livre e nos diversos extratos sociais, podem ser causadas pelo processo de envelhecimento por si só ou pelas doenças mais comuns dessa fase da vida. Em 756 idosos institucionalizados, na França, a maioria das vitaminas e oligoelementos se correlacionou negativamente com a idade, inclusive em relação ao retinol β e α-caroteno, β-criptoxantina e licopeno.

Já na década de 1970 demonstrou-se que pacientes de maior morbidade eram de maior risco, quando ao observar que idosos atendidos em uma unidade de emergência mostravam mais de 50% de prevalência de deficiência de caroteno e mais de 30% de vitamina A, entre outras deficiências nutricionais. Quando se estudam idosos que vivem na comunidade em países desenvolvidos observam-se resultados bem melhores. Idosos australianos, vivendo na comunidade, apresentavam consumo adequado para a maioria dos nutrientes, havendo pequeno número de indivíduos com risco de desnutrição. Crianças e idosos de Moscou têm níveis sanguíneos de vitaminas A, C, E e de betacaroteno semelhantes aos de populações de outras cidades européias.

Porém, mesmo no Brasil, quando os indivíduos estudados vivem na comunidade e, portanto, não estão entre as categorias de mais alto risco, os resultados tendem a ser bem melhores. Idosos residentes em onze localidades do Estado de São Paulo apresentaram baixa prevalência de níveis plasmáticos de vitamina A abaixo da normalidade (9,6%), sem diferenças significantes entre homens e mulheres; porém, os níveis de carotenoides abaixo do normal foram mais altos entre os homens, não sendo, também, significante a diferença. Por outro lado, idosos internados em hospital geral na cidade de Ribeirão Preto apresentaram coeficientes altos de deficiências de vitaminas e oligoelementos. Houve 13,2% de deficiência de vitamina A e 6,8% de carotenoides.

Interessante é que, às vezes, a interpretação dada pelos autores aos seus próprios resultados é exatamente o oposto do que se encontra na maioria da literatura; outras vezes os resultados de alguns estudos chegam a ser conflitantes. Assim, idosos no Japão apresentaram níveis sanguíneos adequados de vitamina A, porém baixa ingestão da vitamina, o que, na opinião do autor, sugere que a dosagem sanguínea avalia melhor o estado nutricional em relação à vitamina A. Estudo realizado com 435 idosos na cidade de Roskilde, Dinamarca, mostrou alta prevalência de níveis baixos de betacaroteno. Em estudo realizado no Japão, observou-se que as diferenças nos níveis plasmáticos de betacaroteno, observadas entre homens e mulheres jovens, não existiram entre idosos, e que homens jovens tinham níveis de retinol mais altos que mulheres jovens e idosos de ambos os sexos. Em uma população norte-americana, a comparação entre consumo alimentar e níveis sanguíneos de vitamina A apresentou diferenças entre homens e mulheres, mas não quanto à idade.

Estudos mais recentes têm apontado para outro tipo de abordagem para a função da vitamina A: a prevenção de catarata grave (com necessidade de tratamento cirúrgico) e de um grave problema oftalmológico de difícil manuseio, a degeneração macular senil. Cada vez mais se sugere que o eventual efeito protetor seja devido à ação antioxidante do betacaroteno e que mesmo carotenoides sem atividade pró-vitamina A teriam esse tipo de função, pelo fato de serem antioxidantes. Hankinson, em 1952, observou que carotenoides dietéticos, embora não necessariamente betacaroteno, e suplementação a longo prazo com vitamina C podem reduzir os riscos de catarata grave o suficiente para requerer cirurgia. No mesmo ano aparecem resultados semelhantes em estudo que inclui vitamina E, concluindo que concentrações séricas baixas de alfatocoferol e betacaroteno são fatores de risco para catarata em estágio avançado.

Percebe-se que esse efeito pode não ser extensivo ao retinol pré-formado quando se fazem observações distintas dos dois nutrientes, como em estudo que verificou que aumento do consumo de carotenoides de origem alimentar teve correlação inversa com a presença de degeneração macular senil, ou que não foi válido para o consumo de retinol.

A atividade protetora de substâncias antioxidantes parece se opor ao hábito do tabagismo. Dados epidemiológicos sugerem que baixas concentrações plasmáticas de carotenoides e vitaminas antioxidantes, assim como o fumo, aumentam o risco de degeneração macular senil. As evidências sugerem que carotenoides e vitaminas antioxidantes possam ajudar a retardar alguns processos degenerativos de retina relacionados ao envelhecimento. Outro autor conclui que redução da atividade antioxidante piora as disfunções do cristalino a da retina comuns no envelhecimento, sendo que o tabagismo parece ser um fator de piora. A otimização do estado nutricional por meio de uma dieta mais adequada pode, segundo conclusões desse estudo, ser uma forma de diminuir estes problemas, assim como a suplementação, desde que se conheça a quantidade adequada a ser oferecida, o que ainda não é uma realidade.

Bastante interessantes são os resultados obtidos por Olin com animais de experimentação, o qual afirma em seu estudo que, embora não conseguisse definir o papel específico de cada substância testada, verificou em macacos *rhesus* um possível papel protetor de antioxidantes, entre eles a vitaminas, contra o aparecimento de lesões degenerativas retinianas (drusas) nesses animais velhos.

Chasan e Taber, como Brown, em publicações cronologicamente bastante próximas, chegam a conclusões muito semelhantes, se não idênticas: os carotenoides luteína e zeaxantina parecem diminuir o risco de aparecimento de catarata importante a ponto de exigir cirurgia, sugerindo que seja vantajoso consumir alimentos fontes desses nutrientes com frequência. O estudo POLA (*Patologies Oculaires Liées à L'Age*) demonstrou que altos níveis plasmáticos de retinol se correlacionam inversamente com a ocorrência de catarata.

A doença cardiovascular aterosclerótica é de alta prevalência e morbimortalidade no mundo todo. Sua proporção na população tende a aumentar à medida que as doenças infecciosas são prevenidas e tratadas com maior eficiência. O envelhecimento em si é um fator de risco para o desenvolvimento desse tipo de doença. Combinando estes fatos com o aumento da população idosa observado no mundo inteiro pode-se ter uma idéia da importância de conhecer formas de estabelecer estratégias para se obter melhor controle em relação a esta doença.

Os autores, porém, têm procurado ser cuidadosos em suas conclusões e propostas de intervenção, ressalvando que é necessário ter cautela em relação às afirmações tiradas a partir dos dados experimentais. Kohlmeier, por exemplo, afirma que, embora o consumo de betacaroteno pareça ter um papel protetor em relação à doença cardiovascular, ele pode ser apenas um marcador de hábitos dietéticos protetores, ou seja, maior quantidade de alimentos de origem vegetal com baixos teores lipídicos e menor ingestão de gorduras.

O estudo CARET (*Beta-Carotene and Retinol Efficacy Trial*) teve uma evolução completamente inesperada e que ratificou o comportamento prudente dos autores que tratam do assunto. Este estudo foi interrompido em 1996, ao se constatar que após uma média de quatro anos de suplementação com uma combinação de vitamina A e betacaroteno, pacientes de risco apresentaram aumento do número de mortes por câncer de pulmão e doença cardiovascular.

Tavani, no ano seguinte, conclui que, em uma população italiana, observou-se relação inversa entre consumo de fontes alimentares de betacaroteno e infarto agudo do miocárdio, mas não com retinol. O estudo de Framingham não encontrou diferenças nos níveis de antioxidantes em relação à idade.

Muitas pesquisas têm sido realizadas nos últimos anos, procurando esclarecer o papel dos alimentos que contêm diversas vitaminas na proteção contra o desenvolvimento de diferentes formas de câncer. O risco de câncer associado ao hábito de fumar parece ser piorado em muito pela associação de dietas pobres em vegetais e frutas. Boa parte dos cânceres se origina de tecidos epiteliais, cuja diferenciação é modulada pelo retinol. A partir desta informação, foram criados modelos de pesquisa para tentar identificar de que forma, e em que fase, o retinol pode interferir na transformação de tecidos ou células normais em lesões de risco para malignidade e daí para câncer manifesto. Existe uma diferença metodológica importante entre estudos retrospectivos sobre qualquer forma de avaliação do estado nutricional quanto a retinol e caroteno, e estudos prospectivos oferecendo quantidades conhecidas desses nutrientes e avaliando os resultados da intervenção em grupos de risco. Afinal, os determinantes do estado nutricional são vários e a correlação entre as diversas formas de avaliar as vitaminas dificilmente é simples de se perceber e nunca é linear.

Utilizando o modelo de avaliação retrospectivo podemos citar, por exemplo, um estudo de Stähelin, publicado em 1991, no qual se observa que níveis plasmáticos baixos de vitaminas A, C, E e de caroteno parecem estar associados com aumento de risco de mortalidade por câncer, especialmente em homens acima dos 60 anos.

Já Lupulesco, em 1993, afirma, com base em suas observações, que as vitaminas A, E e C e o betacaroteno são críticos para regulação da diferenciação e crescimento das células cancerosas, havendo indícios de que reduzam risco de incidência e progressão de lesões pré-malignas para malignas em determinados tipos de câncer. No entanto, vitaminas lipossolúveis como a A e a D são tóxicas em doses altas, e vitaminas hidrossolúveis, em altas doses, são co-carcinógenas.

Mesmo se tratando de um terreno promissor e fascinante de pesquisa, os autores se mantêm prudentes em suas afirmações, reconhecendo que, ainda que os carotenoides exerçam papel de antioxidantes em ambientes lipídicos pela varredura de radicais $^1O_2$ (*oxigen singlet*), estudos sobre seus efeitos na prevenção do câncer são contraditórios.

Salienta-se que os processos que estão sob avaliação são complexos e influenciados por múltiplos fatores, não necessariamente nutricionais. Tabagismo e etilismo parecem estar associados a níveis menores de betacaroteno, mesmo após ajuste para o consumo alimentar. Suplementação com retinol e betacaroteno não demonstraram sinais de proteção contra o câncer de pulmão em população de alto risco.

Reconhece-se que o tipo e a localização da doença neoplásica podem fazer com que a influência desses nutrientes seja diversa, quando se afirma que há um papel potencial do retinol na prevenção do carcinoma hepatocelular, ou que o consumo maior de vitaminas antioxidantes a partir da dieta pode ser importante na prevenção de câncer da parte alta do aparelho digestivo, ponderando-se que a vitamina A, na forma de caroteno, associou-se a câncer de estômago apenas.

Os resultados do Estudo CARET (*Beta-Carotene and Retinol Efficacy Trial*) reforçam a importância de se manter sempre uma atitude crítica em relação aos achados das pesquisas. Baseado em pesquisas anteriores que faziam supor um efeito protetor dessas substâncias, esse estudo foi interrompido em 1996, ao se constatar que, após uma média de quatro anos de suplementação com uma combinação de vitamina A e betacaroteno, houve aumento do número de mortes por câncer de pulmão e doença cardiovascular.

Por outro lado, continuam surgindo resultados sugerindo que este possa ser um caminho na área da prevenção, ao menos de alguns tipos de câncer. Segundo Yong, o consumo de uma dieta rica em uma combinação de vitaminas antioxidantes, ou seja, frutas e hortaliças, pode oferecer a melhor proteção dietética contra o câncer de pulmão.

É importante não perder de vista os vários aspectos envolvidos no papel biológico da vitamina A. Russel, em 1997, consegue abordar essa multiplicidade de facetas com bastante clareza, quando afirma que o consumo de vitamina A está, em geral, um pouco abaixo das RDAs (*Recommended Dietary Allowances*) (*National Research Council*, 1989). Apesar disso, os depósitos hepáticos se mantêm bem preservados durante o envelhecimento. Isso é explicado em parte por um aumento de absorção, demonstrado em ratos. Curvas sanguíneas após suplementação são mais altas em humanos, o que também pode ser causado por um menor *clearance* sanguíneo pós-ingestão, também já demonstrado. Existe uma preocupação com a potencial toxicidade da suplementação com vitamina A. Carotenoides, substâncias com atividade pró-vitamina A, têm sido por muito tempo considerados protetores contra o câncer, porém isto tem sido questionado ultimamente.

A tendência é de tentar avaliar cada uma das substâncias relacionadas diretamente à vitamina A, ou de forma mais distante por pertencer ao grupo dos chamados carotenoides, mas não ter a propriedade de ser revertido a retinol. Em uma população americana com diagnóstico prévio de câncer de orofaringe, a suplementação com betacaroteno aumentou os níveis circulantes de beta e alfacaroteno, mas não as de licopeno, luteína/zeaxantina, retinol ou tocoferol.

Estudos tradicionais associam a deficiência de vitamina A em crianças à baixa capacidade imunológica e má evolução dos casos de sarampo, infecções respiratórias e do trato digestivo. Porém, a maioria desses estudos não aborda o que se passa com a população de mais idade, que fica englobada nos grupos com mais de 15 ou, no máximo, com mais de 50 anos.

Como em relação a outras funções estudadas da vitamina A, os estudos mais voltados para a população geriátrica oferecem informações diferenciadas em relação a retinol e carotenoides, estabelecendo um vínculo entre estes últimos e outras substâncias com atividade antioxidante.

Estudo realizado por Meydani, em 1995, oferece informações bastante detalhadas e específicas. Segundo os achados descritos por este autor, níveis adequados de antioxidantes são necessários para a manutenção da resposta imune em todos os grupos etários, em particular nos idosos, que apresentam alterações imunitárias vinculadas à função das células T. O aumento da produção de radicais livres e peroxidação lipídica contribuem, pelo menos em parte, para este fenômeno. Como não há RDA definida para betacaroteno, é difícil avaliar modificações dietéticas associadas à idade. Faltam também estudos falando sobre níveis sanguíneos, porém os disponíveis não sugerem que ocorram alterações com o envelhecimento, seja nas concentrações de base, seja na resposta à suplementação. Há poucos estudos sobre o efeito do betacaroteno sobre a resposta imunológica do idoso (Meydani, 1995).

Estudo italiano mostrou que a suplementação com zinco melhorou a resposta imune em idosos, enquanto a suplementação com retinol produziu piora (redução de linfócitos CD3+T e CD4+T) (Fortes, 1998).

Parece natural que doenças neurológicas degenerativas, típicas de indivíduos de idade mais avançada, e com etiologia nem sempre bem definida, sofram influência do consumo de nutrientes dos seus portadores. O que nem sempre é muito simples é estabelecer a relação entre causa e efeito: são os hábitos alimentares que predispõem certos idosos a desenvolverem essas doenças, ou são as próprias doenças que modificam o estado nutricional desses idosos? Estudo caso-controle com pacientes demenciados de diversas etiologias mostrou níveis plasmáticos mais baixos de vitamina E e betacaroteno em portadores de demência de Alzheimer ou por múltiplos infartos e apenas de vitamina A nos portadores de Alzheimer.

Níveis de vitaminas A, C e E, antioxidantes naturais, foram semelhantes em portadores de doença de Parkinson e no grupo-controle de indivíduos normais, todos com idade média em torno de 77 anos. Na cidade de Nova Iorque, observou-se que portadores de doença de Parkinson apresentavam maior consumo de gordura de origem animal, e ausência de diferenças quanto às vitaminas com atividade antioxidante.

Uma forma de perceber mudanças sutis é trabalhar com idosos considerados saudáveis e competentes do ponto de vista cognitivo. Em um grupo de 137 idosos saudáveis, observou-se melhor desempenho em testes complexos de função cognitiva, naqueles que tinham maior ingestão de vitaminas de origem alimentar. Melhor desempenho em testes de memória visoespacial e abstração estava relacionado a maior consumo de vitaminas A, E, B_6 e B_{12}.

Durante o estudo NHANES III foi comparada a presença de distúrbios de memória com níveis séricos de antioxidantes (vitaminas E, C, A, carotenoides e selênio). Verificou-se que níveis baixos de vitamina E, mas não das outras substâncias, se correlacionaram com piora do desempenho de memória.

VITAMINAS LIPOSSOLÚVEIS

Vitamina A

A vitamina A é conhecida de longa data como essencial à visão normal. Além disso, tem papel crucial em múltiplos aspectos da biologia humana, desde o momento da fertilização, quando o espermatozóide a fornece ao óvulo, passando pelas fases de desenvolvimento embrionário, na qual tem papel importante nas relações espaciais entre as células e na sua diferenciação progressiva para a formação dos diversos tecidos e órgãos que constituem o corpo humano.

A vitamina A da dieta tem duas origens: vitamina A pré-formada e carotenoides. A vitamina A pré-formada é encontrada em alimentos de origem animal na forma de ésteres de retinila (acetato ou palmitato), como fígado, leite integral e derivados e gema de ovo. Os carotenoides com atividade pró-vitamina A, aproximadamente 10% entre os mais de 600 encontrados na natureza, são alimentos de origem vegetal, de cores amarelo, alaranjado ou verde-escuro. Esses vegetais são, em geral, de baixo custo e universalmente distribuídos. Os mais encontrados em nosso meio são abóbora madura, cenoura, moranga, mamão, manga, couve, agrião, almeirão, mostarda.

O estudo SENECA (Euronut), iniciado em 1991, que avaliou idosos de diversas cidades da Europa, detectou em algumas delas o uso intenso de suplementos vitamínicos medicamentosos, mais do que minerais, com uso de grandes quantidades de vitamina A, além de B_1 e C. O consumo alimentar dos diversos nutrientes variou bastante de cidade para cidade. Outro estudo, de menores dimensões e realizado apenas em cidades italianas, mostrou resultados diferentes dos americanos, descritos no estudo NHANES II. No estudo italiano, as fontes de vitaminas, incluída a vitamina A, foram principalmente vegetais e, de forma previsível, o vinho se constituiu em fonte importante de vários nutrientes.

Outra publicação, desta vez com uma população da América Latina, concluiu que idosos institucionalizados na cidade do México apresentaram alta prevalência de níveis sanguíneos considerados de risco para deficiência de betacaroteno e baixa prevalência de deficiência de retinol.

Mais recentemente, estudo realizado na Holanda mostrou que as principais fontes alimentares de vitamina A foram, em ordem decrescente, carne, gorduras, hortaliças e produtos lácteos, enquanto as fontes de betacaroteno, luteína e zeaxantina foram cenoura, espinafre, endívia e couve.

Depois de ingeridos, os carotenoides com atividade pró-vitamina A são parcialmente convertidos a retinol pelas células epiteliais da mucosa intestinal ao nível do delgado, onde é esterificado e integrado com lipídios aos quilomícrons. Estes são metabolizados a remanescentes de quilomícrons contendo o retinol esterificado, que é captado principalmente pelas células do parênquima hepático, onde os ésteres são hidrolisados. O retinol é, então, transferido para células especializadas, as células estreladas, para armazenamento ou transferência para a circulação, ligado à RBP (*retinol binding protein*). Uma porção apreciável dos ésteres de retinila é também captada pela medula óssea, baço, leucócitos e rins. Há quantidades mensuráveis de retinol, alfatocoferol, carotenoides totais e betacaroteno no tecido pulmonar e nas células do lavado broncoalveolar. Estudo realizado em autópsias mostrou que as concentrações totais de carotenoides em fígado são maiores do que em rim ou pulmão, sempre com a predominância de betacaroteno e licopeno. A vitamina A total também tem maior concentração no fígado e, nesse local, seus níveis se correlacionam com os de carotenoides.

Deve-se considerar, ao avaliar necessidades e oferta de vitamina A para o idoso, as evidências de que sua absorção melhora com a idade, possivelmente devido a um adelgaçamento da mucosa intestinal, embora haja evidências contrárias. Há trabalhos com resultados diferentes, autores com opiniões opostas e outras justificativas para a presença de níveis plasmáticos mais altos.

Supõe-se que haja pelo menos dois mecanismos químicos de conversão do betacaroteno a ácido retinóico. Os carotenoides são ressecretados do fígado em lipoproteínas de densidade muito baixa e são transportados no plasma de indivíduos em jejum primariamente como lipoproteínas de baixa densidade, mas também por lipoproteínas de alta densidade. Pouco se sabe do metabolismo dos carotenoides a retinóides em outros locais que não fígado e intestino.

O retinol deixa o fígado para circular e chegar aos demais tecidos na forma de um complexo formado com a proteína ligadora de retinol ou *retinol binding protein*, ou RBP, e a transtirretina (TTR), também chamada de pré-albumina (PA), numa proporção equimolar de 1:1:1, atuando sobre suas células-alvo presumivelmente por meio de receptores da superfície celular. Há um único tecido no corpo no qual esses receptores foram efetivamente encontrados: a retina. No entanto, formas do complexo retinol-RBP foram encontradas em outros tecidos, como rim, cérebro e fígado.

Dentro de uma visão mais atual, observa-se que os carotenoides, além da atividade pró-vitamina A, têm um papel importante nos mecanismos antioxidantes orgânicos, independentemente do metabolismo da vitamina A.

A regulação da captação do retinol pelos tecidos não é um mecanismo muito claro. Existem proteínas de ligação celular (CRBPs – *celular retinol binding proteins*) e aspectos peculiares destes sítios de ligação parecem ter influência importante em todas as fases do metabolismo do retinol, da absorção intestinal, à esterificação e armazenamento hepático, assim como a liberação de volta do fígado para o plasma e os tecidos periféricos.

Existem, também, receptores nucleares de metabólitos da vitamina A, com distribuição variável de tecido para tecido, justificando uma variação do ácido retinóico e seus isômeros de tecido para tecido. Esses receptores parecem fazer parte de uma grande família de receptores hormonais, sugerindo interação com sistemas endocrinológicos. Todo esse complexo está envolvido na diferenciação celular e na própria regulação do metabolismo da vitamina A nas situações de deficiência. Como um exemplo desse efeito na diferenciação celular de tecidos adultos, há a determinação do tipo de epitélio, colunar ou escamoso, que é definida pelos níveis de retinol no organismo de certos animais.

A xeroftalmia é a mais precoce manifestação descrita da deficiência de vitamina A. Este nutriente é um componente essencial da rodopsina, pigmento retiniano responsável pela visão em ambientes de baixa luminosidade. Dessa forma, a cegueira noturna, ou seja, dificuldade de adaptação ao escuro, é um dos primeiros sintomas das deficiências em fase inicial. A identificação da cegueira noturna é mais difícil em crianças pequenas, devido à natural imprecisão das informações.

Em fases ainda precoces da deficiência observa-se metaplasia com queratinização da conjuntiva. Essas modificações podem ser detectadas por exames citológicos da conjuntiva, que podem ser um dos instrumentos para diagnóstico populacional de deficiência de vitamina A.

Com a evolução da deficiência passa-se a observar extensas xerose conjuntival e corneal disseminadas, sendo que a xerose corneal corresponde à depleção importante dos depósitos corporais. Todas as manifestações até esta fase da evolução são completamente reversíveis, sem aparecimento de sequelas oftalmológicas significantes. A partir daí, no entanto, a evolução é para ulceração corneal e ceratomalacia, que sempre produzem cicatrizes, que podem, dependendo da extensão da perda do estroma, variar de pequenas áreas opacificadas até perda total do globo ocular afetado.

Não se conhece, ao certo, o mecanismo íntimo da perda do estroma. Não se observa aumento da presença de células inflamatórias e a população de patógenos bacterianos apresenta aumento desde as primeiras manifestações de xerose corneal, sem que se modifique a partir daí. Por outro lado, a rápida reversão obtida com a reposição de vitamina A não é influenciada por antibioticoterapia. No entanto, crianças com perfuração de globo ocular têm, com frequência, invasão bacteriana secundária e panoftalmite. Crianças com deficiência subclínica de vitamina A podem ter as manifestações de xeroftalmia desencadeadas por um quadro infeccioso agudo, como sarampo.

A regulação da captação do retinol pelos tecidos não é um mecanismo muito claro. Existem proteínas de ligação celular (CRBPs – *celular retinol binding proteins*), e aspectos peculiares destes sítios de ligação parecem ter influência importante em todas as fases do metabolismo do retinol, da absorção intestinal, à esterificação e armazenamento hepático, assim como a liberação de volta do fígado para o plasma e os tecidos periféricos.

Existem, também, receptores nucleares de metabólitos da vitamina A, com distribuição variável de tecido para tecido, justificando uma variação do ácido retinóico e seus isômeros de tecido para tecido. Esses receptores parecem fazer parte de uma grande família de receptores hormonais, sugerindo interação com sistemas endocrinológicos. Todo esse complexo está envolvido na diferenciação celular e na própria regulação do metabolismo da vitamina A nas situações de deficiência. Como um exemplo desse efeito na diferenciação celular de tecidos adultos, há a determinação do tipo de epitélio, colunar ou escamoso, que é definida pelos níveis de retinol no organismo de certos animais.

A RDA de 1980 para vitamina A é o equivalente a 1.000mcg/dia de retinol para homens e 800mcg/dia para mulheres. As evidências atuais indicam que os idosos são capazes de manter estoques corporais de vitamina A, apesar de ingestões substancialmente menores do que esta. Do ponto de vista de prevenção de deficiência, a atual RDA parece ser muito alta.

Vitamina D

A vitamina D apresenta um comportamento único entre as vitaminas, tendo como aspecto específico e particular o fato de poder ser sintetizada endogenamente na pele de seres humanos e animais a partir de um esteróide, o 7-deidrocolesterol, quando ocorre exposição à radiação ultravioleta, ao contrário das demais vitaminas, que têm necessariamente uma fonte externa ao organismo. Mesmo a menaquinona, forma da vitamina K que é sintetizada por bactérias no lúmen intestinal e, portanto, não se relaciona aos padrões alimentares dos indivíduos, depende da presença destes microorganismos para sua síntese e posterior absorção. A possibilidade de síntese endógena, independente de absorção intestinal, simultânea à obtenção a partir do consumo alimentar, ocorre exclusivamente com a vitamina D, o que torna o seu metabolismo particularmente complexo. Esse comportamento biológico dificultou bastante a compreensão da sua fisiologia. Houve mesmo autores que defendessem sua redesignação, deixando de classificá-la como vitamina para chamá-la de hormônio, devido ao seu comportamento muito semelhante ao dos esteróides.

Foi em 1645 que Daniel Whistler fez a primeira descrição precisa da doença hoje conhecida como raquitismo. O óleo de fígado de bacalhau era um medicamento de uso popular na Escócia, sendo utilizado pelo famoso médico francês Trousseau, a partir de 1860, para o tratamento de raquitismo. O aumento da prevalência desse tipo de doença coincide com a Revolução Industrial, quando um grande número de pessoas, inclusive crianças, deixou o trabalho rural, tipicamente desenvolvido ao ar livre e com a pele exposta ao sol e, portanto, à radiação ultravioleta, passando a desenvolver longas jornadas de trabalho em ambientes fechados, com pouca exposição à luz natural. Apenas no início do século XX novas informações relevantes foram acrescentadas. Em 1919 Edward Mellanby produziu raquitismo em cães por meio de restrição dietética, eliminando os sintomas com óleo de fígado de bacalhau. McCollum, em 1916, descobriu uma substância lipossolúvel no óleo de fígado de bacalhau que chamou de vitamina A, à qual Mellanby atribuiu a propriedade de curar o raquitismo. No entanto, em 1922, McCollum demonstrou que mesmo após a destruição da atividade da vitamina A no óleo de fígado de bacalhau, este mantinha sua capacidade de eliminar os sintomas de raquitismo, o que indicava a presença de uma outra substância lipossolúvel com essa propriedade, denominada por ele vitamina D. Porém, em 1919, Huldshinsky havia demonstrado a cura de raquitismo em crianças por meio da exposição à radiação ultravioleta. Este impasse foi resolvido por Steenbock e Black em 1924, com a confirmação de Hess et al. em 1925, que demonstraram a capacidade de a luz ultravioleta converter uma substância lipídica presente na pele e em alguns alimentos em vitamina D, a vitamina anti-raquitismo. Askew et al. em 1931 e Windaus et al. em 1932 isolaram e identificaram a vitamina D_2. Windaus et al. em 1936, isolaram e identificaram a vitamina D_3.

Foi só na década de 60 que novos conhecimentos relevantes foram obtidos a respeito da vitamina em questão. Lund e DeLuca, em 1966, fizeram as primeiras demonstrações das transformações que a vitamina D deve sofrer dentro do organismo para chegar à sua forma ativa. Na década de 70 foi descrita a influência de vitamina D na absorção intestinal de cálcio por DeLuca, Omdahl e Ribovich e por Myrtle e Norman assim como seu envolvimento na manutenção do tônus muscular por Dent, Smith e Holmes.

Como já foi mencionado anteriormente, uma das formas de obtenção de vitamina D pelo organismo é a exposição da pele à radiação ultravioleta, que transforma o 7-deidrocolesterol, substância de natureza lipídica largamente difundida pelos tecidos, na pré-vitamina D_3, que, sob ação da temperatura do corpo humano, origina o colecalciferol ou vitamina D_3. A vitamina D_2 ou ergocalciferol é produzida por meio da exposição de fungos aos raios ultravioleta, não tendo importância alimentar, embora seja muito utilizada no enriquecimento artificial de alimentos ou para a produção de suplementos vitamínicos. Tanto o colecalciferol como o ergocalciferol são denominados vitamina D, sendo equipotentes em relação às necessidades humanas.

A vitamina D alimentar é absorvida do lúmen intestinal pelos mecanismos responsáveis pela absorção de gorduras. Há necessidade de formação de micelas, primariamente no duodeno e jejuno (alguns autores descrevem uma possível absorção em nível ileal). Após absorção e incorporação aos quilomícrons, chega ao sistema porta e ao fígado por meio da circulação linfática intestinal. Pode também ser transportada pelo transcalciferol, uma alfa-globulina ou em pequena quantidade por uma betaglobulina, mas não pela albumina. Sua meia-vida na circulação é de 12 a 25 horas, por entrar rapidamente nas células hepáticas ou, em menor quantidade, ser armazenada no tecido adiposo e muscular.

No fígado, as vitaminas D_2 e D_3 sofrem uma 25-hidroxilação catalisada pela enzima calciferol-25-hidroxilase, dando origem à 25-hidroxivitamina D (25(OH)D). Esse passo metabólico ocorre na fração microssomal e mitocondrial, sendo uma reação dependente do citocromo P-450. Essa forma da vitamina passa rapidamente para a circulação, sendo o metabólito de maior concentração sanguínea. Seus níveis refletem o consumo de vitamina D e o *pool* corporal. A própria forma 25-hidroxilada pode ser distinta entre 25(OH)D_3 e 25(OH)D_2, permitindo saber qual foi a origem do metabólito, alimentar ou artificial.

A forma 25-hidroxilada produzida pelo fígado não parece ter uma função direta ou um controle muito rigoroso de produção, embora se observe uma redução de até 50% da atividade da 25-hidroxilase hepática com a administração de vitamina D. Ela é transportada pela proteína carreadora para os rins, onde, ao nível do túbulo contornado proximal, ocorre uma nova hidroxilação na posição 1-α, realizada por enzimas mitocondriais, produzindo a 1-alfa-25-diidroxivitamina D (1-alfa-25(OH)$_2$D). É nesta fase que a regulação é mais rigorosa, dependendo dos níveis séricos de cálcio, fósforo e paratormônio. O 1-alfa-25(OH)$_2$D é o metabólito ativo da vitamina D, como se pode comprovar em animais nefrectomizados em que o oferecimento de 25(OH)D não é eficiente, mas o oferecimento de 1,25 (OH)$_2$D é capaz de produzir absorção intestinal de cálcio e sua mobilização óssea.

Os últimos estudos sobre o metabolismo da vitamina D têm se voltado para a demonstração da presença de receptores teciduais para 1-alfa-25(OH)$_2$D. Brumbaugh e Haussler foram os primeiros a localizar tais receptores na cromatina e hoje acredita-se que a sua localização seja exclusivamente nuclear, não ocorrendo em citoplasma, ou sendo escasso nessa localização. Até o momento só se demonstrou um tipo de receptor, que age após sofrer uma fosforilação. Essa fosforilação precede a produção de proteína carreadora de cálcio e a absorção intestinal deste íon. Além dos tecidos intestinal, ósseo e renal, o receptor para 1-alfa-25(OH)$_2$D foi encontrado em outros tecidos, como glândulas paratireóides, ilhotas pancreáticas, glândula mamária, queratinócitos, fibroblastos da pele, células ovarianas, células epiteliais e células de Sertoli nos testículos, mas não em fígado ou baço. Indícios de pequenas quantidades foram encontrados em músculo cardíaco, havendo possibilidade de que a vitamina D tenha um papel na sua função. Em outras células como timócitos, linfócitos ativados, promielócitos e precursores de monócitos, também se encontrou o receptor, sugerindo para a vitamina D um papel metabólico eventualmente bem mais importante e amplo do que se conhece atualmente. Outro achado interessante, porém de significado pouco compreendido, é a presença de uma concentração relativamente alta desses receptores em células cancerosas, quando comparadas aos tecidos adjacentes não cancerosos.

Entre os demais metabólitos da vitamina D, chamam a atenção o 24,25(OH)$_2$D e o 1,24,25(OH)$_2$D. Sua atividade biológica é expressivamente menor que a do 1-alfa-25(OH)$_2$D, o que levou alguns autores na década de 80 a considerar sua produção uma forma de modular a atividade da vitamina D nos tecidos-alvo: sendo menos potentes, o desvio do metabolismo da 25(OH)$_2$ D para a produção deste metabólito diminuiria o efeito final sobre o metabolismo do cálcio. A 25OH-24-hidroxilase é uma enzima presente em rim e também no intestino, que converte a 25(OH)$_2$D a 24,25(OH)$_2$D ou a 1,25(OH)$_2$D a 1,24,25-triidroxivitamina D (1,24,25(OH)$_3$D).

A excreção de todos os metabólitos da vitamina D se dá por meio da bile por via fecal; menos de 4% pode ser encontrado na urina. Existe um número total descrito de 35 metabólitos diferentes da vitamina D, a maioria dos quais sem função definida. A 25(OH) vitamina D participa do ciclo êntero-hepático, com reabsorção de 85%.

O cálcio tem sua absorção promovida pela vitamina D e pelas proteínas dietéticas quando oferecidas em quantidades adequadas, porém quantidades superiores não aumentam a absorção do íon. O fósforo, que em várias situações está em equilíbrio com o cálcio, tem possível efeito inibidor discreto da absorção de cálcio, de acordo com seu alimento-fonte. A eficácia da absorção de cálcio pode variar muito de acordo com as necessidades fisiológicas do indivíduo. Crianças podem absorver até 75% do cálcio ingerido, contra 20 a 40% de absorção observada em adultos jovens. Do *pool* de cálcio do organismo humano, 99% está localizado no esqueleto, estando o remanescente 1% distribuído entre os fluidos extracelulares, estruturas intracelulares e membranas celulares. Nesses locais o cálcio exerce múltiplos e importantes papéis na fisiologia normal. Além da vitamina D, outras substâncias interferem na absorção de cálcio, sua integração ao esqueleto, sua mobilização desse local e sua excreção renal, como o paratormônio, a calcitonina, os estrogênios, a testosterona e possivelmente outros. O tecido ósseo se constitui na grande reserva desse íon. Os níveis de cálcio não ósseo são mantidos dentro de limites muito estreitos; por isso, em situações de baixa oferta, baixa absorção ou perda excessiva, há tendência à mobilização a partir de tecido ósseo. As tendências têm apontado a infância como a fase crítica em que uma boa oferta e uma mineralização adequada do esqueleto irão definir a massa óssea do indivíduo até fases tardias de sua vida.

A principal fonte alimentar de cálcio são os produtos lácteos; as fontes vegetais oferecem maior dificuldade para absorção. Ossos de certos peixes como os de sardinha, suficientemente macios para serem mastigados por seres humanos, e cartilagens, como, por exemplo, as das extremidades dos ossos de galinha, são outras boas fontes, aspecto nutricional pouco enfatizado pela literatura.

O comportamento metabólico da vitamina D em indivíduos idosos chama a atenção pela participação deste nutriente no metabolismo ósseo. O esqueleto humano evolui ao longo da vida, passando por diversas fases: a primeira delas é de formação, na qual o balanço de cálcio é caracteristicamente positivo, até que se chegue à estabilidade da fase adulta. A partir da quarta década de vida observa-se uma queda progressiva da massa óssea nos indivíduos normais, que pode sofrer uma aceleração em mulheres na fase da menopausa. A mineralização normal do esqueleto de uma pessoa extremamente idosa está dentro de níveis críticos em que há risco de fraturas. Tais eventos, que isoladamente já se constituiriam em uma importante contribuição para a morbidade desta população, ocorrem em indivíduos frequentemente acometidos por doenças em outros aparelhos, além de caracteristicamente menos bem providos de reserva funcional e, portanto, da capacidade para se recuperar de novos agravos físicos. Dentro desse contexto, a compreensão da fisiologia da vitamina D e sua relação com o metabolismo ósseo-mineral assume enorme importância, não só pelo seu possível papel na osteopenia senil, mas principalmente pela expectativa de que se possa interferir nesses processos, eliminando ou amenizando uma situação que leve a um grande dispêndio de recursos, um grau importante de sofrimento, além do próprio risco de vida dos idosos atingidos.

Como foi visto acima, as fontes da vitamina D são a alimentação e a produção por meio da exposição da pele aos raios ultravioleta. Em relação às fontes alimentares, sabe-se que são poucos os alimentos-fonte conhecidos do nutriente: basicamente peixes marinhos de águas profundas, motivo pelo qual alguns países como os Estados Unidos, por exemplo, têm por hábito enriquecer com vitamina D alguns alimentos de consumo mais difundido para garantir uma melhor oferta alimentar. Outra opção seria a oferta de suplementos sob forma de medicação, o que tem sido bastante discutido na literatura em relação a custos e benefícios. A impressão atual é que, pelo menos em relação aos idosos saudáveis e aptos a deambular sem auxílio, não haja justificativa para fazer esse tipo de suplementação na ausência de outras indicações clínicas. Já se questionou a influência do envelhecimento sobre a absorção de vitamina D no tubo digestivo e, apesar de haver controvérsias na literatura, aparentemente ela está reduzida. Questiona-se, porém, até que ponto essa redução na capacidade de absorção seria suficiente para determinar uma situação clínica de carência em idosos sem problemas associados: de forma geral se conhecem reduções da capacidade absortiva do aparelho digestivo envelhecido em relação a vários nutrientes, porém elas só passam a ser críticas quando associadas a problemas clínicos e situações de aumento de demanda.

A pele, outra fonte de vitamina D, também é modificada pelo envelhecimento. Este aspecto do metabolismo da vitamina D tem sido explorado pela literatura, especialmente em países onde a insolação é baixa por motivos climáticos (por exemplo nos países nórdicos) e/ou locais onde a poluição atmosférica é crítica a ponto de interferir na passagem da luz do sol. Os estudos apontam no sentido de uma menor resposta da pele envelhecida à ação da luz solar com produção reduzida de 25(OH)vitamina D$_3$ (há referência explicitando um valor aproximado de 50% de redução). No Brasil, onde na maior parte do território a insolação é abundante ao longo de todo ou quase todo o ano, é bastante provável que este aspecto do problema esteja bastante minimizado.

Especula-se que o idoso talvez tenha uma menor capacidade de hidroxilação renal da 25(OH)vitamina D; este aspecto é ainda controverso na literatura.

Em relação ao cálcio, existe recomendação de oferta de 800mg/dia para indivíduos acima de 51 anos de idade, mas nenhuma indicação específica para idades maiores, segundo as RDA (*Recommended Dietary Allowances*) de 1989. Estes valores têm sido questionados por alguns autores, especialmente para grupos etários muito velhos, por serem possivelmente insuficientes para o geronte, porém, esta não é uma opinião unânime. Há queda de absorção de cálcio em indivíduos mais velhos, provavelmente devido à redução dos níveis de vitamina D observados com o envelhecimento.

O quadro que se delineia então é o de uma população com maior risco de evoluir para um quadro carencial, mas que em condições normais tem capacidade de se manter em bom estado de saúde, desde que tenha hábitos e alimentação adequados. A RDA de 1980 é de 200UI. A população de maior risco para desenvolvimento de distúrbios é a de usuários de drogas que interfiram na absorção de gorduras ou do próprio cálcio, os portadores de patologias digestivas, os indivíduos que consomem pouco leite ou derivados, seja por intolerância à lactose (comum nesse grupo etário), seja por necessidade de restrições dietéticas devido a outras patologias (mais uma vez deve-se salientar que a associação de diagnósticos é frequentemente observada nessa fase da vida) e aqueles que tenham baixa exposição ao sol. Serão considerados de alto risco os portadores de dificuldades motoras que comprometam a deambulação, até o extremo dos que estão acamados, em instituições de longa permanência ou hospitais. Estes idosos têm baixo consumo energético, pela própria inatividade e por outros motivos, com consequente restrição de quantidade e qualidade de alimentos consumidos. A evolução para esta situação ocorre quase que certamente por uma ou provavelmente várias doenças, acarretando o uso de fármacos (em geral vários), que também prestam sua contribuição para o quadro geral de distúrbios nutricionais. Um fator que deve ser considerado é a atual ênfase dada ao aumento do consumo de fibras, alimentares ou sob apresentação medicamentosa, que a curto prazo, têm influência negativa na absorção de cálcio, faltando informações sobre seu efeito a longo prazo.

Vitamina E

Como a maioria dos antioxidantes naturais, a vitamina E tem sido alvo de um grande número de estudos, com a finalidade de demonstrar na prática clínica a utilidade de sua suplementação como forma de prevenção de diversas doenças características do processo de envelhecimento. Uma das formas de ação da vitamina E como antioxidante é na membrana celular, onde ela se oxida na presença das reações em cadeia que ocorrem nesse local, impedindo que tais reações se propaguem, provocando dano celular. Sua função é a seguir restaurada pela interação com a vitamina C, outro antioxidante natural, presente no sangue.

Há estudos procurando demonstrar o papel terapêutico ou preventivo da vitamina E em doenças neurológicas como a doença de Parkinson, ou a doença de Alzheimer, ambas bastante prevalentes em idosos, assim como um possível papel na prevenção da aterosclerose. Porém, em metanálise recentemente publicada, pode-se perceber que o uso terapêutico da vitamina E, com estas ou outras finalidades, está longe de ser demonstrado, havendo até o risco de aumento de mortalidade com o seu uso em doses superiores a 400UI/dia. Permanece, no entanto, a noção de que a vitamina E é um nutriente essencial à saúde.

A RDA é de 8mg/dia para mulheres e 10mg/dia para homens. Não há evidências de alteração das necessidades de vitamina E com a idade, embora já haja evidências experimentais do efeito do aumento dos níveis dietéticos de vitamina E na peroxidação de lipídios dos tecidos e níveis plaquetários de vitamina E. Faltam ser mais bem determinadas as reais vantagens práticas de aumentar a oferta dietética desta vitamina; não se deve confundi-las com o emprego terapêutico que ela vem tendo em determinadas afecções, que não é necessariamente vinculado à sua carência.

Vitamina K

Também chamada de vitamina anti-hemorrágica, por atuar no fígado, sendo indispensável na síntese de fatores de coagulação. Existe nas formas K_1 (filoquinona), K_2 (menaquinona) e K_3 (menadiona), sendo que parte da sua oferta ocorre a partir de síntese bacteriana. A absorção ocorre em delgado, sendo que as formas K_1 e K_2 necessitam da presença de bile e de suco pancreático. Pode ocorrer deficiência devido a uso de fármacos, como por exemplo antibióticos, ou pelo uso de altas doses de vitamina E. Doenças digestivas como obstrução biliar ou síndrome de má absorção podem acarretar sua deficiência.

A deficiência de vitamina K provoca redução dos níveis de protrombina e manifestações hemorrágicas. A população idosa saudável não apresenta riscos diferentes do adulto jovem em relação a esta vitamina. Porém, há descrição na literatura de aumento de prevalência de deficiência de vitamina K, com manifestações hemorrágicas, em idosos frágeis, dependentes, acamados, institucionalizados ou gravemente enfermos.

VITAMINAS HIDROSSOLÚVEIS

COMPLEXO B

As vitaminas do complexo B contituem um subgrupo entre as vitaminas hidrossolúveis que apresentam várias semelhanças quanto a fontes alimentares, mecanismos de absorção, metabolismo e função, embora cada uma delas apresente aspectos particulares importantes. Algumas delas têm comportamento diferenciado na população idosa, que descreveremos adiante.

Vitamina B_6

A RDA de 1980 é de 2,0mg/dia para mulheres e 2,2mg/dia para homens. Apesar de já haver estudos realizados em animais e seres humanos, evidenciando alterações no metabolismo da vitamina B_6 relacionadas ao avançar da idade, não há, no presente, dados suficientes para sugerir uma alteração na RDA. Entretanto, está claro que o metabolismo desta vitamina e sua evolução durante o envelhecimento merecem maior estudo e melhor compreensão.

Há situações clínicas em que se recomenda o emprego terapêutico de vitamina B_6, em doses superiores às necessidades nutricionais. Em pacientes tratados com essas doses e por período prolongado (mais de dois anos), foi descrita a possibilidade de intoxicação, que se manifesta por neuropatia periférica, de natureza irreversível.

Folato

A RDA de 1980 é de 400mcg/dia. O fato de muitos idosos não apresentarem sinais de desnutrição relativa ao folato, apesar de baixas ingestões documentadas em relação à RDA, sugere que este possa ser diminuído sem risco de aumentar a prevalência de deficiência de folato. O RNI de 1993 já estabelece, como já foi assinalado, valores menores. Um aspecto interessante desta vitamina, também chamada de B_9, é sua estreita relação com a vitamina B_{12}. Na vigência da deficiência de uma delas, pode-se ter a deficiência paralela, ou relativa, da outra, devido à atrofia de mucosa digestiva que a deficiência de qualquer uma das duas causas, com a consequente dificuldade maior de absorção intestinal de outras substâncias. Por esse motivo é prática comum a reposição simultânea de vitamina B_{12} e folato, quando se diagnostica a deficiência de qualquer uma das duas.

Vitamina B_{12}

A vitamina B_{12} tem uma característica única entre as demais vitaminas, que é a necessidade da presença de fator intrínseco, produzido pela mucosa gástrica, para que sua absorção ocorra de forma eficiente, no íleo terminal. No entanto, doses altas de vitamina B_{12} oferecidas por via oral podem ser absorvidas em nível intestinal por outros mecanismos. A RDA de 1980 é de 3,0mcg/dia.

Não existem diferenças quanto às necessidades desta vitamina para a população idosa normal. Porém, doenças que podem produzir deficiência de vitamina B_{12} têm prevalência aumentada neste grupo etário, como a gastrite atrófica ou o aumento da população bacteriana do tubo digestivo. Por outro lado, a deficiência de vitamina B_{12} pode ser a causa de doenças mais comuns na população idosa. Alterações neurológicas, como síndromes demenciais, lesões de medula óssea e neuropatias periféricas podem ser desencadeadas pela deficiência de vitamina B_{12}, de forma que sua dosagem faz parte da investigação etiológica dessas doenças. Há também as doenças hematológicas vinculadas à deficiência de vitamina B_{12}, a anemia megaloblástica, caracterizada por macrocitose, frequentemente importante, e eritropoese ineficaz, que pode se refletir em hiperbilirrubinemia e aumento da enzima desidrogenase lática. A anemia pode se associar a leucopenia e a plaquetopenia. Essas manifestações podem também ser causadas por deficiência de folato. As manifestações clínicas de deficiência de vitamina B_{12} podem incluir atrofia de mucosa de todo o trato digestivo. Na boca, essa manifestação causa atrofia de papilas da língua, que se apresenta lisa e frequentemente avermelhada. É comum, nestes casos, que o idoso refira alterações de paladar ou sensação de queimação na língua. A aparência da mucosa oral nestes casos, assim como as queixas, podem ser bastante semelhantes à monilíase atrófica, que se caracteriza pela ausência das placas esbranquiçadas típicas, e que também é típica de idosos frágeis, severamente doentes, usuários de múltiplas drogas ou desnutridos, ou seja, indivíduos com imunidade rebaixada.

Como ocorre com outras vitaminas, a concentração sanguínea pode não corresponder aos reais níveis dos depósitos teciduais, que efetivamente correspondem às reservas corporais desta vitamina. Desta forma, mesmo sendo um procedimento de rotina da prática clínica, a dosagem sanguínea de vitamina B_{12} deve ser interpretada com cuidado.

VITAMINA C

Também chamada de ácido ascórbico, tem recebido atenção especial devido a sua ação como antioxidante, que ocorre no ambiente intra e extracelular, neste último interagindo com a vitamina E para manutenção da integridade da membrana celular.

Historicamente, o escorbuto, quadro clínico mais grave da deficiência de vitamina C, tornou-se uma doença mais comum na época das grandes navegações, nas quais as tripulações embarcadas passavam longos períodos sem dispor de alimentos frescos, fontes dessa vitamina. A correlação entre consumo desses alimentos e solução do quadro clínico de escorbuto teria surgido quando um grupo de tripulantes de um navio teria sido abandonado em uma ilha, por não terem condições de sobrevivência a bordo, e meses depois reencontrados em boas condições, por terem tido acesso a frutas cítricas disponíveis no local.

Sua absorção ocorre em intestino delgado, por transporte ativo dependente de sódio saturável, sendo que o limite de absorção digestiva é de três gramas. Sua excreção é urinária, sob forma de metabólitos, ou como o próprio ácido ascórbico, quando quantidades excessivas se encontram na circulação.

As necessidades diárias de vitamina C para a população idosa são as mesmas da população adulta, ou seja, 100mg/dia. No entanto, o risco de deficiência entre idosos é maior, provavelmente por baixa ingestão de alimentos-fonte, acredita-se que pela maior frequência de problemas odontológicos ou de doenças pépticas, que dificultam o consumo de vegetais e alimentos ácidos. O quadro clínico de deficiência, de sangramento gengival e púrpura é de difícil valorização no idoso, pois diversas outras causas desses achados também são comuns nesse grupo etário.

OUTRAS VITAMINAS

As informações sobre as demais vitaminas do complexo B são menos ricas, inclusive pelo aspecto descrito acima, de existência de superposição de função e metabolismo entre elas. Para a população idosa, o RDA descrito para o adulto jovem para vitamina B_1 (tiamina, recomendação de 1,2mg/dia para homens e 1mg/dia para mulheres) e B_2 (riboflavina, recomendação de 1,4mg/dia para homens e 1,2mg/dia para mulheres) parece ser adequado. Os dados são insuficientes para vitaminas B_3 (niacina, ou vitamina PP), B_5 (ácido pantotênico) e B_7 (biotina).

TOXICIDADE DE VITAMINAS

Existe um conceito errôneo, mas infelizmente bastante difundido, mesmo entre profissionais de saúde, de que o uso de preparações farmacêuticas de complexos vitamínicos não acarreta qualquer risco para o bem-estar do doente. Isto pode se constituir em um grande problema, não só pelo fato de que se acaba por substituir outros nutrientes importantes por complexos vitamínicos, de forma totalmente inadequada do ponto de vista nutricional, mas principalmente porque se negligencia o potencial de toxicidade de algumas vitaminas, que em alguns casos é bastante grave, principalmente em relação às lipossolúveis.

Um dos aspectos que tem que ser salientado em relação à vitamina A é o seu potencial de produzir intoxicação, seja por uso de suplementos vitamínicos com doses muitos grandes, seja pelo uso prolongado de suplementação, mesmo com doses baixas. Resultados negativos de estudos realizados com vitamina A e betacaroteno indicam a necessidade de maiores cuidados em relação à suplementação dessas substâncias.

Excesso de vitamina A pode produzir reações tóxicas agudas ou crônicas. As principais funções da vitamina A no idoso são participar na adaptação ao escuro, integridade epitelial e síntese de hemoglobina. A absorção de vitamina A e os níveis de proteína carreadora de retinol (RBP) não se modificam com o envelhecimento. Embora a concentração plasmática de retinol aumente pouco com o envelhecimento, sua concentração, assim como a de RBP em leucócitos, sofre grande aumento. Mais do que a deficiência, sintomas de intoxicação, como fraqueza, dor de cabeça, disfunção hepática, leucopenia e hipercalcemia, são uma preocupação.

Muitos autores contrapõem a baixa utilidade da suplementação da vitamina A com o risco de que esse procedimento pode ter efeitos negativos. Freesman e Ahronheim, na década de 80, afirmam que deficiência de vitamina A é rara entre adultos americanos, e suplementação não parece resolver os problemas de visão ou pele comuns no idoso americano. Ingestão prolongada pode produzir efeitos tóxicos, como prurido, queda de cabelo, estomatite, doenças ósseas sonolência e hipertensão intracraniana. As RDAs de 1980 pareciam muito altas para vitamina A.

Mesmo quando a suplementação pareceu influenciar os níveis sanguíneos, a toxicidade pode ser uma preocupação. Em estudo realizado com 746 idosos em Boston, MA, Estados Unidos, ao contrário do grupo-controle jovem, não se notaram diferenças entre homens e mulheres idosos quanto ao nível de vitamina A. Os níveis de caroteno aumentaram proporcionalmente aos de vitamina A. O uso de suplementos aumentou os níveis sanguíneos da vitamina e se associou a aumento de enzimas hepatocitárias, sugerindo que suplementação aumenta o risco de intoxicação. São raras as opiniões contrárias na literatura.

Um dos aspectos pouco comentados da vitamina A, sua influência no metabolismo ósseo, também pode ser motivo de preocupação quanto à potencial toxicidade. Estudo realizado em zona rural, nos Estados Unidos, com mulheres de 55 a 80 anos, mostrou correlação entre suplementação com retinol e presença de fraturas e desmineralização óssea em região radial.

Stauber não encontrou sinais de toxicidade, mas também não encontrou efeitos metabólicos da oferta, ao afirmar que suplementação de idosos com vitamina A não produziu modificação de níveis séricos de retinol, nem alteração de provas de função hepática. A provável baixa utilidade da suplementação vitamínica para o idoso é confirmada em um estudo realizado em Quebec, Canadá, com 82 idosos, no qual houve um alto índice de uso de suplementos vitamínicos (35% estavam utilizando no momento da entrevista), mesmo entre aqueles que tinham dieta adequada. Quando havia inadequação da dieta, os suplementos utilizados frequentemente não ofereciam os nutrientes necessários. Estudo longitudinal de envelhecimento de Baltimore encontrou maior consumo de fontes de origem animal para vitamina A entre homens e 20% de consumo abaixo das recomendações das RDAs, embora muito poucos apresentassem níveis sanguíneos baixos de retinol.

Uso de altas doses ou por períodos prolongados de vitamina A pode causar vários sintomas de hipertensão intracraniana. Resultados negativos de estudos realizados com vitamina A e betacaroteno indicam a necessidade de maiores cuidados em relação à suplementação dessas substâncias.

A postura de grandes estudiosos no assunto tem sido sempre cuidadosa. Russel afirma que o consumo de vitamina A está, em geral, um pouco abaixo das RDAs (1989). Apesar disso, os depósitos hepáticos se mantêm bem preservados durante o envelhecimento. Isso é explicado em parte por um aumento de absorção, demonstrado em ratos. Curvas sanguíneas após suplementação são mais altas em humanos, o que também pode ser causado por um menor *clearance* sanguíneo pós-ingestão, também já demonstrado. Existe uma preocupação com a potencial toxicidade da suplementação com vitamina A. Carotenoides, substâncias com atividade de pró-vitamina A, têm sido por muito tempo considerados protetores contra o câncer, porém isto tem sido questionado ultimamente.

A vitamina D tem toxicidade relacionada primariamente à hipercalcemia e hipercalciúria, ambas passíveis de produzir nefrocalcinose, levando à progressiva deterioração da função renal, além dos distúrbios de comportamento induzidos pela hipercalcemia. Não se recomenda a ingestão de doses superiores a 2.000 a 3.000UI/dia.

Altas doses de vitamina C podem acarretar efeitos colaterais urinários como aumento de *clearance* de ácido úrico, oxalúria e litíase urinária. Do ponto de vista digestivo pode-se ter resultados falsamente positivos na pesquisa de sangue oculto nas fezes e absorção excessiva de ferro dietético. A suspensão abrupta do uso, quando as doses empregadas são muito altas, pode originar um quadro clínico de escorbuto.

Doses de 3 a 5g/dia de niacina podem ser suficientes para acarretar problemas do aparelho digestivo como hiperbilirrubinemia, lesão celular hepática, fibrose portal, colestase e úlceras pépticas. Podem, também, ocorrer dermatose e alterações metabólicas, como hiperglicemia e hiperuricemia.

Por fim, é importante salientar que nutrientes interagem entre si, assim como com as drogas ingeridas pelo indivíduo, o que, no caso do indivíduo idoso, é bem mais provável que aconteça, já que se trata de um grupo que tende a precisar de um número muito maior de fármacos. Quantidades excessivas de um nutriente podem comprometer a absorção e o metabolismo de outros, o que é mais uma razão para o uso criterioso de suplementos vitamínicos, que devem ser prescritos quando necessário e apenas nas quantidades necessárias. As fontes mais seguras são as alimentares, por meio de dietas bem equilibradas.

MINERAIS

Cálcio

O metabolismo do cálcio sofre importantes alterações com a idade, especialmente durante a menopausa em mulheres, existindo vários fatores que predispõem a um balanço negativo de cálcio e aceleração da perda de massa óssea. A ingestão e a absorção de cálcio dietético diminuem com a idade, provavelmente por diminuição dos níveis de vitamina D, conforme já discutido. Pacientes osteoporóticos habitualmente ingerem menos cálcio que os controles normais. A redução na atividade física leva à diminuição da massa óssea, podendo a perda de cálcio chegar a 200 a 300mg/dia nos idosos em repouso total no leito. A ingestão elevada de proteínas causa aumento de calciúria sem alterar sua absorção ou excreção pelas fezes.

Durante a menopausa, com a consequente ausência de estrógenos, ocorre balanço negativo de cálcio de 0,025g/dia, fenômeno que é devido ao fato de a absorção ser aproximadamente 14mg menor para qualquer nível de ingestão e a calciúria 17mg maior para qualquer carga absorvida.

Apesar de a redução da absorção intestinal de cálcio ser maior em idosos com fraturas osteoporóticas do que indivíduos da mesma idade sem osteoporose, a suplementação de cálcio produz apenas redução do grau de diminuição de perda óssea relacionada à idade. É por isso que para melhorar o balanço de cálcio ou diminuir a prevalência de fraturas, recomenda-se aumentar a RDA do cálcio de 800mg/dia para 1.500mg/dia em mulheres após a menopausa e homens com mais de 60 anos. O receio de que o aumento da ingestão de cálcio possa levar a hipercalciúria motivou uma revisão de 122 estudos de balanço de cálcio em homens atendidos ambulatorialmente de 34 a 71 anos de idade (média de 54 anos). Demonstrou-se que o balanço de cálcio torna-se negativo durante baixas ingestões (200mg/dia) e apenas levemente positivo (22mg/dia) com a ingestão de 800mg/dia, embora grande porcentagem de indivíduos apresente balanço negativo enquanto está recebendo esta quantidade diária. O aumento da ingestão para 1.200mg/dia leva a um aumento significativo do balanço positivo (de 22 para 106mg/dia), mas o aumento da ingestão para 2.200mg/dia não acarreta um aumento relevante (balanço de 146mg/dia) em relação à ingestão de 1.200mg/dia. A calciúria é aproximadamente a mesma com a ingestão de 1.200 a 2.000mg/dia ou com 800mg/dia, aumentando apenas a partir de 2.300mg/dia. O que se eleva é a excreção fecal do cálcio, proporcionalmente ao incremento da ingestão.

Ferro

Há autores bastante enfáticos em considerar a carência de ferro altamente prevalente em idosos. Sendo uma fase da vida em que não ocorre mais crescimento nem perdas menstruais, as necessidades de ferro são determinadas principalmente pelo seu índice de excreção intestinal.

A deficiência de ferro no idoso comumente é devida a um sangramento imperceptível secundário a processos patológicos; portanto, é imperativo que a sua ocorrência determine uma investigação diagnóstica detalhada para esclarecer sua causa, mesmo que o déficit seja facilmente corrigido por suplementação. A correção bem-sucedida demonstra apenas que os mecanismos de absorção estão preservados, não afastando a possibilidade de estarem ocorrendo afecções graves como, por exemplo, uma neoplasia digestiva ulcerada que apresente um sangramento imperceptível.

A excreção deste íon em idosos é de 0,61mg/dia para homens e 0,64mg/dia para mulheres, enquanto em adultos jovens é de 0,95mg/dia e 1,22mg/dia, respectivamente para homens e mulheres. Portanto, as necessidades de ferro são mais baixas em idades avançadas. Os estudos do volume das reservas de ferro no organismo, estimados segundo as reservas teciduais no fígado e medula óssea e pela ferritina sérica, demonstram que elas aumentam com a idade.

Oligoelementos

Dos 95 elementos que ocorrem naturalmente, pelo menos 24 têm função essencial no corpo e devem ser fornecidos na dieta. Destes, 14 são necessários em quantidades muito pequenas, e por isso são comumente denominados oligoelementos ou microelementos. São altamente reativos quimicamente, estando em locais ativos de aproximadamente metade das enzimas corporais. Agem no local catalítico e para manter a estrutura terciária de proteínas. O papel dos microelementos na nutrição humana não está bem estabelecido, existindo considerável incerteza sobre a sua ingestão dietética ótima, e sobre a definição e o significado de deficiência marginal. O potencial para deficiência de microelementos no idoso parece ser considerável, pois certamente espera-se que os efeitos cumulativos de toda uma vida de excesso ou deficiência de nutrientes tenha uma expressão maior nos mais velhos.

Cinco oligoelementos são considerados essenciais para a vida em mamíferos, sendo eles: manganês, cobalto (na vitamina B_{12}), ferro, cobre e zinco. Outros como cromo (importante no metabolismo de glicose e gordura), selênio (com papel na reprodução), molibdênio (no metabolismo das purinas), flúor (essencial para endurecimento de ossos e dentes) e iodo (indispensável na função tireoidiana) são considerados essenciais para a saúde. Do mesmo modo que o refinamento de carboidratos naturais resulta em perda de vitaminas, o mesmo ocorre com a maioria dos oligoelementos. O selênio é termolábil, e os outros podem ser perdidos no cozimento, quando a água é desprezada.

As principais fontes para os oligoelementos são:

– cobre: largamente distribuído em alimentos como ostras, crustáceos, nozes e legumes secos;
– manganês: encontrado em grãos integrais, folhas vegetais, aveia;
– cobalto: presente em grãos integrais, óleo de milho, nozes, açúcar-mascavo;
– molibdênio: encontrado em alimentos contendo purinas;
– selênio: no levedo de cerveja, peixes, carnes, grãos e nozes;
– zinco: tem como fontes ostras, fígado, carne de vaca, aves, vitela e caranguejo.

Os grãos e o açúcar refinados são fontes pobres da maioria dos oligoelementos essenciais, que existem nos alimentos integrais e açúcar-mascavo.

Zinco

É classicamente descrito como um componente essencial de muitas enzimas envolvidas em todas as principais vias metabólicas, tendo um papel crítico na síntese de proteínas e metabolismo dos carboidratos. É essencial para a síntese do ácido nucléico e necessário para substituição de perda tecidual. Constitui-se em um elemento importante para manutenção do paladar e olfato, na cicatrização, e representa papel essencial na função imunológica. Em seres humanos, a deficiência de zinco leva a uma perda do paladar e do olfato, mas a resposta de pacientes com hipogeusia idiopática à suplementação de zinco não é boa. O seu papel fica demonstrado no aumento na velocidade de cicatrização de ferimentos e úlceras vasculares em até 50%, quando os níveis plasmáticos são corrigidos para valores adequados, o que reflete mais uma reversão de um estado deficitário do que uma ação farmacológica.

Quanto à função imunológica, sua deficiência impede o desenvolvimento tímico e altera funções dos linfócitos T. O zinco induz ativação linfocitária e é forte ativador de linfócitos B humanos. Existe correlação entre o zinco sérico e a resposta linfocitária proliferativa observada em pacientes com várias imunodeficiências e que melhoram com a administração de zinco. Concentrações plasmáticas diminuídas de zinco têm sido encontradas em úlceras indolentes de perna, cirrose alcoólica, tuberculose, infecções pulmonares, infarto do miocárdio, uremia, doenças inflamatórias do intestino e síndrome de má absorção.

No idoso, a evidência de deficiência marginal de zinco é indireta, pois a administração oral aumenta a velocidade de cicatrização de ferimentos em 50%, leva à cicatrização de úlceras vasculares indolentes de extremidades inferiores e aumenta o fluxo sanguíneo para extremidades isquêmicas devido à obstrução aterosclerótica. A necessidade diária é de 15mg/dia, e a dose terapêutica de 30 a 50mg/dia.

Fluoreto

As necessidades de flúor para o idoso não foram adequadamente determinadas e não está definido se são maiores que a RDA que é de 1,5 a 4mg/dia. Beber água enriquecida com flúor pode trazer benefícios para o esqueleto e para a saúde dentária, mas o efeito da suplementação de baixas doses não foi suficientemente estudado. Sabe-se que este sal apresenta ação inibidora sobre a reabsorção óssea por diminuir a solubilidade mineral. Há estudos demonstrando que, em pacientes com osteoporose, a suplementação com 45mg/dia por três meses diminui a dor óssea e melhora o balanço de cálcio, e que a administração em altas doses e por tempos prolongados aumenta a massa óssea, mas à custa de um osso mais frágil e sujeito a microfraturas. Para evitar este resultado indesejável, o fluoreto deve ser suplementado em combinação com cálcio.

Cobre

A associação de deficiência de cobre e doenças cardiovasculares está bem estabelecida em pesquisa com animais, bem como sua associação com anemia, doenças ósseas, do sistema nervoso, esterilidade, defeito na pigmentação e estrutura do pêlo. No homem ocorre hipocupremia na síndrome de má absorção, desnutrição proteico-calórica, síndrome nefrótica e nutrição parenteral prolongada. Faltam evidências mais claras em seres humanos que estabeleçam uma relação entre carência de cobre e manifestações clínicas, e a deficiência de cobre não parece ser problema em idosos. A ingestão recomendada pelo RDA é de 1mg/dia.

Cromo

É um micronutriente essencial para a manutenção da tolerância normal à glicose. A sua deficiência contribui para anormalidades do metabolismo da glicose e lipídios em idosos, devido ao fato de ser um co-fator para a insulina. A sua deficiência resulta em diminuição da resposta a este hormônio dos tecidos insulino-sensíveis, causando aumento da glicemia, da insulinemia e da colesterolemia. A suplementação em alguns grupos de idosos leva a uma queda lenta e discreta (10% a 20%) no colesterol plasmático, e restaura a tolerância à glicose em até 50% dos casos.

Tratando-se, como já assinalado, de um nutriente essencial, e não de um medicamento, pode-se esperar que seja eficaz apenas na prevenção ou tratamento de sua deficiência, que se demonstrou ser prevalente apenas nos Estados Unidos, mas não em outros países. É provável que o consumo de alimentos refinados por longos períodos, que são caracteristicamente pobres em cromo, seja um fator importante para os baixos níveis teciduais observados com o envelhecimento.

A absorção do cromo depende da forma química, sendo o cromo inorgânico, assim como a maioria dos compostos orgânicos simples, pobremente absorvido pelo trato gastrintestinal (aproximadamente 1%), ao contrário dos complexos orgânicos encontrados nos alimentos, que têm uma absorção de aproximadamente 25%. A suplementação medicamentosa é feita como cromo orgânico ou levedo de cerveja.

Selênio
O selênio interage com a vitamina E para diminuir a formação de radicais livres e como antioxidante. É necessário para a reprodução e função hepática.

Manganês
É essencial para a síntese de mucopolissacárides, sendo que a sua deficiência produz condrodistrofia. Sais de manganês podem reverter quadros de lúpus eritematoso sistêmico induzidos pela administração de hidralazina.

Cádmio
Conhece-se pouco do seu papel na fisiologia humana. Experimentalmente demonstrou-se que mesmo em baixas doses induz hipertensão em ratos, que podem ser tratados com a administração de zinco, que é o antagonista biológico do cádmio.

Interações
O metabolismo de um dos oligoelementos pode ser profundamente afetado pela interação com os demais, não podendo nenhum deles ser considerado isoladamente. A alta ingestão de zinco, por exemplo, leva a alteração do metabolismo do cobre, afetando a sua absorção e podendo levar a deficiência. As principais interações são:

– cobre/zinco/cádmio;
– cobre/ferro;
– arsênio/selênio;
– manganês/ferro;
– enxofre/selênio.

BIBLIOGRAFIA

Adams JS, Clemens Tl, Parrish JA, Holick MF. Vitamin-D synthesis and metabolism after ultraviolet irradiation of normal and vitamin-D deficient subjects. N Engl J Med. v. 306 1982, p. 722-5.

Ahmed FE. Effect of nutrition on the health of the elderly. J Am Diet Assoc 1992; 92:1102-8.

Äkesson K, Vergnaud P, Gineytis E, Demas PD, Obrant KJ. Impairment of bone turnover in elderly women with hip fracture. Calcif Tissue Int. v. 53. 1993. p. 162-9.

Albanes D, Virtamo J, Rautalahti M, Haukka J, Palmgren J, Gref CG, Heinonen OP. Serum beta-carotene before and after beta-carotene supplementation. Eur J Clin Nutr 1992; 46(1):15-24.

Alberti Fidanza A, Coli R, Genipi L, Howard AN, Maurizi Coli A, Mielcarz G, Rajput Williams J, Thurnham D, Williams NR, Fidanza F. Vitamin and mineral nutritional status and other biochemical data assessed in groups of men from Crevalcore and Montegiorgio (Italy). Int J Vitam Nutr Res. 1995; 65(3):193-8.

Alencar YMG. Polivitamínicos em Geriatria. Rev Bras Med 1992; 49(6):359-62.

Alencar YMG. Níveis de 25-hidroxi-vitamina D em indivíduos idosos. São Paulo; 1994. [Dissertação de Mestrado – Disciplina de Gastroenterologia – Faculdade de Medicina da USP].

Alencar YMG. Curiati JAE. Envelhecimento do aparelho digestivo. In Eurico T, Carvalho Filho, Matheus Papaléo Netto. Geriatria – Fundamentos Clínica e Terapêutica. São Paulo: Atheneu; 1994. p. 203.

Alpers DH, Clouse RE, Stenson WF. Manual of Nutritional Therapeutics. Boston/Toronto: Little Brown & Co. 1983. p. 37-42.

Amorim Cruz JA, Moreiras Varela O, Staveren WA, Trichopoulou A, Roszkowski W. Intake of vitamins and minerals. Euronut SENECA Investigators. Eur J Clin Nutr 1991; 45(suppl 3):121-38.

Amorim Cruz JA, Moreiras O, Brzozowska A. Longitudinal changes in the intake of vitamins and minerals of elderly Europeans. SENECA Investigators. Eur J Clin Nutr. 1996; 50(suppl 2):S77-85.

Ash SL, Goldin BR. Effect of age and estrogen on renal vitamin D metabolism in the female rat. Am J Clin Nutr. v. 47. 1988. p. 694-9.

Ausman LM, Russel RM. Nutrition in the elderly. In Shils ME, Olson JA, Shike M. Modern nutrition in health and diseases. 8ª ed. Lea & Febiger: Philadelphia. 1995. p. 305.

Azais Braesco V, Moriniere C, Guesne B, Partier A, Bellenand P, Baguelin D, Grolier P, Alix E. Vitamin A status in the institutionalized elderly. Critical analysis of four evaluation criteria: dietary vitamin A intake serum retinol relative dose-response test (RDR) and impression cytology with transfer (ICT). Int J Vitam Nutr Res 1995; 65(3):151-61.

Baghurst KL, Record SJ. The vitamin and mineral intake of a free-living young elderly Australian population in relation to total diet and supplementation practices. Hum Nutr Appl Nutr 1987; 41A:327-37.

Bailey Al, Maisey S, Southon S, Wright AJ, Finglas PM, Fulcher RA. Relationships between micronutrient intake and biochemical indicators of nutrient.adequacy in a "free-living' elderly UK population. Br J Nutr 1997; 77(2). p. 225-42.

Baker H, Frank O, Thind IS, Jaslow SP, Louria DB. Vitamin profiles in elderly persons living at home or in nursing homes versus profile in healthy young subjects. J Am Geriatrics Soc 1979; 27(10):444-50.

Barrocas A, Craig LD, Foltz MB. Nutrition Support Supplementation and Replacement Primary Care. 1994; 21(1):149-74.

Barrocas A, Belcher D, Champagne C, Jastram C. Nutrition Assessment Practical Approaches. Clinics in Geriatric Medicine. 1995; 11(4):675-714.

Basu TK, Donald EA, Hargreave JA, Thompson GW, Chao E, Peterson RD. Seasonal variation of vitamin A (retinol) status in older men and women. J Am Coll Nutr 1994; 13(6):641-5.

Bates CJ, Prentice A, Finch S. Gender differences in food and nutrient intakes and status indices from the National Diet and Nutrition Survey of People Aged 65 Years and Older. Eur J Clin Nutr 1999; 53:694-9.

Beattie BL, Louie VT. Nutrition and health in the elderly. In Reichel W (ed). Clinical aspects of aging. 2 ed. Williams & Wilkins Baltimore; 1983. p. 248.

Belsey RE, Delucca HF, Potts JT Jr. A rapid assay for 25-OH-vitamin D_3 without preparative cromatography. J Clin Endocrinol Metab. v. 38. 1974. p. 1046-51.

Berquó ES, Souza JMP, Gotlieb SLD. Bioestatística. São Paulo: Editora Pedagógica e Universitária Ltda; 1981.

Bettarello A, Conti VP. Afecções do aparelho digestivo. In: Serro Azul LG, Carvalho Filho ET, Décourt LV. Clínica do indivíduo idoso. Rio de Janeiro: Guanabara Koogan; 198. p. 90.

Bidlack WR, Wang W. Nutrition Requirements of the Elderly. In Morley JE, Glick Z, Rubenstein LZ. Geriatric Nutrition – a Comprehensive Review. 2 ed. New York: Raven Press; 1995. p. 25.

Blomhoff R. Transport and metabolism of vitamin A. Nutr Rev 1994; 52(2suppl II):S13-S23.

Booth SL, Tucker KL, McKeown NM, Davidson KW, Dallal GE, Sadowski JA. Relationships between dietary intakes and fasting plasma concentrations of fat-soluble vitamins in humans. J Nutr 1997; 127(4):587-92.

Borges VC, Ferrini MT, Waitzberg DL. Vitaminas. In Waitzberg DL. Nutrição Enteral e Parenteral na Prática Clínica. São Paulo: Atheneu; 1990. p. 37.

Brown L, Rimm EB, Seddon JM, Giovannucci EL, Chasan Taber L, Spiegelman D, Willett WC, Hankinson SE. A prospective study of carotenoid intake and risk of cataract extraction in US men [see comments]. Am J Clin Nutr 1999; 70(4):517-24.

Carneiro RA. Repercussões sócio-econômicas da osteoporose no Brasil. Estimativa de custos. Arq Bras Med. v. 62. 1988.

Chapuy MC, Chapuy P, Meunier PJ. Calcium and vitamin D supplements: effects on calcium metabolism in elderly people. Am J Clin Nutr. v. 46. 1987. p. 324-8.

Chasan Taber L, Willett WC, Seddon JM, Stampfer MJ, Rosner B, Colditz GA, Speizer FE, Hankinson SE. A prospective study of carotenoid and vitamin A intakes and risk of cataract extraction in US women [see comments]. Am J Clin Nutr 1999; 70(4):509-16.

Chernoff R. Effects of Age on Nutrient Requirements. Clin Geriat Med 1995; 11(4):641-52.

Clemens RA, Brown RC. Biochemical methods for assessing the vitamin and mineral nutritional status of the elderly. Food-Technol. 1986; 40(2):71-81.

Cousins RJ, Delucca HF, Chen T, Tanaka Y. Metabolism and subcellular location of 25-hydroxycholecalciferol in intestinal mucosa. Biochemistry. v. 9. 1970. p. 1453-9.

Curiati JAE, Alencar YMG. Nutrição e envelhecimento. In Eurico T, Carvalho Filho, Matheus Papaléo Netto. Geriatria – Fundamentos Clínica e Terapêutica. São Paulo: Atheneu; 1994. p. 335.

Dallman PR. Manifestation of iron deficiency. Semn Hematol 1982; 19:19.

Dattani JT, Exton Smith AN, Stephen JM. Vitamin D status of the elderly in relation to age and exposure to sunlight. Hum Nutr Clin 1984; 38C:131.

Dattani Jt, Exton Smith AN, Stephen ML. Vitamin D status of the elderly in relation to age and exposure to sunlight. Hum Nutr Clin Nutr. v. 38. 1984. p. 131-7.

Davidson S, Passmore R, Brock JF. Fat Soluble Vitamins. In Human Nutrition and Dietetics. 5 ed. Edinburg Churchill & Livingstone; 1973. p. 137-40.

Delucca HF. Vitamin D Endocrinology. Ann Int Med. v. 85. 1976. p. 367-77.

Deluca HF. Vitamin D. In Roslyn B, Alfin & David Kritchevsky. Nutrition and the Adult – Micronutrients. New York/London: Plenum Press; 1980. p. 205-43. (Human Nutrition – A Comprehensive Treatise vol B3).

Deluca Hf, Krisinger J, Darwish H. The vitamin D system: 1990. Kidney Int. v. 38. 1990; (suppl. 29):S2-S8.

Delvin EE, Imbach A, Copti M. Vitamin D nutritional status and related biochemical indices in an autonomous elderly population. Am J Clin Nutr. v. 48. 1988. p. 373-8.

De Groot CP, Perdigao AL, Deurenberg P. Longitudinal changes in anthropometric characteristics of elderly Europeans. SENECA Investigators. Eur J Clin Nutr 1996; 50(suppl 2P):S9-15.

Delcourt C, Cristol JP, Tessier F, Leger CL, Descomps B, Papoz L. Age-related macular degeneration and antioxidant status in the POLA study. POLA Study Group. Pathologies Oculaires Liees a l'Age. Arch Ophthalmol 1999; 117(10):1384-90.

De Lucca LM, Darwiche N, Celli G, Kosa K, Jones C, Ross S, Chen LC. Vitamin A in epithelial differentiation and skin carcinogenesis.. Nutr Rev 1994; 52(2 suppl):S45-S52.

Diamant LL, Borelli A, Ulhoa Cintra AB. Obtenção de proteína ligadora para o ensaio de 25-OH vitamina D. Rev Bras Pat Clin. v. 19. 1983. p. 245-9.

Diamant LL, Borelli A, Ulhoa Cintra AB. Padronização de um método rápido de dosagem para a 25-hidroxivitamina D e valores obtidos em indivíduos normais na cidade de São Paulo. Arq Bras Endocrinol Metabol. v. 27. 1983. p. 129-34.

Dixon ZR, Burri BJ, Neidlinger TR. Nutrient density estimates from an average of food frequency and food records correlate well with serum concentration of vitamins E and the carotenoids in free-living adults. Int J Food Sci Nutr 1997; 47(6):477-84.

Drinka PJ, Goodwin JS. Prevalence and consequences of vitamin deficiency in the nursing home: a critical review. J Am Geriatr Soc. v. 39. 1991. p. 1008-17.

Dunnigan MG, Fraser SA, Mcintosh WB, Moseley H, Sumner DJ. The prevention of vitamin deficiency in the elderly Scott. Med J. v. 31. 1986. p. 144-9.

van-Dusseldorp M, Poortvliet EJ, de-Waart FG, Kok FJ, Alexandrov AA, Mazaev V, Katan MB. Anti-oxidant vitamin status of Russian children and elderly. Eur J Clin Nutr 1996; 50(3):195-6.

Eastell R, Delmas PD, Hodgson SF, Eriksen EF, Mann KG, Riggs L. Bone formation rate in older normal women: concurrent assesment with bone histomorfometry calcium kinetics and biochemical markers. J Clin Endocrinol Metab. v. 67. 1988. p. 741-8.

Ellis G, Woodhead JS, Cooke WT. Serum 25-hydroxyvitamin D concentrations in adolescent boys. Lancet. v. 1. 1977. p. 825-8.

Evans WJ. Exercise Nutrition and Aging. Clin Geriat Med 1995; 11(4):725-34.

Evans WJ, CYR-Campbell D. Nutrition exercise and healthy aging. J Am Diet Assoc 1997; 97(6):632-8.

Favus MJ. Vitamin D physiology and some clinical aspects of the vitamin D endrocrine system. Med Clin North Am. v. 62. 1978. p. 1291-317.

Fidelix TSA, Latorre LC, Resende C, Zerbini CAF. Efeito da terapia combinada no tratamento da osteoporose: observação sobre o uso da calcitonina de salmão. Rev Bras Reumatol. v. 27. 1987. p. 79-85.

Freedman ML, Ahronheim JC. Nutritional needs of the elderly: debate and recomendations. Geriatrics. v. 40. 1985. p. 45-62.

Fogt EJ, Bell SJ, Blackburn GL. Nutrition assesment of the Elderly. In Morley JE, Glick Z, Rubenstein LZ. Geriatric Nutrition – A Comprehensive Review. 2 ed. New York: Raven Press; 1995. p. 51.

Fortes C, Forastiere F, Agabiti N, Fano V, Pacifici R, Virgili F, Piras G, Guidi L, Bartoloni C, Tricerri A, Zuccaro P, Ebrahim S, Perucci CA. The effect of zinc and vitamin A supplementation on immune response in an older population. J Am Geriatr Soc 1998; 46(1):19-26.

Freedman ML, Ahronheim JC. Nutritional needs of the elderly: debate and recommendations. Geriatrics. 1985; 40(8):45-62.

Freudenheim JL, Krogh V, D'Amicis A, Scaccini C, Sette S, Ferro Luzzi A, Trevisan M. Food sources of nutrients in the diet of elderly Italians: I. Macronutrients and lipids. Int J Epidemiol 1993; 22(5):855-68.

Gamez C, Artacho R, Ruiz Lopez MD, Puerta A, Lopez MC. Nutritional status of vitamin A and E in institutionalized elderly people in Granada (Spain). J Nutr Sci Vitaminol Tokyo. 1996; 42(5):397-405.

Gandra YR. Inquérito sobre estado de nutrição de um grupo da população da cidade de São Paulo. Arq Fac Hig S Pul São Paulo. 1954; 8(2):216-60.

Gersovitz M, Motil K, Munro HN et al. Human protein requirements: assessment of the adequacy of the current allowance for dietary protein in elderly men and women. Am J Clin Nutr 1982; 35:6.

Gibson RS. Principles of nutritional assessment. New Yorr: Oxford University Press; 1990.

Gloth FM, Tobin JD, Sherman SS. Is the recommended daily allowance for vitamin D too low for the homebound elderly? J Am Geritr Soc. v. 39. 1991. p. 137-41.

Goldbohm RA, Brants HA, Hulshof KF, van den Brandt PA. The contribution of various foods to intake of vitamin A and carotenoids. In The Netherlands. Int J Vitam Nutr Res. 1998; 68(6):378-83.

Grant JP, Custer PB, Thurlow J. Current techniques of nutritional assessment. Surg Clin North Am 1981; 61:437.

Greksa LP, Parraga IM, Clark CA. The dietary adequacy of edentulous older adults. J Prosthet Dent 1995; 73(2):142-5.

Gouado I, Mbiapo TF, Moundipa FP, Teugwa MC. Vitamin A and E status of some rural populations in the north of Cameroon. Int J Vitam Nutr Res 1998; 68(1):21-5.

Haddad JG, Hahn TJ. Natural and synthetic sources of circulating 25-hydroxyvitamin D in man. Nature. 1973; 244:515-7.

Haddad JG, Stamp TCB. Circulating 25-hydroxyvitamin D in man. Am J Med. v. 57. 1974. p. 57-62.

Heaney RP. Calcium intake bone health and aging. In Young EA. Nutrition Aging and Health – Contemporary Issues in Clinical Nutrition, New York, Alan R. Liss Inc. 1986. p. 165-86.

Herbeth B, Chavange M, Musse N, Mejean L, Vernhes G. Dietary intake and other determinants of blood vitamins in an elderly population. Eur J Clin Nutr. v. 43. 1989. p. 175-86.

HOFFMAN N. Diet in the elderly. Med Clin North Am v.77. 1993. p. 745-56.

Holick MF, Matsuoka LY, Wortsman J. Age vitamin D and solar ultraviolet [Letter]. Lancet; 1989.

Holick MF. The use and interpretation of assays for vitamin D and its metabolites. J Nutr. v. 120. 1990. p. 1464-9.

Honkanen R, Alhava E, PARVAINEN M, Talasniemi S, Mönkkönen R. The necessity and safety of calcium and vitamin D in the elderly. J Am Geriatr Soc. v. 38. 1990. p. 862-6.

Hallfrisch J, Muller DC, Singh VN. Vitamin A and E intakes and plasma concentrations of retinol beta-carotene and alpha-tocopherol in men and women of the Baltimore Longitudinal Study of Aging. Am J Clin Nutr 1994; 60(2):176-82.

Haller J, Weggemans RM, Lammi Keefe CJ, Ferry M. Changes in the vitamin status of elderly Europeans: plasma vitamins A E B6 B12 folic acid and carotenoids. SENECA Investigators. EurJ Clin Nutr 1996; 50(suppl 2):S32-46.

Ham RJ. The Signs and Symptoms of Poor Nutritional Status. Primary Care 1994; 21(1)33-54.

Hankinson SE, Stampfer MJ, Seddon JM, Colditz GA, Rosner B, Speizer FE, Willett WC. Nutrient intake and cataract extraction in women: a prospective study. BMJ. 1992; 305(6849):335-9.

Herbeth B, Chavance M, Musse N, Mejean L, Vernhes G. Dietary intake and other determinants of blood vitamins in an elderly population. Eur J Clin Nutr 1989; 43:175-86.

Herbeth B, Chavance M, Musse N, Mejean L, Vernhes G. Determinants of plasma retinol beta-carotene and alpha-tocopherol [letter]. Am J Epidemiol 1990; 132(2):394-6.

Hercberg S, Briancon S. [Effects of vitamin supplements (news)] Rev Epidemiol Sante Publique 1996; 44(5):476-7.

Hercberg S, Preziosi P, Galan P, Devanlay M, Keller H, Bourgeois C, Potier de Courcy G, Cherouvrier F. Vitamin status of a healthy French population: dietary intakes and biochemical markers. Int J Vitam Nutr Res 1994; 64(3):220-32.

Ishida M, Bulos B, Takamoto S, Sacktor B. Hidroxilaton of 25-hydroxivitamin D3 by renal mitocondria from rats of different ages. Endocrinology. v. 121. 1987. p. 443-8.

ICNND – USA. Manual for Nutrition Surveys – Interdepartamental Committee on Nutrition for National Defence. 1964 Washington D.C.

Jarvinen R, Knekt P, Seppanen R, Heinonen M, Aaran RK. Dietary determinants of serum beta-carotene and serum retinol. Eur J Clin Nutr 1993; 47(1):31-41.

Jarvinen R, Knekt P, Seppanen R, Reunanen A, Heliovaara M, Maatela J, Aromaa A. Antioxidant vitamins in the diet: relationships with other personal characteristics in Finland. J Epidemiol Community Health 1994; 48(6):549-54.

Jeejeebhoy KN. Nutrient requirements and nutritional deficiencies in gastrointestinal diseases. In Sleisinger & Fordtran Gastrointestinal Diseases. 15 ed. Philadelphia: W.B. Saunders; 1993. p. 2033-4.

Johnson EJ, Krasinski SD, Russell RM. Sex differences in postabsorptive plasma vitamin A transport. Am J Clin Nutr 1992; 56(5):911-6.

Johnson LE. Vitamin Nutrition in the Elderly. In Morley JE, Glick Z, Rubenstein LZ. Geriatric Nutrition – a Comprehensive Review. 2 ed. New York: Raven Press; 1995. p. 79.

Jordan P, Brubacher D, Moser U, Stahelin HB, Gey KF. Vitamin E and vitamin A concentrations in plasma adjusted for cholesterol and triglycerides by multiple regression [published erratum appears in Clin Chem 1995 Oct;41(10):1547] Clin Chem. 1995; 41(6 Pt 1):924-7.

Juttman Jr, Visser Tj, Buurman C, Kam E, Birkenhäger JC. Seasonal fluctuations in serum concentrations of vitamin D metabolites in normal subjects. Br Med J. v. 282. 1981. p. 1349-52.

Kardinaal AF, van 't Veer P, Brants HA, van den Berg H, van Schoonhoven J, Hermus RJ. Relations between antioxidant vitamins in adipose tissue plasma and diet. Am J Epidemiol 1995; 141(5):440-50.

Kasper H. Vitamin absorption in the elderly. Int J Vitam Nutr Res 1999; 69(3):169-72.

Kelly JT. Use and misuse of vitamins in the elderly. Geriatrics. v. 37. 1982. p. 138-44.

King D, Playfer JR, Roberts NB. Concentrations of vitamins A C and E in elderly patients with Parkinson's disease. Postgrad Med J 1992; 68(802): 634-7.

Knekt P, Heliovaara M, Rissanen A, Aromaa A, Aaran RK. Serum antioxidant vitamins and risk of cataract. BMJ 1992; 305(6866):392-4.

Kochersberger G, Westlund R, Kenneth WL. The metabolic effects of calcium supplementation in the elderly. J Am Geriatr Soc. v. 39. 1991. p. 192-6.

Kohrs MB, Czajka Narins DM. Assessing the nutritional status of the elderly. In Young EA. Nutrition Aging and Health – Contemporary Issues in Clinical Nutrition. New York Alan R. Liss Inc. 1986. p. 25-9.

Kuntz D. La perte osseuse avec l'age ou comment devient on osteoporotique? Rev Rhum. v. 55. 1988. p. 51-7.

Kohlmeier L, Hastings SB. Epidemiologic evidence of a role of carotenoids in cardiovascular disease prevention. Am J Clin Nutr 1995; 62(suppl):1370S-6S.

Kors MB, Kamath SK. Symposium on nutrition and aging. Am J Clin Nutr 1982; 36:735.

Kohrs MB, O'Neal R, Preston DE, Abrahams MS. Nutritional satatus of elderly residents in Missouri. Am J Clin Nutr 1978; 31:2186-97.

Kors MB. Czajka Narins DM. Assessing the Nutritional Status of the Elderly. In Young EA. Nutrition Aging and Health Alan R. Liss Inc. New York 1986. p. 25.

Krasinsky SD, Russel RM, Otradovec CL, Sadowski JA, Hartz RAJ, McGAndy RB. Relationship of vitamin A and vitamin E intake to fasting plasma retinol retinol-binding protein retinyl esters carotene a-tocopherol and cholesterol among elderly people and young adults: increased plasma retinyl esters among vitamin A supplemented users. Am J Clin Nutr 1989; 49:112-20.

Krasinski SD, Cohn JS, Russell RM, Schaefer EJ. Postprandial plasma vitamin A metabolism in humans: a reassessment of the use of plasma retinyl esters as markers for intestinally derived chylomicrons and their remnants. Metabolism 1990; 39(4):357-65.

Krogh V, Freudenheim JL, D'Amicis A, Scaccini C, Sette S, Ferro Luzzi A, Trevisan M. Food sources of nutrients of the diet of elderly Italians: II. Micronutrients. Int J Epidemiol 1993; 22(5):869-77.

La Rue A, Koehler KM, Wayne SJ, Chiulli SJ, Haaland KY, Garry PJ. Nutritional status and cognitive functioning in a normally aging sample: a 6-y reassessment [see comments] Am J Clin Nutr 1997; 65(1):20-9.

Lancet. Vitamin D supplementation in the elderly. February 7 1987. [Editorial]

Lares Asseff I, Lopez Hernandez M del C, Santiago Porras P, Ramirez Lopez E, Perez Guille G, Cravioto J. Nutritional state of beta-carotene and retinol in institutionalized elderly individuals of Mexico City. Int J Vitam Nutr Res 1995; 65(4):236-40.

Lester E, Skiner R.K, Wills MR. Seasonal variation in serum 25-hidroxivitamin-D in the elderly britain. Lancet. v. 7. 1977. p. 979-80.

Lester E, Skinner RK, Foo AY, Lund B, Sorensen OH. Serum 25-hydroxyvitamin D levels and vitamin D intake in healthy young adults in Britain and Denmark. Scan J Clin Lab Invest. v. 40. 1980. p. 145-50.

Lipschitz DA. Screening for Nutritional Status in the Elderly. Primary Care 1994; 21(1)55-68.

Loré GC, Di Perri G. Vitamin D status in the extreme age of life. Ann Med Intern. v. 137. 1986. p. 209.

Lowenstein FW. Nutritional Requirements of the Elderly. In Young EA. Nutrition Aging and Health – Contemporary Issues in Clinical Nutrition New York Alan R. Liss Inc. 1986. p. 61-89.

Logroscino G, Marder K, Cote L, Tang MX, Shea S, Mayeux R. Dietary lipids and antioxidants in Parkinson's disease: a population-based case-control study. Ann Neurol 1996; 39(1):89-94.

Lovat LB. Age related changes in gut physiology and nutritional status. Gut 1996; 38(3):306-9.

Lowestein FW. Nutritional Requirements of the Elderly. In Young EA. Nutrition Aging and Health Alan R. Liss Inc. New York; 1986. p. 61.

Lupulescu A. The role of vitamins A b-carotene E and C in cancer cell biology. Int J Vit Nutr Res 1993; 63:3-14.

Maden M. Vitamin A in Embrionic development. Nutr Rev 1994; 52(2 suppl):S3-S12.

Mäenpää PH, Pirhonen A, Pirskanen A, Pekkanen J, Alfthan G, Kivela SL, Nissenen A. Biochemical indicators related to antioxidant status and bone metabolic activity in Finnish elderly men. Int J Vit Nutr Res 1989; 59:14-9.

Maclaughlin M, Fairney A, Lester E, Ragat PR. Brown DJ, Wills MR. Seasonal variations in serum 25-hidroxycholecalciferol in healthy people. Lancet. v. 1. 1974. p. 536-8.

Maiani G, Raguzzini A, Mobarhan S, Ferro Luzzi A. Vitamins: vitamin A. Int J Vitam Nutr Res 1993; 63(4):252-7.

Mangelsdorf DJ. Vitamin A receptors. Nutr Rev 1994; 52(2 suppl):S32-S44.

Mann BA, Garry PJ, Hunt WC, Owen GM, Goodwin JS. Daily multivitamin supplementation and vitamin blood levels in the elderly: a double blind placebo controlled trial. J Am Geriatr Soc 1987; 35:302-6.

Marucci MFN. Avaliação das dietas oferecidas em instituições para idosos localizadas no Município de São Paulo. São Paulo 1985 [Dissertação de Mestrado – Faculdade de Saúde Pública da USP].

Marucci MFN. Aspectos nutricionais e hábitos alimentares de idosos matriculados em ambulatório geriátrico. São Paulo 1992. [Tese de Doutorado – Faculdade de Saúde Pública da USP].

Mayne ST, Cartmel B, Silva F, Kim CS, Fallon BG, Briskin K, Zheng T, Baum M, Shor Posner G, Goodwin WJ Jr. Effect of supplemental beta-carotene on plasma concentrations of carotenoids retinol and alpha-tocopherol in humans. Am J Clin Nutr 1998; 68(3):642-7.

McAllen DS, Omen HAPC, Escaping H. Ocular manifestations of vitamin A deficiency in man. Bull Wld Hlth Org 1966; 34:357-61.

McLarty JW, Holiday DB, Girard WM, Yanagihara RH, Kummet TD, Greenberg SD. Beta-Carotene vitamin A and lung cancer chemoprevention: results of an intermediate endpoint study. Am J Clin Nutr 1995; 62(suppl 6):1431S-1438S.

MELO JMS. Seção 5 – Informações sobre os Produtos (Bulário). In Dicionário de Especialidades Farmacêuticas. Rio de Janeiro: Ed. Publicações Científicas Ltda. 7 ed. 1978; 15 ed. 1986; 21 ed. 1992; 22 ed. 1993.

Meydani SN, Wu D, Santos MS, Hayek MG. Antioxidans and immune response in aged persons: overview of present evidence. Am J Clin Nutr 1995; 62(suppl):462S-76S.

Miller ER, Pastor Barriuso R, Dalal D, Riemersma RA, Appel LJ, Guallar E. Meta-Analysis: High-Dosage Vitamin E Supplementation May Increase All-Cause Mortality. Ann Intern Med 2005; 142:37-46.

Monget AL, Galan P, Preziosi P, Keller H, Bourgeois C, Arnaud J, Favier A, Hercberg S. Micronutrient status in elderly people. Geriatrie/Min. Vit. Aux Network. Int J Vitam Nutr Res 1996; 66(1):71-6.

Morgan AG, Kelleher J, Walker BE, Losowsky MS, Droller H, Middleton RSW. A nutritional survey in the elderly: blood and urine vitamin levels. Int J Vit Nutr Res 1975; 45:448-62.

Morinobu T, Tamai H, Tanabe T, Murata T, Manago M, Mino M, Hirahara F Plasma alpha-tocopherol beta-carotene and retinol levels in the institutionalized elderly individuals and in young adults. Int J Vitam Nutr Res 1994; 64(2):104-8.

Morley JE. Nutritional status of the elderly. Am J Med. v. 81. 1986. p. 679-88.

Munro HN, Suter PM, Russel RM. Nutritonal requirements of the elderly. Ann Rev Nutr. v. 7. 1987. p. 23-49.

Myrtle JF, Norman AW. Vitamin D: a cholecalciferol metabolite highly active in promoting intestinal calcium transport. Science. v. 171. 1971. p. 79-82.

Naber TH, De Bree A, Schermer TR, Bakkeren J, Bar B, De Wild G, Katan. Specificity of indexes of malnutrition when applied to apparently healthy people: the effect of age. Am J Clin Nutr 1997; 5(6): 1721-5.

Najas M, Pereira FAI. Nutrição. In Freitas EV, Py L, Neri AL et al. Tratado de Geriatria e Gerontologia. Rio de Janeiro: Guanabara Koogan; 2002. p. 838.

Najas MS, Sachs A. Avaliação Nutricional do Idoso. In Matheus Papaléo Netto ed. Gerontologia. São Paulo: Atheneu; 1996. p. 242.

National Research Council. Recommended Dietary Allowances – 10th ed. Washington DC. National Academy Press; 1989.

Nelson RA. Use and misuse of vitamins in the elderly. Geriatrics. 1982; 37(2):138-44.

Niki E, Noguchi N, Tsuchihashi H, Gotoh N. Interaction among vitamin C vitamin E and b-carotene. Am J Clin Nutr 1995; 62(suppl):1322S-6S.

Nilas L. Christiansen C. Bone mass and its relationship to age and the menopause. J Clin Endocrinol Metabol. v. 65. 1987. p. 697-702.

Novaes VLSS. Padrão dietético de idosos de 80 anos e mais atendidos em Ambulatório de Geriatria na Capital de São Paulo. São Paulo 1997. [Dissertação de Mestrado – Curso de Pós-Graduação Interunidades em Nutrição Humana Aplicada – FCF/FEA/FSP – USP].

Olin KL, Morse LS, Murphy C, Paul Murphy J, Line S, Bellhorn RW, Hjelmeland LM, Keen CL. Trace element status and free radical defence in elderly rhesus macaques (Macaca mulatta) with macular drusen. Proc Soc Exp Biol Med 1995; 208(4):370-7.

Olivieri O, Stanzial AM, Girelli D, Trevisan MT, Guarini P, Terzi M, Caffi S, Fontana F, Casaril M, Ferrari S et al. Selenium status fatty acids vitamins A and E and aging: the Nove Study [published erratum appears in Am J Clin Nutr 1995; 61(5):1174] [see-comments] Am J Clin Nutr. 1994; 60(4):510-7.

Olson JA. Needs and sources of carotenoids and vitamin A. Nutr Rev 1994; 52(suppl 2):S67-S73.

Olson JA. Vitamin A assessment by the isotope-dilution technique: good news from Guatemala [editorial; comment] Am J Clin Nutr 1999; 69(2):177-8.

Omenn GS, Goodman GE, Thornquist MD, Balmes J, Cullen MR, Glass A, Keogh JP, Meyskens FL, Valanis B, Williams JH, Barnhart S, Hammar S. Effects of a combination of beta carotene and vitamin A on lung cancer and cardiovascular disease [see comments] N Engl J Med 1996; 334(18):1150-5.

Ong DE. Cellular transport and metabolism of vitamin A: roles of the cellular retinoid-binding proteins. Nutr Rev 1994; 52(2 suppl II):S24-S31.

Orwoll ES, Weigel RM, Oviatt SK, Meier DE, Mcclung MR. Serum protein concentration and bone mineral content in aging normal men. Am J Clin Nutr. v. 46. 1987. p. 614-21.

Osler M, Schroll M. A dietary study of the elderly in the City of Roskilde 1988/1989 (II). A nutritional risk assessment. Dan Med Bull 1991; 38(5):410-3.

Ortiz Apodaca MA, Nunez C. Plasma and blood cells vitamin A vitamin E and vitamin C concentrations in pre- and postmenopausal healthy women. Int J Vitam Nutr Res 1997; 67(1):62-3.

Paschoal SMP. Epidemiologia do Envelhecimento. In Matheus Papaléo Netto ed. Gerontologia. São Paulo: Atheneu; 1996. p. 26.

Payette H, Gray Donald K. Do vitamin and mineral supplements improve the dietary intake of elderly Canadians? Can J Publ Health 1991; 82:58-60.

Perkins AJ, Hendrie HC, Callahan CM, Gao S, Unverzagt FW, Xu Y, Hall KS, Hui SL. Association of antioxidants with memory in a multiethnic elderly sample using the Third National Health and Nutrition Examination Survey. Am J Epidemiol 1999; 150(1):37-44.

Payette H, Gray Donald K. Do vitamin and mineral supplements improve the Ddietary intake of elderly canadians? Can J P Health. v. 82. 1991. p. 58-60.

Peckenpaugh NJ. Nutrição dos adultos mais velhos. In Peckenpaugh NJ. Nutrição Essência e Dietoterapia. São Paulo: Rocca; 1997. p. 436.

Pereira FAI, Cervato AM. Recomendações Nutricionais. In Matheus Papaléo Netto ed. Gerontologia São Paulo: Atheneu; 1996. p. 248.

Pereira FAI, Rahal MA. Suporte nutricional enteral. In Papaléo Netto M Brito FC (eds). Urgências em Geriatria: epidemiologia fisiopatologia quadro clínico e controle terapêutico. São Paulo: Atheneu; 2001. p. 81.

Perkins AJ, Hendrie HC, Callahan CM, Gao S, Unverzagt FW, Xu Y, Hall KS, Hui SL. Association of antioxidants with memory in a multiethnic elderly sample using the Third National Health and Nutrition Examination Survey. Am J Epidemiol. 1999 Jul 1; 150(1):37-44.

Popkin Bm, Zohoori N, Baturin A. The nutritional status of the elderly in Russia 1992 through 1994. Am J Public Health 1996; 86(3):355-60.

Poskitt EME, Cole TJ, Lawson DEM. Diet sunlight and 25-hydroxy vitamin D in healthy chidren and adults. Br Med J. v. 1. 1979. p. 221-3.

Rasmussen HM, Dallal GE, Phelan E, Russell RM. Serum concentrations of retinol and retinyl esters in adults in response to mixed vitamin A and carotenoid containing meals. J Am Coll Nutr 1991; 10(5):460-5.

Recommended Dietary Allowances 10th edition Food and Nutrition Board Comission on life sciences National Research Council. National Academy Press Washington D.C.; 1989.

Redlich CA, Grauer JN, Van Bennekum AM, Clever SL, Ponn RB, Blaner WS. Characterization of carotenoid vitamin A and alpha-tocopherol levels in human lung tissue and pulmonary macrophages. Am J Respir Crit Care Med 1996; 154(5):1436-43.

Ribaya Mercado JD, Ordovas JM, Russell RM. Effect of beta-carotene supplementation on the concentrations and distribution of carotenoids vitamin E vitamin A and cholesterol in plasma lipoprotein and nonlipoprotein fractions in healthy older women. J Am Coll Nutr 1995; 14(6):614-20.

Ribaya Mercado JD, Mazariegos M, Tang G, Romero Abal ME, Mena I, Solomons NW, Russell RM. Assessment of total body stores of vitamin A in Guatemalan elderly by the deuterated-retinol-dilution method [see comments] Am J Clin Nutr 1999; 69(2):278-84.

Roe DA. Medications and Nutrition in the Elderly. Primary Care 1994; 21(1):135-48.

Romero Abal ME, Mendoza I, de Ramirez I, Haskell M, Valdez C, Breuer K, Weiser H, Schuep W. Relationship between plasmatic lipids and fat soluble vitamins in Guatemalan periurban elderly. Arch Latinoam Nutr 1994; 44(3):140-4.

Roncada MJ, Wilson D, Lui Netto A, Berretta Netto O, Kalil AC. Investigação sobre a prevalência de xeroftalmia através de inquérito realizado junto a oftalmologistas brasileiros. Rev Saúde Públ 1978; 12:151-6.

Roncada MJ, Wilson D, Mazzilli RN, Gandra YR. Hipovitaminose A em comunidades do Estado de São Paulo Brasil. Rev Saúde Públ 1981; 15:338-9.

Roncada MJ, Marucci MF, Lamonica IMR. Níveis sanguíneos de vitamina A e caroteno em indivíduos de meia idade e idosos em onze localidades do estado de São Paulo Brasil. Rev Saúde Públ 1985; 19:336-43.

Roncada MJ, Mazzilli RN. Fones de vitaminas na dieta de populações do Estado de São Paulo Brasil. Alim Nutr 1989; 1:71-86.

Roubenoff R, Giacoppe J, Richardson S, Hoffman PJ. Nutrition assessment in long-term care facilities. Nutr Rev 1996; 54(1 Pt 2). p. S40-2.

Russel RM. New views on the RDAs for older adults. J Am Diet Assoc 1997; 97:515-8.

Schmitz HH, Poor CL, Wellman RB, Erdman JW Jr. Concentrations of selected carotenoids and vitamin A in human liver kidney and lung tissue. J Nutr 1991; 121(10):1613-21.

Saito M, Itoh R. Nutritional status of vitamin A in a healthy elderly population in Japan. Int J Vitam Nutr Res 1991; 61(2):105-9.

Saltzman Jr. Russell RM. Gastrointestinal Function and Aging. In Morley JE, Glick Z, Rubenstein LZ. Geriatric Nutrition – a Comprehensive Review. 2 ed. New York Raven Press; 1995. p. 183.

Santora AC. Role of Nutrition and Exercise in Osteoporosis. Am J Med. v. 82. 1987. (suppl 1B) p. 73-9.

Seddon JM, Ajani UA, Sperduto RD, Hiller R, Blair N, Burton TC, Farber MD, Gragoudas ES, Haller J, Miller DT et al. Dietary carotenoids vitamins A C and E and advanced age-related macular degeneration. Eye Disease Case-Control Study Group [see comments][published erratum appears in JAMA 1995 Feb 22;273(8):622] JAMA. 1994 Nov 9; 272(18): 1413-20.

Shepard RJ. Nutrition and the physiology of aging. In Young EA. Nutrition Aging and Health – Contemporary Issues in Clinical Nutrition New York Alan R. Liss Inc; 1986. p. 1-23.

Shephard RJ. Exercise and Nutrition in the Elderly. In Morley JE, Glick Z, Rubenstein LZ. Geriatric Nutrition – a Comprehensive Review. 2 ed. New York: Raven Press; 1995. p. 303.

Shraga S, Chaimovitz C, Yagev,R, Bercovich M. Vitamin D deficiency in the elderly: treatment with ergocalciferol and hidroxilated analogues of vitamin D_3. Isr J Med Sci. v. 24. 1988. p. 160-3.

Silva MLT. Geriatria. In Waitzberg DL. Nutrição Enteral e Parenteral na Prática Clínica São Paulo: Atheneu; 1990. p. 305.

Sklan D, Trifon S, Kedar O, Vaisman N, Berner Y. Retinoid metabolism in human leucocytes. Br J Nutr 1995; 73(6):889-95.

Sokoll LJ, Dawson Hughes B. Effect of menopause and aging on serum total and ionized calcium and protein concentrations. Calcif Tissue Int. v. 44. 1989. p. 181-5.

Sommer A, McLaren D.S, Olson J. Assessment of vitamin A status IVACG Task Force on Assessment. In Guidelines for the eradication of vitamina A deficiency and xeroftalmia, e report of the International Vitamin A Consultative Group (IVACG). New York, The Nutrition Foundation 1976. p. I.1-I.7; p. II.1-II.8.

Sommer A. Guia practica para la deteccion prevencion Y tratamiento de la xeroftalmia. Organizacion Mundial de La Salud Ginebra; 1978. p. 13-7.

Sommer A. Vitamin A; its effect on childhood sight and life. Nutr Rev 1994; 52(2 suppl):S60-S66.

Snodderly DM. Evidence for protection against age-related macular degeneration by carotenoids and antioxidant vitamins. Am J Clin Nutr 1995; 62(suppl): 1448S-61S.

Sowers MF. Wallace RB Retinol supplemental vitamin A and bone status. J Clin Epidemiol 1990; 43(7): 693-9.

Stahelin HB, Gey KF, Eichholzer M, Ludin E, Bernasconi F. Plasma antioxidant vitamins and subsequent cancer mortality in the 12-year follow-up of the prospective Basel Study [see comments] Thurneysen J, Brubacher G. Am J Epidemiol 1991; 133(8): 766-75.

Stamp, TCB. Intestinal absorption of 25-hydroxycholecalciferol. Lancet; 1974.

Stauber PM, Sherry B, VanderJagt DJ, Bhagavan HN, Garry PJ. A longitudinal study of the relationship between vitamin A supplementation and plasma retinol retinyl esters and liver enzyme activities in a healthy elderly population. Am J Clin Nutr 1991; 54(5):878-83.

Sugerman SB, Mobarhan S, Bowen PE, Stacewicz Sapuntzakis M, Langenberg P, Henderson C, Kiani

R, Friedman H, Lucchesi D. Serum time curve characteristics of a fixed dose of beta-carotene in young and old men. J Am Coll Nutr 1991; 10(4):297.

Sullivan DH, Walls RC. Impact of nutritional status on morbidity in a population of geriatric rehabilitation patients. J Am Med Soc 1994; 42:471.

Suter PM, Russell RM. Vitamin nutriture and requirements of the elderly. In Munro HN & Danford DE. ed. Nutrition aging and the elderly. New York/London: Plenum Press; 1980. p. 245-91. (Human nutrition: a comprehensive treatise vol. 6)

Suter PM, Russel RM. Vitamin requirements of the elderly. Am J Clin Nutr. 1987. v. 45. 1987. p. 501-12.

Suter PM, Russel RM. Vitamin nutriture and requirements of the elderly. In Human Nutrition – A Comprehensive Treatise vol 6. Nutrition Aging and the Elderly. Munro & Danford. ed. Plenum Press. New York and London, 1980.

Tavani A, Negri E, D'Avanzo B, La Vecchia C. Beta carotene intake and risk of nonfatal acute myocardial infarction in women. Eur J Epidemiol 1997; 13(6):631-7.

Taylor A, Jacques PF, Epstein EM. Relations among aging antioxidant status and cataract. Am J Clin Nutr 1995; 62(suppl):1439S-47S.

Thornquist MD, Patrick DL, Omenn GS. Participation and adherence among older men and women recruited to the Beta-Carotene and Retinol Efficacy trial (CARET). Gerontologist 1991; 31(5):593-7.

Thomas AJ. Nutrition. In: Blocklenhurst JC, Tallis RC, Fillit H. (eds). Blocklenhurst's Textbook of Geriatric Medicine and Gerontology. 5 ed. London: W.B. Saunders; 1998. p. 899.

Tietz NW. Appendix in Fundamental of Clinical Chemistry. 3 ed. Philadelphia: W.B. Saunders Co; 1987. p. 679-716 and 947.

Tramposh TS, Blue LS. A nutrition screening and assesment system for use with the elderly in extended care. J Am Diet Soc. v. 87. 1987. p. 1207-10.

Tremollieres FA, Pouilles J, Ribot C. Vertebral postmenopausal bone loss is reduced in overweight women: a longitudinal study in 155 early postmenopausal women. J Clin Endocrinol Metab. v. 77. 1993. p. 683-6.

Tsai KS, Wahner HW, Offord KP, Melton LJ, Kumar R, Riggs BL. Effect Of aging on vitamin D stores and bone density in women. Calcif Tissue Int. v. 40. 1987. p. 241-3.

Tylavsky FA, Anderson JJB. Dietary Factors In Bone Health of Elderly lactoovovegetarian and omnivorous women. Am J Clin Nutr. v. 48. 1988. p. 842-9.

UNICEF – Fundo das Nações Unidas para a Infância. Carência de vitamina A e xeroftalmia. Informe de uma reunião conjunta OMS/USAID. Brasília 1980. p. 16-8.

Vannucchi H, Cunha DF, Bernardes MM, Unamuno MR. Serum levels of vitamin A E C and B2 carotenoid and zinc in hospitalized elderly patients Rev Saude Publ 1994; 28(2):121-6.

Velásquez Melendez G, Okani ET, Kiertsman B, Roncada, MJ. Vitamin A status in children wih pneumonia. Eur J Clin Nutr 1995; 49:379-84.

Velásquez Melendez G, Roncada MJ, Toporovski J, Okani ET, Wilson D. Relationship.beween acute diarrhoea and low plasma levels of vitamin A and retinol-binding-protein. Rev Inst Med Tropical 1996; 38:375-8.

Virtanen SM, Van't Veer P, Kok F, Kardinaal AF, Aro A. Predictors of adipose tissue carotenoid and retinol levels in nine countries. The EURAMIC Study. Am J Epidemiol 1996; 144(10):968-79.

Vogel S, Contois JH, Tucker KL, Wilson PW, Schaefer EJ, Lammi Keefe CJ. Plasma retinol and plasma and lipoprotein tocopherol and carotenoid concentrations in healthy elderly participants of the Framingham Heart Study. Am J Clin Nutr 1997; 66(4): 950-8.

Watkin DM. Nutrition in older persons. Clin Geriatr Med 1987; 3(2):237.

Wellman NS. Dietary Guidance and Nutrient Requirements of the Elderly Primary Care 1994; 21(1):1-18.

White JV. Risk Factors for Poor Nutritional Status Primary Care 1994; 21(1):19-32.

WHO/UNICEF Indicators for assessing vitamina A deficiency and their application in monitoring and evaluating intervention programmes. Geneva Switzerland; 1992. p. 17-31.

WHO Technical Report Series Report of a WHO Expert Committee. Physical status: the use and interpretation of anthropometry. Technical Framework; 1995. p. 4.

WHO Technical Report Series Report of a WHO Expert Committee. Physical status: the use and interpretation of anthropometry. Adults 60 years of age older 1995; p. 375.

World Health Organization: Energy and protein requirements: Reports of a Joint FAO/WHO/UNU.

Expert Consultation. WHO. Technical Reports Series 724. World Health Organization Geneva; 1985.

Willet WC, Hunter DJ. Vitamin A and cancers of the breast large bowel and prostate: epidemiologic evidence. Nutr Rev 1994; 52(2 suppl):S53-S59.

Xing X, Burr JA, Brasure JR, Neugut AI, Marshall JR. Reproducibility of nutrient intake in a food frequency questionnaire used in a general population. Nutr Cancer 1996; 25(3):259-68.

Yong LC, Brown CC, Schatzkin A, Dresser CM, Slesinski MJ, Cox CS, Taylor PR Intake of vitamins E C and A and risk of lung cancer. The NHANES I epidemiologic follow-up study. First National Health and Nutrition Examination Survey. Am J Epidemiol 1997; 146(3):231-43.

Young EA, Urban E. Aging the Aged and the Gastrointestinal Tract in Young EA. Nutrition Aging and Health Alan R. Liss Inc. New York; 1986.

Yu MW, Hsieh HH, Pan WH, Yang CS, Chen CJ. Vegetable consumption serum retinol level and risk of hepatocellular carcinoma. Cancer Res 1995; 55(6): 1301-5.

Zaman Z, Roche S, Fielden P, Frost PG, Niriella DC, Cayley AC. Plasma concentrations of vitamins A and E and carotenoids in Alzheimer's disease. Age Ageing. 1992; 21(2):91-4.

Zaman Z, Fielden P, Frost PG. Simultaneous determination of vitamins A and E and carotenoids in plasma by reversed-phase HPLC in elderly and younger subjects. Clin Chem 1993; 39(11 Pt 1):2229-34.

Zheng JJ, Rosenberg IH. What is the nutritional status of the elderly. Geriatrics. 1989; 44(6):57-64.

Zheng W, Sellers TA, Doyle TJ, Kushi LH, Potter JD, Folsom AR. Retinol antioxidant vitamins and cancers of the upper digestive tract in a prospective cohort study of postmenopausal women. Am J Epidemiol 1995; 142(9):955-60.

23

Sistema Nervoso, Transtornos Mentais e Comportamentais

PATRÍCIA AMANTE DE OLIVEIRA
ANA CLÁUDIA BECATTINI DE OLIVEIRA

INTRODUÇÃO

A Organização Mundial de Saúde (OMS) considera idoso todo indivíduo acima de 60 anos de idade. O processo de envelhecimento, no entanto, se inicia muito antes, ainda na concepção e perpassa todas as fases de vida até a morte. Neste processo, o organismo sofre modificações com a redução de suas reservas homeostáticas e consequente redução de sua capacidade adaptativa. No idoso, a essas alterações próprias do envelhecimento é denominado senescência enquanto que às doenças que mais frequentemente acometem o idoso é denominado senilidade.

A idade cronológica não é um bom parâmetro de aferição do padrão de envelhecimento do indivíduo, sendo necessário adotar medidas indiretas. A capacidade funcional pode ser medida por instrumentos e é definida como a capacidade do indivíduo de manter a habilidade física e mental necessárias a uma vida independente e autônoma. Fatores genéticos, ambientais e comportamentais influenciarão o declínio da capacidade funcional determinando os diferentes padrões de envelhecimento: usual ou normal e bem sucedido ou saudável.

No idoso, a doença geralmente se apresenta de forma atípica e pode iniciar pela exacerbação de uma co-morbidade pré-existente. Além disso, sua manifestação pode iniciar em estágios mais avançados, o que se deve ao comprometimento dos mecanismos compensatórios. Os sintomas também podem ter múltiplas causas e o tratamento nem sempre deve ser voltado para a cura de uma causa específica. Sendo assim, no idoso a melhoria da funcionalidade, do conforto e da qualidade de vida é o foco principal em detrimento da longevidade.

SISTEMA NERVOSO

O sistema nervoso central (SNC) não dispõe da mesma capacidade reparadora observada em outros sistemas, estando mais susceptível às disfunções com o decorrer do tempo. O cérebro reduz seu peso e o número de neurônios, o que é compensado pela hipertrofia e proliferação do número de células da glia. As perdas celulares são mais evidentes nas regiões de integração e de associação da atividade cerebral. Além da composição cerebral também ocorrem alterações a nível sináptico, modificando a resposta a neurotransmissores como serotonina, acetilcolina e norepinefrina.

As alterações orgânicas observadas no sistema nervoso contribuem para as modificações funcionais que vão aparecendo com o processo de envelhecimento. Isto pode comprometer de maneira discreta algumas áreas cognitivas sem, no entanto, afetar a capacidade funcional do indivíduo e sua vida de relação. O idoso, por exemplo, apresenta uma resposta mais lenta aos estímulos sem que isso repercuta nas suas atividades. Por outro lado, doenças como as demências podem comprometer de maneira significativa a memória e outras áreas cognitivas, afetando seu bom desempenho em atividades básicas como vestir-se ou comer.

As alterações mais comuns do sistema nervoso e transtornos mentais e comportamentais são:

– transtorno cognitivo leve
– demências
– doença de Parkinson
– doenças cerebrovasculares
– depressão
– *delirium*
– agitação
– alucinação
– agressão
– transtornos do sono
– transtorno de ansiedade
– transtornos psicóticos

DESNUTRIÇÃO E DOENÇAS DO SISTEMA NERVOSO

A desnutrição é mais comum entre os idosos do que entre adultos jovens. No entanto. o envelhecimento pura e simplesmente não leva à má-absorção ou desnutrição, com exceção dos pacientes com gastrite atrófica. Desnutrição pode ser uma consequência de problemas somáticos, psíquicos ou sociais ou biológicos, resultado de uma desproporção entre ganhos e gastos. Causas típicas são alterações no aparelho digestório como desordens da mastigação ou da salivação, doenças crônicas como insuficiência cardíaca, ou distúrbios psicossociais como depressão, privação social e solidão. O quadro 23.1 descreve as principais causas de emagrecimento.

Quadro 23.1: Os 10 Ds do emagrecimento.

Dentição	Doenças crônicas ou infecciosas
Disgesia	Doenças neoplásicas
Disfagia	Demência
Diarreia	Depressão
Drogas	Disfunção social

Fonte: Freitas, 2002.

As alterações do SNC ou comportamentais levam a muitas causas de emagrecimento, por exemplo:

Disfagia – comum em pacientes com sequelas de AVC, síndromes neurodegenerativas, demências e doença de Parkinson. Ocorre disfagia, seja de instalação abrupta ou progressiva. Medidas devem ser tomadas como adequação da dieta e nos casos mais avançados, suplementação calórica com nutrição enteral por gastrostomias ou jejunostomias.

Drogas – as drogas utilizadas no tratamento dos transtornos do humor podem levar ao emagrecimento por redução da ingestão como efeito direto ou por causar letargia ou diminuição do nível de consciência.

Depressão – pode cursar com perda de peso por redução do apetite, anedonia e diminuição do interesse, que podem ocasionar dificuldade em adquirir ou preparar alimentos.

Doenças crônicas, demência e disfunção social – casos em que o paciente se encontre impossibilitado fisicamente e não disponha de cuidadores para assistência ou preparo dos alimentos.

A desnutrição está associada ao pior prognóstico em situações patológicas e é um fator de risco independente para maiores morbidade e mortalidade. Além disso, a maior susceptibilidade do idoso às doenças do SNC e comportamentais traz mais riscos a esta população e, por isso, os profissionais que lidam com esta área devem estar atentos para intervir o quanto antes.

DÉFICIT COGNITIVO LEVE

É uma das queixas mais frequentes entre idosos e muitas vezes negligenciada, principalmente pelo fato de não haver abordagens específicas ou factíveis tanto para seu diagnóstico como para o tratamento. Refere-se a indivíduos não demenciados, portadores de um leve déficit cognitivo que se expressa em alterações na memória. Os critérios para o diagnóstico da alteração cognitiva leve são:

1. Queixa de memória preferivelmente confirmada por um informante.
2. Déficit de memória indicado por testes (desempenho de aproximadamente 1,5 desvio-padrão abaixo da média de controles normais da mesma idade).
3. Funções cognitivas gerais normais.
4. Atividades funcionais (sócio-ocupacionais) intactas.
5. Ausência de demência.

Estudos na área da nutrição têm sido feitos na tentativa de demonstrar que alguns componentes podem melhorar a performance da memória em idosos.

Colecistoquinina – tem sido citada como um realçador da retenção da memória e indagações são feitas quanto à sua elevação poder preservar a deterioração da cognição.

Glicose – alterações da glicemia trazem prejuízos cognitivos e *delirium*, tanto a hipoglicemia quanto a hiperglicemia. Três estudos com idosos demonstraram que o melhor controle glicêmico resultou em melhora cognitiva. Além disso, é de conhecimento geral que o diabetes cursa com alterações micro e macrovasculares decorrentes de seu mau controle e, portanto, é importante fator de risco para disfunção cognitiva permanente secundária a demência vascular.

Ácidos graxos – há uma crescente evidência de que porções de ácidos graxos na dieta podem modular a produção de neurotransmissores, neuropeptídeos, enzimas e composição da membrana neuronal. No *Rotterdam Study*, um seguimento de dois anos demonstrou que a demência foi associada com o consumo de gordura total, gordura saturada e colesterol; já o consumo de peixe foi inversamente relacionado à incidência de demência. Um estudo onde 100 pacientes com Alzheimer receberam suplementos contendo ácidos graxos ω-3 e ω-7 e demonstraram melhora no humor, cooperação, apetite, sono, atividades básicas diárias e memória recente. Os dados suportam a ideia de que uma dieta rica em ácidos graxos saturados prejudica o aprendizado e a memória.

DEMÊNCIA

A demência é uma síndrome causada por inúmeras doenças que levam ao declínio cognitivo progressivo do indivíduo. Existem as demências reversíveis e as não reversíveis, sendo que estas somam 15% de todas as demências. O quadro 23.2 mostra as principais causas de demência.

Quadro 23.2: Causas mais frequentes de demência.

Demência irreversível	Demência reversível
Doença de Alzheimer	Hidrocefalia de pressão normal
Demência com corpúsculos de Lewy	Distúrbios cognitivos ligados ao álcool
Demência frontotemporal (Pick)	Neurossífilis
Doença de Huntington	Hipotireoidismo
Demência vascular	Deficiências de folato

A doença de Alzheimer (DA) é hoje a forma mais frequente de demência responsável por 50 a 60% dos casos na Europa e EUA. Além disso, a possibilidade da concomitância da DA com outras condições causadoras de demência torna ainda mais difícil seu diagnóstico. Um dos critérios diagnósticos mais utilizados é o DSM-IV (Manual Estatístico e Diagnóstico de Desordens Mentais) descrito no quadro 23.3.

Portanto, primeiro deve-se identificar o tipo de demência para identificar aquelas que são passíveis de tratamento. Uma vez identificada como DA, lançaremos mão de medicamentos sintomáticos, capazes de melhorar aspectos cognitivo, comportamental e funcional, e tratamento de estabilização, que tenta modificar o curso da doença e propiciar melhora dos sintomas. Muitos medicamentos têm sido lançados na tentativa de estabilizar a doença de Alzheimer, mas nenhum tem efeito de cura e os estudos são cada vez mais numerosos na tentativa de encontrá-la.

Quadro 23.3: Critérios para diagnóstico de DA do DSM-IV (APA, 1994).

A. Desenvolvimento de déficits cognitivos múltiplos manifestados concomitantemente por:
1. comprometimento da memória (incapacidade para apreender infomações novas ou para lembrar-se de informações apreendidas)
2. um (ou mais) dos seguintes distúrbios cognitivos:
    afasia
    apraxia
    agnosia
    transtorno de funções executivas

B. Os déficits dos critérios A1 e A2 separadamente causam significativo comprometimento nas funções social e ocupacional e representam declínio significativo com relação aos níveis prévios de funcionamento
C. O curso é caracterizado por início gradual e declínio cognitivo contínuo
D. Os déficits cognitivos dos critérios A1 e A2 não são devidos a nenhum dos seguintes fatores: 1. outra condição do SNC que cause déficit cognitivo progressivo da memória e da cognição (ex.: doença cerebrovascular, doença de Parkinson, doença de Huntington, hematoma subdural) 2. condições sistêmicas que, sabidamente, causam demência (ex.: hipotireoidismo, deficiência de vitamina B_{12} e folato, deficiência de niacina, hipercalcemia, neurossífilis, infecção por HIV) 3. condições induzidas por substâncias
E. Os déficits não ocorrem exclusivamente durante o curso de *delirium*.
F. O distúrbio não é mais bem explicado por outra desordem (ex.: depressão maior, esquizofrenia)

A perda de peso é um problema muito comum para pacientes com DA morando em casa ou em casas de repouso. Em qualquer situação esta perda depende do desbalanço entre gasto de energia e ingestão e embora nas fases iniciais da doença ela se deva a fatores sócio-ambientais e psicológicos e autonomia reduzida, nos estágios seguintes depende dos comportamentos alimentares adversos (CAA). Os CAA invariavelmente devem-se a déficits de proteínas, gorduras e açúcares, assim como às deficiências vitamínicas. Estes déficits apresentam correlação positiva com níveis de performance cognitiva e afetam negativamente o curso da doença. A identificação precoce da perda de peso e de um possível estado de desnutrição por meio de métodos de monitorização como a miniavaliação nutricional (MAN) citado em capítulo anterior, é uma abordagem útil para intervir na nutrição e evitar estados de deficiência e uma consequente repercussão negativa da doença e da qualidade de vida.

A síndrome demencial é multifatorial no que diz respeito a etiologia, prevenção, diagnóstico, tratamento e reabilitação, o que inclui genética, histopatologia, bioquímica, assim como sociopsicologia, clínica e ciências médicas. O peso e a água corporal diminuem com a idade, o que junto com a hipodipsia dão origem a colapso circulatório e confusão mental tão comuns em idosos, especialmente em demenciados.

Muitos são os estudos traçados na área da nutrição na tentativa de encontrar substâncias que previnam ou melhorem as alterações cognitivas, por exemplo:

Glicose – apesar dos conhecimentos a respeito da hiperglicemia e seus efeitos colaterais na micro e macrocirculação, estudos mostram que o aumento da glicose dentro da taxa normal em portadores de DA melhora sua cognição, devido a uma anormalidade no metabolismo da glicose nestes pacientes.

Tiamina – a ingestão reduzida de tiamina (vitamina B_1), um modelo clássico de estresse oxidativo sistêmico, produz neurodegeneração com formação de proteína beta-amiloide, uma característica histopatológica da DA.

Folato – no estudo para avaliar a relação dos níveis de nutrientes com lesões cerebrais específicas utilizou-se 15 idosos de um serviço de psiquiatria geriátrica, os quais tinham Alzheimer ou demência vascular e alguns com depressão. Foram determinados os níveis de vitamina B_{12}, folato e homocisteína, além da realização de ressonância magnética. Déficit de folato foi correlacionado com atrofia das estruturas mediais temporais (amígdala e hipocampo) e uma possível interpretação é que a deficiência de folato pode produzir atrofia cerbral, o que é suportado por achados do estudo das freiras.

Vitamina E – demonstrou ser um bloqueador do dano induzido pela proteína beta-amiloide e melhorar a memória em animais com demência. Em um estudo randomizado foi oferecido suplemento de alfa-tocoferol (2.000UI por dia) e evidenciou-se um atraso no desenvolvimento da demência e na deterioração funcional. Outro estudo demonstrou que concentrações fisiológicas de vitamina E previnem a neurotoxicidade causada pelo produto metabólico do colesterol – o 24-hidroxicolesterol, aumentado no plasma de pacientes portadores de DA, o que suporta seu efeito benéfico na prevenção e terapia de doenças neurodegenerativas.

Radicais livres – representam um dos mecanismos pelos quais neurônios podem ser danificados. Pessoas com demência têm lesões no cérebro que incluem dano ao DNA, peroxidação lipídica, produtos finais de glicação avançada e oxidação proteica, que são sugestivos de danos dos radicais livres. Nutrientes antioxidantes podem ter efeito protetor e um estudo com pacientes institucionalizados portadores de DA ou demência senil, avaliando a correlação de concentração de vitaminas C e E e função cognitiva, encontrou a associação entre menores concentrações plasmáticas de vitamina C e baixos escores no minimental. Outro estudo demonstrou que a deficiência de folato pode preceder o início de DA e demência vascular e a hiper-homocisteinemia pode ser um fator de risco prévio para déficit cognitivo nos idosos. Outro radical livre, o ácido α-lipoico, demonstrou melhora no minimental de pessoas com Alzheimer enquanto recebiam 600 a 900mg por dia.

Gingko biloba – é a erva mais estudada em relação à cognição. Seu extrato (Egb 761) mostrou prevenir a indução de morte celular pela proteína beta-amiloide nos neurônios do hipocampo e um estudo com pacientes portadores de DA demonstrou melhora da performance em escalas de avaliação cognitiva após sua utilização. Existem outros estudos que não evidenciaram melhora na função cognitiva e por isso ainda são necessários mais estudos para comprovar sua eficácia.

Obesidade – a desnutrição é sempre citada por ser comum entre idosos com distúrbios do SNC e comportamentais, porém a obesidade é um fator a se combater por trazer grandes fatores de risco para a função cognitiva como a síndrome metabólica que pode levar a alterações diretas e indiretas causadoras destes distúrbios. Estudo longitudinal de 18 anos demonstrou que o sobrepeso em idade avançada é um fator de risco para demência, particularmente DA, em mulheres. Além disso, sobrepeso e obesidade são importantes contribuidores para a presença de lesões da substância branca em idosos.

Colesterol – a redução de colesterol inibe a geração de beta-amiloide nos neurônios do hipocampo e estudos demonstram que esta redução leva à redução de aterosclerose e de demência vascular.

DEPRESSÃO

No idoso, os sintomas depressivos são bastante frequentes afetando cerca de 20% da população, sendo que este número aumenta em idosos institucionalizados. Apesar de sua alta prevalência esta condição é subdiagnosticada e consequentemente subtratada. Isso se deve a diversos fatores dentre eles: sua apresentação atípica, presença de múltiplas queixas dificultando a abordagem por parte do profissional, atribuir os sintomas ao próprio processo de envelhecimento por parte do paciente, dificuldade na aplicação de instrumentos para diagnóstico, entre outros.

Um instrumento adequado, rápido e de fácil aplicação é a Escala de Depressão Geriátrica (GDS). Esta escala apresenta alta especificidade e sensibilidade na detecção de sintomas depressivos. A sua aplicação auxilia na rápida abordagem do paciente idoso que apresenta sintomas depressivos. Abaixo apresentamos sua versão original com 30 perguntas, mas versões reduzidas também podem ser adotadas.

ESCALA DE DEPRESSÃO EM GERIATRIA

Escolha a melhor resposta sobre como se sentiu na última semana:

1. O(a) senhor(a) está satisfeito(a) coma sua vida	Sim/Não*
2. O(a) senhor(a) diminuiu a maior parte de suas atividades e interesses?	Sim*/Não
3. O(a) senhor(a) sente que a vida está vazia?	Sim*/Não
4. O(a) senhor(a) geralmente se sente aborrecido(a)?	Sim*/Não
5. O(a) senhor(a) é esperançoso(a) em relação ao futuro?	Sim/Não*
6. O(a) senhor(a) está incomodado(a) com pensamentos que não lhe saem da cabeça?	Sim*/Não
7. O(a) senhor(a) se sente animado(a) a maior parte do tempo?	Sim/Não*
8. O(a) senhor(a) tem medo de que algo ruim pode lhe acontecer?	Sim*/Não
9. O(a) senhor(a) se sente feliz a maior parte do tempo?	Sim/Não*
10. O(a) senhor(a) se sente frequentemente desamparado(a)?	Sim*/Não
11. O(a) senhor(a) se sente inquieto(a) ou agitado(a) frequentemente?	Sim*/Não
12. O(a) senhor(a) prefere ficar em casa a sair e fazer coisas novas?	Sim*/Não
13. O(a) senhor(a) se preocupa com o futuro com frequência?	Sim*/Não
14. O(a) senhor(a) acha que tem mais problemas de memória que a maioria das pessoas?	Sim*/Não
15. O(a) senhor(a) acha que é bom estar vivo?	Sim/Não*
16. O(a) senhor(a) se sente frequentemente desanimado(a) ou melancólico(a)?	Sim*/Não
17. O(a) senhor(a) se sente inútil ou incapaz do jeito que está agora?	Sim*/Não
18. O(a) senhor(a) se aborrece muito com o passado?	Sim*/Não

19. O(a) senhor(a) acha a vida interessante? Sim/Não*
20. O(a) senhor(a) tem dificuldade em iniciar novos projetos? Sim*/Não
21. O(a) senhor(a) se sente cheio(a) de energia? Sim/Não
22. O(a) senhor(a) se sente desesperançoso(a)? Sim*/Não
23. O(a) senhor(a) acha que a maioria das pessoas é melhor que o(a) senhor(a)? Sim*/Não
24. O(a) senhor(a) se abala com pequenas coisas? Sim*/Não
25. O(a) senhor(a) tem vontade de chorar frequentemente? Sim*/Não
26. O(a) senhor(a) tem problemas para se concentrar? Sim*/Não
27. O(a) senhor(a) se sente bem ao levantar pela manhã? Sim*/Não
28. O(a) senhor(a) prefere evitar contatos sociais? Sim*/Não
29. O(a) senhor(a) tem facilidade para tomar decisões? Sim*/Não
30. O(a) senhor(a) acha a sua mente tão boa quanto antigamente? Sim/Não*

* Resposta compatível com a presença de sintoma depressivo, 1 ponto cada.

A subsequente aplicação dos critérios diagnósticos do DSM-IV para depressão maior permite refinar o diagnóstico identificando os casos mais graves desta condição.

Critérios para diagnóstico de episódio depressivo maior pelo DSM-IV

A) No mínimo cinco dos seguintes sintomas estiveram presentes durante o mesmo período de 2 semanas e representam uma alteração a partir do funcionamento anterior; pelo menos um dos sintomas é (1) humor deprimido ou (2) perda do interesse ou prazer.
   1. Humor deprimido na maior parte do dia, quase todos os dias, indicado por relato subjetivo ou observação feita por terceiros.
   2. Acentuada diminuição do interesse ou prazer em todas as atividades na maior parte do dia, quase todos os dias (indicado por relato subjetivo ou observação feita por terceiros).
   3. Perda ou ganho significativo de peso (mais de 5% do peso corporal em 1 mês) sem estar em dieta ou diminuição ou aumento do apetite quase todos os dias.
   4. Insônia ou hipersonia quase todos os dias.
   5. Agitação ou retardo psicomotor quase todos os dias (observáveis por outros, não meramente sensações subjetivas de inquietação ou de estar mais lento).
   6. Fadiga ou perda de energia quase todos os dias.
   7. Sentimento de inutilidade ou culpa excessiva ou inadequada (que pode ser delirante), quase todos os dias (não meramente autorrecriminação ou culpa por estar doente).
   8. Capacidade diminuída de pensar ou concentrar-se, ou indecisão, quase todos os dias (por relato subjetivo ou observação feita por outros).
   9. Pensamentos de morte recorrentes (não apenas medo de morrer), ideação suicida recorrente sem um plano específico, tentativa de suicídio ou plano específico para cometer suicídio.
B) Os sintomas não satisfazem os critérios para um episódio misto.
C) Os sintomas causam sofrimento clinicamente significativo ou prejuízo no funcionamento social ou ocupacional ou em outras áreas importantes da vida do indivíduo.

D) Os sintomas não se devem aos efeitos fisiológicos diretos de uma substância ou de uma condição médica geral (ex.: hipotireoidismo).
E) Os sintomas não são mais bem explicados por luto, ou seja, após a perda de um ente querido, os sintomas persistem por mais de 2 meses ou são caracterizados por acentuado prejuízo funcional, preocupação mórbida com desvalia, ideação suicida, sintomas psicóticos ou retardo psicomotor.

O tratamento da depressão se baseia em uma abordagem preferencialmente multidisciplinar, sendo que o início precoce do tratamento é fortemente recomendado. Os antidepressivos são drogas que melhoram o humor e o desempenho psíquico global. Em nossa experiência no Ambulatório de Depressão e Atividade Física do Hospital das Clínicas da Universidade de São Paulo, um grupo de pacientes realizando prática regular de atividade física supervisionada apresentou melhora do quadro depressivo semelhante ao do grupo controle utilizando antidepressivo. Este achado evidencia os benefícios desta prática considerando a melhora da capacidade funcional e a qualidade de vida dos praticantes de atividade física.

Muitos distúrbios nutricionais estão associados à depressão como deficiência de niacina, vitamina B_{12} e folato. Existe uma forte relação entre baixa concentração de folato e depressão reconhecida desde os anos 60. Um estudo com pacientes com depressão tratados com fluoxetina demonstrou que pacientes com níveis menores de folato tiveram menor resposta ao tratamento. A taxa de resposta para pacientes com baixos níveis de folato foi 7,1% contra 44,7% para os pacientes sem alterações nos níveis de folato, confirmando a maior resistência ao tratamento naqueles pacientes. Outros estudos descrevem que altas concentrações de vitamina B_{12} estão relacionadas à recuperação e melhor resposta ao tratamento de depressão.

DISTÚRBIOS NUTRICIONAIS E SISTEMA NERVOSO

Vitamina B_1 (Tiamina) e síndrome de Wernicke-Korsakoff

Resulta mais frequentemente da desnutrição do alcoolismo, mas pode acompanhar inanição, doenças que causem vômitos persistentes (câncer gástrico, gastrite, obstrução intestinal, intoxicação por digitálicos), doenças sistêmicas (uremia, insuficiência hepática), iatrogenias (cirurgias gastrointestinais, hemodiálise, nutrição parenteral prolongada) etc. Suas manifestações clínicas são oftalmoplegia, ataxia da marcha e estado confusional. Ocorre desmielinização, necrose, gliose e proliferação vascular no interior dos corpos mamilares, regiões periventriculares de diencéfalo e mesencéfalo, assoalho do quarto ventrículo, colículos superior e inferior e verne superior do cerebelo. O tratamento é com 100mg/dia por via parenteral por vários dias e depois, ambulatorialmente, 50mg/dia por seis semanas e posteriormente uma vez por semana. Em alguns casos ocorre, após o *delirium*, a síndrome amnestésica de Korsakoff, que é um distúrbio residual da memória após a síndrome aguda com características frontais.

Pelagra

É um distúrbio raro nos dias de hoje pelo enriquecimento de alimentos processados com niacina. Todavia é detectado em alcoólatras crônicos e pacientes em instituições. As manifestações incluem diarreia, glossite, anemia e lesões cutâneas eritematosas nas áreas expostas à luz solar. Irritabilidade e depressão, insônia e dificuldade de concentração são as manifestações neurológicas e, posteriormente, surgem confusão, alucinações e pensamentos paranoides, acompanhados de fraqueza espástica. Sinais físicos são défcits cerebelares, neuropatia óptica e polineuropatia sensoriomotora. O tratamento é com a reposição de niacina juntamente com outras vitaminas B.

Deficiência de piridoxina (vitamina B_6)
A forma ativa da piridoxina é obtida pelas ações da piridoxal-quinase e piridoxina-fosfato-oxidase – o fosfato de piridoxal. É co-fator de várias enzimas como a descarboxilase do ácido glutâmico, que produz o principal neurotransmissor inibidor do ácido γ-aminobutírico (GABA) a partir do ácido glutâmico. A deficiência dietética de piridoxina nos adultos provoca polineuropatia sensoriomotora. O uso de isoniazida no tratamento de tuberculose pode causar esta deficiência, já que forma complexos com o fosfato de piridoxal. Além da polineuropatia, podem surgir as manifestações da pelagra, bem como convulsões. Estas manifestações podem ser evitadas com a administração concomitante de piridoxina e isoniazida.

Deficiência de cobalamina (vitamina B_{12})
Esta deficiência cursa a princípio com queixas de parestesia descritas como formigamento, sensação de "agulhadas" ou dormência afetando os pés e às vezes as mãos. Posteriormente, observa-se o desenvolvimento de ataxia da marcha, seguida de fraqueza nas pernas e disfunção intestinal e vesical; os sintomas neuropsiquiátricos são apatia, depressão, irritabilidade, paranoia, confusão noturna e demência, reflexos profundos patelar e aquileu diminuídos ou ausentes e, em estágios avançados, redução na percepção do tato, dor e temperatura na porção distal dos membros inferiores. Além disso, causa a anemia perniciosa. O diagnóstico é feito com dosagem da cobalamina sérica inferior a 100pg/ml (normal 200-900pg/ml) e, quando no limite inferior da normalidade, deve-se dosar o ácido metilmalônico e a homocisteína que estarão elevados por serem precursores da metionina, usados também para o acompanhamento do tratamento. A administração de cianocobalamina 1.000μg uma vez por semana por oito semanas e a seguir uma vez por mês por toda a vida é o tratamento para esta deficiência vitamínica.

Deficiência de ácido fólico (folato)
As manifestações do sistema nervoso atingem uma pequena proporção de pacientes e deve-se considerar a possibilidade de deficiência de folato em pacientes com deficiência nutricional que apresentem neuropatia, demência e sintomas de degeneração combinada subaguda da medula espinhal, com níveis normais de vitamina B_{12}. Causas desta deficência são alcoolismo crônico, má-absorção decorrente de doenças gastrointestinais, uso de drogas como trimetoprima, metotrexato, anticoncepcionais orais e anticonvulsivantes fenitoína e fenobarbital. Tratamento é feito com 1mg de folato, várias vezes ao dia, seguido de manutenção com 1mg/dia.

Deficiência de vitamina D
A deficiência de vitamina D ocasiona fraqueza proximal dos membros, fraqueza dos músculos cervicais e marcha anserina seja por síndrome de má-absorção ou

por deficiência dietética. Em geral, os níveis de CK estão normais ou pouco aumentados, a fosfatase alcalina alta e níveis de cálcio e fósforo diminuídos. Esta deficiência causa osteoporose e, quando mais grave, resulta em osteomalácia que é a redução moderada da densidade óssea associada a trabéculas grosseiras e perda da definição de suas margens. Assim como o folato, a vitamina D pode estar com o uso prolongado de fenitoína ou fenobarbital, pois estas drogas aumentam a resistência do órgão-alvo à vitamina D. A prevenção é feita com 400 a 800UI/dia e em pacientes em uso de fenitoína com 5.000UI/dia. Quando a deficiência de viamina D está instalada, o tratamento é feito com 50.000UI uma a duas vezes/semana por seis a 12 meses e a seguir 1.000UI/dia. Na síndrome de má-absorção intestinal usa-se 25.000 a 100.000UI/dia.

Deficiência de vitamina E (tocoferol)

A vitamina E é um antioxidante que protege os ácidos graxos insaturados dos fosfolipídios da membrana contra a degradação oxidativa e sua deficiência provoca perda dos axônios mielinizados de grande calibre dos nervos periféricos e degeneração das colunas posteriores e tratos espinocerebelares na medula espinhal. A deficiência leva a degeneração espinocerebelar, causando fraqueza e instabilidade da marcha, sinais neurológicos como perda dos reflexos tendinosos profundos e redução da sensação vibratória nos pés. É comum haver ataxia dos membros e da marcha bem como fraqueza proximal leve a moderada embora a fraqueza possa ser difusa ou predominantemente distal. Cerca de 50% dos pacientes apresentam nistagmo, ptose ou oftalmoplegia externa parcial. O tratamento é com 200 a 600mg/dia de vitamina E oral ou injeções intramusculares de 50 a 100mg a cada três a sete dias.

O conceito de que "nós somos o que nós comemos" não é de maneira alguma novo e parece ser particularmente verdadeiro quando alguém examina o efeito da ingestão alimentar sobre a função cognitiva. A ingestão alimentar, ou a falta dela, pode modular o processo mental de múltiplas maneiras e ao atuarmos como geriatras ou gerontólogos devemos ter isto em mente, pois a qualidade de vida do idoso depende em muito do seu estado cognitivo e possibilidade de realizar tarefas do seu dia a dia sem depender de outras pessoas. Por ser uma população fortemente acometida por co-morbidades, seja próprias da senescência, seja adquiridas com o processo de envelhecimento, a desnutrição proteico-calórica ou de algum elemento isoladamente é uma alteração facilmente abordável e que deve ser o quanto antes sanada para que se diminua o número de patologias à que o paciente é submetido e reverter um quadro de deterioração e senilidade. O envelhecimento normal engloba um declínio gradual nas funções cognitivas, e privilegiar o envelhecimento bem-sucedido requer também avaliar e antecipar fatores de risco para o declínio cognitivo.

BIBLIOGRAFIA

Bastianetto S, Ramassamy C, Dore S, Christen Y, Poirier J, Quirion R. The Ginkgo biloba extract (Egb 761) protects hippocampal neurons against cell death induced by beta-amyloid. European J of Neurosci 2000; 12:1882-90.

Bourdelmarchasson I, Dubroca B, Manciet G, Decamps A, Emeriau JP, Dartigues JF. Prevalence of diabetes and effect on quality of life in older French living in the community – the Paquid Epidemiology Survey. J Am Geriat Soc 1997; 45:295-301.

Cançado FAX, Horta ML. Envelhecimento Cerebral. In: Freitas EV ed. Tratado de Geriatria e Gerontologia. Rio de Janeiro: Guanabara, 2002; 13:112-27.

Charlton KE, Rabinowits TL, Geffen LN, Dhansay MA. Lowered plasma vitamin C, but not vitamin E, concentrations in dementia patients. J Nutr Health Aging 2004; 8(2):99-107.

Christen Y. Oxidative stress and Alzheimer disease. Am J Clin Nutr 2000; 71:621S-629S.

Cicconetti P, Fionda A, Bauco C, Migliori M, Marigliano V. Deficit nutrizionale e demenza di Alzheimer: come individuarlo e prevenirlo. Recenti Prog Med 2000; 91(3):135-40.

Craft S, Asthana S, Schellenberg G, Baker L, Cherrier M et al. Insulin effects on glucose metabolism, memory, and plasma amyloid precursosr in Alzheimer's disease differ according to apolipoprotein-E genotype. Annals or the New York Academy of Aging 2000; 903:222-8.

Diagnostic and Statistical Manual of Mental Disorders, Fourth Edition, Text Revision, Washington, DC, American Psychiatric Association, 1994.

Flood JF, Smith GE, Morley JE. Modulation of memory processing by cholecystokinin: dependence on the vagus nerve. Science 1987; 236:832-4.

Flood JF, Morley JE. Learning and memory in the SAMP8 mouse [Review]. Neurosci & Blodehav Reviews1998; 58:1123-9.

Forlenza OV. Transtornos Depressivos em Idosos. In: Forlenza, OV, Caramelli, P (Eds). Neuropsiquiatria Geriátrica, 1st ed. Brasil: Atheneu, 2000; 299-308.

Hebert R, Lindsay J, Verreault R, Rockwood K, Hill G, Dubois MF. Vascular dementia – Incidence and risk factors in the Canadian Study of Health and Aging. Stroke 2000; 31:1487-93.

Jick H, Zornberg GL, Jick SS, Seshadri S, Drachman DA. Statins and the risk of dementia. Lancet 2000; 356:1627-31.

Kalmijn S, Launer LJ, Ott A, Witteman JC, Hofman A et al. Dietary fat intake and the risk of incident dementia in the Rotterdam Study. Annals of Neurology 1997; 42:776-82.

Hintikka J, Tolmunen T, Tanskanen A, Viinamaki H. High vitamin B12 level and good treatment outcome may be associated in major depressive disorder. BMC Psychiatry 2003; 3(1):17.

Lebars PL, Katz MM, Berman N, Itil TM, Feedman AM, Schatzberg AF. A placebo-controlled, double-blind, randomized trial of an extract of ginkgo biloba for dementia. JAMA 1997; 278:1327-32.

Messing R. Distúrbios nutricionais do sistema nervoso. In: Bennett and Plum ed. Cecil Tratado de Medicina Interna, 20ª ed., Rio de Janeiro: Guanabara, 1997; 406:2251-4.

Papakostas GI, Petersen T, Mischoulon D, Ryan JL, Nierenberg AA et al. Serum folate, vitamin B12, and homocysteine in major depressive disorder, Part 1: predictors of clinical response in fluoxetine-resistant depression. J Clin Psychiatry 2004; 65(8):1090-5.

Pirlich M, Lochs H. Nutrition in the elderly. Best Pract Res Clin Gastroenterol 2001; 15(6):869-84.

Quadri P, Fragiacomo C, Pezzati R, Zanda E, Forloni G et al. Homocysteine, folate and vitamin B-12 in mild cognitive impairment, Alzheimer disease, and vascular dementia. Am J Clin Nutr 2004; 80(1):114-22.

Sano M, Ernesto C, Thomas RG, Klauber MR, Schafer K et al. A controlled trial of selegiline, alpha-tocopherol, or both as treatment for Alzheimer's disease. The Alzheimer's Disease Cooperative Study. N Engl J Med 1997; 336:1216-22.

Snowdon DA, Tully CL et al. Serum folate and the severity of atrophy of the neocortex in Alzheimer Disease: findings from the Nun Study. Am J Clin Nutr 2000; 71(4):993-8.

Steen B. Maximizing outcome of dementia treatment: the role of nutrition. Arch Gerontol Geriatr 2004; (9):413-7.

24

Câncer

FATIMA CORRADINI BANA
PATRÍCIA AMANTE DE OLIVEIRA
CELSO CUKIER
DANIEL MAGNONI

INTRODUÇÃO

A população com 60 anos e mais tem aumentado de forma importante nos países em desenvolvimento, e essa população vem crescendo em ritmo mais acelerado do que a de jovens e adultos, estabelecendo uma mudança demográfica, o que caracteriza o processo de envelhecimento populacional observado atualmente.

A industrialização traz consigo um conjunto de desenvolvimento social e econômico. Nos dias atuais o melhor controle de doenças agudas, devido à evolução tecnológica e científica, resulta em maior expectativa de vida e consequente mudança de hábitos culturais. Tais mudanças são os principais componentes para a geração de doenças crônico-degenerativas. A maior longevidade, nossa expectativa de vida vem aumentando gradativamente, leva a uma maior exposição aos fatores de risco de doenças crônicas como o câncer (tabela 24.1 e 24.2).

Tabela 24.1: Prevalência de câncer por estimativa anual.

Órgão alvo	Novos casos/ano	Órgão alvo	Novos casos/ano
Cabeça e pescoço	390 mil	Fígado	560 mil
Pulmão	1,2 milhões	Cólon/reto	940 mil
Laringe	65 mil	Mama	1 milhão
Esôfago	410 mil	Colo uterino	188 mil
Estômago	870 mil	Próstata	250 mil
Pâncreas	216 mil		

Tabela 24.2: Prevalência de câncer por idade.

Idade	Prevalência
75-85 anos	26%
> 95 anos	20%
> 100 anos	< 10%

As infecções parasitárias apresentaram o menor índice em comparação com as doenças crônicas, uma vez que o desenvolvimento urbano crescente leva a um menor controle destas patologias. Já o aparelho circulatório e as neoplasias lideram essa distribuição (fig. 24.1).

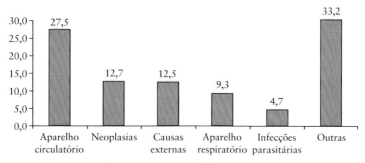

Figura 24.1: Distribuição proporcional das principais causas de morte. Brasil, 2000. Fonte: INCA, 2003.

FATORES DE RISCO

A probabilidade de que indivíduos saudáveis venham a adquirir a doença em foco aumenta a exposição aos chamados fatores de risco.

Alguns fatores de risco apresentam, em contrapartida, fatores dietéticos que podem ser protetores contra o desenvolvimento de determinada patologia (quadro 24.1).

Quadro 24.1: Prováveis fatores de risco x fatores protetores.

Órgão alvo	Fatores de risco	Fatores protetores
Cabeça e pescoço	Tabagismo, alcoolismo, consumo de chimarrão, classe social, HPV	Frutas frescas, verduras, vitaminas A e C
Pulmão	Tabagismo ocupacional, asbestos, arsênico, poluição, compostos de níquel e cromo, gases de rádio e produtos em decomposição, exposição a raios X e gama	Verduras, alimentos ricos em vitamina A e C betacaroteno
Laringe	Baixo nível socioeconômico, alcoolismo, tabagismo, infecção por HPV	Frutas frescas, verduras
Esôfago	Tabagismo, alcoolismo, esôfago de Barret	Frutas frescas, verduras, estado nutricional
Estômago	Sal, alimentos salgados e apimentados, infecção por H. pylori	Refrigeração dos alimentos, frutas frescas, verduras, vitaminas A e C
Pâncreas	Tabagismo, carne e gordura animal	Frutas frescas, verduras
Fígado	Alcoolismo, alimentos contaminados (aflotoxina), infecção por HPV e HCV	
Cólon/reto	Alcoolismo, genético (polipose familiar), colite ulcerativa, carne e gordura animal	Alimentos ricos em fibras, verduras, atividade física
Mama	Crescimento precoce rápido, menarca precoce, menopausa tardia, obesidade, alcoolismo, genéticos (história familiar). Radiação	Reprodução, verduras
Colo uterino	Infecção por HPV, tabagismo, múltiplos parceiros sexuais, classe socioeconômica, uso de contraceptivos	Frutas frescas, verduras, Vitaminas A e C
Próstata	Carne, gordura da carne, gordura de laticínios. Etnia (negros)	

ALTERAÇÕES METABÓLICAS NO CÂNCER

As alterações metabólicas aparecem frequentemente após o início do crescimento do tumor e, então, o tratamento para tais alterações pode influenciar o estado clínico do paciente. O tratamento destas alterações nem sempre está relacionado à erradicação do problema inicial, ou seja, a massa tumoral.

O paciente com câncer apresenta um desequilíbrio entre a energia gasta e a energia consumida. Suas necessidades em repouso não são supridas pela energia consumida e esse desequilíbrio energético proporciona um catabolismo com consequente queda do anabolismo. Associado a isto está a diminuição da ingestão alimentar, característica constante nestes doentes. Assim, a desnutrição torna-se um evento constante na terapêutica desses doentes, acompanhada de caquexia. Torna-se imprescindível comentar sobre as diferenças entre alterações metabólicas sofridas pelo organismo durante dois momentos diferentes: o jejum prolongado e a caquexia cancerosa (quadro 24.2).

Além da diminuição da ingestão alimentar, um fator preocupante é a utilização ineficiente ou exagerada de determinados tipos de nutrientes, ocasionando alterações metabólicas (quadro 24.3).

Quadro 24.2: Alterações metabólicas no jejum e na caquexia do câncer.

Metabolismo	Jejum	Câncer
Gasto energético de repouso	Diminuído	Normal/aumentado
Metabolismo de carboidratos		
Tolerância à glicose	Diminuída	Diminuída
Sensibilidade à insulina	Diminuída	Diminuída
Turnover da glicose	Diminuído	Aumentado
Glicose plasmática	Diminuída	Inalterada
Insulina plasmática	Diminuída	Inalterada
Gliconeogênese hepática	Aumentada	Aumentada
Lactato plasmático	Inalterado	Aumentado
Atividade do ciclo de Cori	Inalterada	Aumentada
Metabolismo de lipídios		
Lipólise	Aumentada	Aumentada
Atividade da lípase lipoproteica	Inalterada	Diminuída
Triglicerídios plasmáticos	Inalterado	Aumentado
Metabolismo de proteínas		
Turnover proteico	Diminuído	Aumentado
Catabolismo muscular	Diminuído	Aumentado
Balanço nitrogenado	Negativo	Negativo
Nitrogênio urinário	Diminuído	Inalterado

Quadro 24.3: Principais alterações metabólicas em pacientes com câncer.

Carboidratos	Diminuição da secreção de insulina Intolerância à glicose Oxidação anormal da glicose Aumento da gliconeogênese Maior atividade do ciclo de Cori Diminuição do clearance de glicose Resistência periférica à insulina
Proteínas	Aumento no *turnover* de proteínas Perda de nitrogênio corporal Diminuição de adaptação do *turnover* proteico Aumento na síntese hepática de proteínas Aumento no catabolismo proteico muscular
Lipídios	Depleção dos depósitos de gordura Aumento da lipólise Aumento no *turnover* de glicerol e ácidos graxos livres Decréscimo da atividade da enzima lipase lipoproteica Diminuição da lipogênese Hiperlipidemia

METABOLISMO DE CARBOIDRATOS

As anormalidades que surgem no metabolismo de carboidratos incluem a intolerância e a oxidação da glicose, aumento da gliconeogênese e da atividade do ciclo de Cori. A glicose é degradada até lactato por células neoplásicas, sendo reconvertido à glicose em nível hepático. Além disso, surgem resistência à insulina e secreção anormal de insulina. Os mecanismos de resistência insulínica em pacientes com câncer não foram esclarecidos ainda, porém o aumento na atividade de hormônios catabólicos em pacientes com câncer, tais como o glucagon, cortisol, e as catecolaminas é uma possibilidade. Diminuição do clearance de glicose e aumento da taxa de renovação de glicose também estão presentes.

A intolerância à glicose se desenvolve por resistência periférica à ação da insulina e também pela inadequada liberação de insulina pelo pâncreas, que nesta situação encontra-se presente, desenvolvendo um aumento de 25 a 40% da produção de glicose hepática, semelhante ao que é visto em pacientes diabéticos. Porém, no caso dos diabéticos ocorre uma diminuição da produção de glicose hepática durante o jejum, enquanto nos pacientes com câncer há um aumento da produção de glicose. A histologia, o tipo e o estágio do tumor interferem na gliconeogênese, que por sua vez está relacionada à perda de peso. A taxa de oxidação encontra-se aumentada quando há avanço do tumor e regride com sua ressecção.

Estas alterações da glicose levam a uma menor produção de ATP, ou seja, para cada duas moléculas de ATP produzidas são consumidas seis moléculas, o que leva a um maior consumo de energia, o que contribui para a perda de peso.

METABOLISMO DE PROTEÍNAS

Os tumores são conhecidos não somente como "consumidores de glicose" mas também como "sumidouros de nitrogênio". Se pensarmos que a proteína é a principal fonte de nitrogênio do corpo humano e que, por sua vez, o tumor retira essa proteína de seu hospedeiro, podemos concluir que há uma depleção da massa proteica e como resultado temos alterações características no metabolismo da proteína. Com o aumento da degradação de proteínas há liberação de aminoácidos (alanina e glutamina principalmente) para o fígado e para os rins a fim de propiciar a produção de glicose.

O aumento do *turnover* proteico agrava o estado nutricional deste doente, causando a perda de peso (tabela 24.3). A diminuição da síntese muscular e o aumento da síntese hepática proporcionam proteólise muscular e concentração de aminoácidos plasmáticos anormais (diminuição dos aminoácidos de cadeia ramificada). Por outro lado, os aminoácidos liberados a partir da musculatura esquelética também podem ser utilizados pelo tumor em seu processo de crescimento. A albumina também se encontra alterada pelo aumento no seu catabolismo e por sua síntese estar diminuída. O triptofano, aminoácido precursor da serotonina responsável por agravar a caquexia, está aumentado.

Tabela 24.3: Perda de peso em relação à perda proteica.

Perda de peso corpóreo	Perda proteica
5%	11,2-16,8%
10%	15,2-20,8%
15%	19,2-24,8%
20%	23,0-29,0%
25%	26,8-33,2%

METABOLISMO DE LIPÍDIOS

A perda de gordura é observada frequentemente em doenças malignas, mas pode também ocorrer nos pacientes com câncer em estágio avançado. Devido ao estado de alto catabolismo, indivíduos com câncer apresentam mobilização de seus depósitos de gordura como o aumento da oxidação dos ácidos graxos livres. Há também uma diminuição da eliminação de lipídios séricos. Tal mobilização de lipídios é facilitada por substâncias lipolíticas que induzem a liberação de ácidos graxos livres do tecido adiposo. O aumento da lipólise no tecido adiposo periférico constitui o componente principal da perda do peso, relacionado, também, ao aumento do *turnover* de ácidos graxos livres e glicerol. Os pacientes podem apresentar hiperlipidemia que parece estar relacionada à inibição da atividade da lipase lipoproteica.

DESNUTRIÇÃO NO CÂNCER

Caquexia é uma síndrome que ainda não tem uma definição específica. Suas características ocorrem em extensão variável, e são representadas pela anorexia, que é uma extrema perda de peso, fraqueza e grave desgaste de tecidos. Está associada com o câncer em estado avançado e pode sofrer alterações severas durante o curso da doença. Sua origem multifatorial impede uma definição fisiopatológica uniforme. Conhecida como uma das mais comuns causas de óbito em pacientes com câncer, a caquexia predomina na fase terminal.

A manutenção do peso em pacientes com câncer representa uma melhora significativa no índice de sobrevivência; já a perda de peso está associada com a piora do estado clínico, aumentos no estágio do câncer e ao número de locais de disseminação do tumor.

A desnutrição no câncer tem origem multifatorial e podemos caracterizá-la de forma mais complexa como no quadro 24.4. A tabela 24.4 representa uma considerável porcentagem da prevalência da perda de peso para alguns tipos de câncer.

Quadro 24.4: Fatores que contribuem para desnutrição no câncer. Modificada de Waitzberg.

Ocorrência	Consequência
Redução da ingestão alimentar	Anorexia
Aumento das necessidades nutricionais	Diminuição na eficiência metabólica
Náuseas e vômitos	Alteração do gosto e paladar
Dor	Depressão
Efeitos locais do tumor	Odinofagia, disfagia
Influência de hormônios e citoquinas	Resistência insulínica, aumento da lipase lipoproteica, lipogênese diminuída
Obstrução gástrica intestinal	Saciedade precoce
Cirurgia	Mastigação alterada Síndromes pós-gastrectomias Insuficiência pancreática Estenose de anastomose
Quimioterapia	Náuseas e vômitos Alteração do gosto e olfato Estomatite e mucosite Diarreia
Radioterapia	Anorexia, náuseas e vômitos Alteração do gosto e olfato Xerostomia e mucosite Lesão mucosa gastrintestinal Estenoses tardias
Psicossociais	Depressão Ansiedade Aversão alimentar

Tabela 24.4: Diagnóstico e prevalência de perda de peso. Modificada de DeWys.

Local	Nº	Perda de peso (%) 0	< 5	10-30
Mama	289	64	8	6
Cólon	307	46	14	14
Próstata	78	44	18	10
Pulmão	436	43	20	14
Pâncreas	111	17	28	26
Estômago	138	13	29	38
Sarcoma	189	60	11	7

Estudos relatam que durante a resposta imunológica a um microrganismo invasor, o sistema imune produz uma série de substâncias denominadas citoquinas, que são produzidas na tentativa de erradicar o problema. No caso do tumor estas citoquinas são produzidas na tentativa de extirpar o "invasor" identificado pelo organismo.

Na ocorrência de tumor maligno, a reação do organismo é responder por meio de ações metabólicas. Entre elas estão: alterações no metabolismo intermediário, fatores relacionados ao tumor (fator mobilizador de lipídios – LMF, fator indutor de proteólise – PIF), alterações hormonais, diminuição do paladar e da percepção olfativa, fatores psicológicos, dor, efeitos colaterais desencadeados pelo tratamento.

Ao mesmo tempo em que o tumor pode prevenir a passagem de nutrientes por compressão direta, as vias metabólicas são alteradas pela liberação de peptídeos e citoquinas tumorais. Exemplos destas substâncias são o fator de necrose tumoral (TNF), interferon-gama (IFN-gama), interleucina-1 (IL-1) e interleucina-6 (IL-6). O produto final é a incapacidade do organismo em utilizar os nutrientes ingeridos.

TNF-alfa, é uma proteína que consiste em 157 aminoácidos e é produzida por células de reticuloendotélio estimuladas, principalmente macrófagos e monócitos. Os receptores de TNF são identificados em quase todos os tecidos. A meia vida é de 14 a 18 minutos nos humanos e 10 minutos em ratos. TNF é um fator de crescimento responsável pelo crescimento e diferenciação celular que induz à produção de uma variedade de combinações, inclusive prostaglandina E_2 (PGE_2), colagenase, plaqueta que ativa interleucina-1 (IL-1) e IL-6. TNF também aumenta a angiogênese.

Estudos experimentais demonstraram que citoquinas podem induzir perda de peso, porém não obstante, os resultados obtidos devem ser interpretados cuidadosamente. Administração única de TNF provou insucesso em induzir caquexia em animais experimentais; já administrações de TNF repetitivas induziram efeito de caquexia inicialmente, contudo, logo foi desenvolvida tolerância a citoquina, seguida de melhora na ingestão alimentar e retorno ao peso corporal normal. Outros estudos mostraram que escalonando doses de TNF é possível manter os efeitos de caquexia, porém, o local de produção e a ação de citoquinas pode modificar seus efeitos metabólicos, como apresentado nesse estudo em animais.

Um mesmo tipo de tumor primário no mesmo estágio evolutivo pode desenvolver graus variáveis de caquexia. Sua presença e gravidade pouco se relacionam com o tamanho do tumor, sugerindo-se que os mediadores da caquexia sejam os fatores sistêmicos produzidos pelo tumor ou pelo próprio paciente.

O quadro de desnutrição atua negativamente nas funções imunológicas com consequente aumento do risco em contrair infecções. Desta forma, ocorre maior incidência de complicações e posterior aumento no tempo de internação hospitalar e da morbimortalidade. Além disso, a presença da caquexia interfere na resposta do organismo aos medicamentos antineoplásicos e à radioterapia. Portanto, a caquexia deve ser manejada com atenção e interesse.

TERAPIA NUTRICIONAL

O alimento está associado à nutrição e ao conforto. Comer está relacionado com a saúde e a oferta de alimentos significa cuidado e atenção.

A terapia nutricional em pacientes com câncer tem por objetivo:
- Recuperar e/ou manter o estado nutricional.
- Atingir necessidades calóricas diárias, utilizando artifícios com variedade e adaptação de dietas com receitas sugestivas; se necessário, por meio de ali-

mentação via intravenosa ou por via gastrintestinal por sonda, de acordo com condições particulares de cada paciente.
- Proporcionar meios para melhora de qualidade de vida, reduzir morbimortalidade com declínio na ocorrência de complicações e melhorar tolerância ao tratamento.
- Minimizar efeitos colaterais do tratamento a curto e longo prazo.
- Incorporar hábitos nutricionais benéficos à saúde em longo prazo.
- Educar familiares e cuidadores sobre necessidades especiais de nutrição.

Devido à presença de alterações do paladar, cheiro, diminuição de sensibilidade ao sal e uma perda ainda maior em sentir o gosto do açúcar e uma provável intolerância à carne, a terapia nutricional torna-se além de fundamental, uma arte. Além disso, esses pacientes apresentam saciedade precoce, ou seja, eles não perdem o apetite, porém, tornam-se saciados com pouca quantidade de alimento. Para este sintoma cada paciente apresenta um horário para tal ocorrência, diante disso cabe à terapia "aproveitar" o melhor horário para reforçar a alimentação. Por mais este motivo torna-se imprescindível individualizar o atendimento.

Algumas técnicas podem ser exploradas em pacientes com dieta por via oral:
- O açúcar pode ser adicionado aos alimentos quando o paladar para tal estiver aumentado, a fim de torná-los mais apetecíveis e aumentar o valor calórico.
- Pacientes com câncer tem preferência a alimentos frios, portanto devem ser oferecidos de forma criativa, como por exemplo: sorvete com castanhas; carne, frango e ovos podem ser servidos com saladas e líquidos claros gelados como gelatinas e sucos, melancia, uva, pepino entre outros.
- Acrescentar ervas e especiarias é uma alternativa em ressaltar o sabor dos alimentos.
- Adaptar a consistência dos alimentos a cada paciente em virtude de sua capacidade física, pacientes que se cansam com facilidade não devem receber alimentos que exijam muita mastigação.
- Para aliviar náuseas a opção por mastigar "gelo" é interessante.
- Apresentação do prato também interfere na aceitação alimentar.

No caso de ocorrência de câncer na área do tubo gastrintestinal a adaptação da terapêutica está relacionada ao local atingido, e quando pós-cirúrgicos, a intervenção também difere (quadro 24.5).

Quadro 24.5: Cirurgia no tubo digestivo e mudanças na terapêutica. Adaptado de Ishihara, 2002.

Local	Alterações
Cavidade oral	Dificuldade de mastigação e deglutição
Esôfago	Dificuldade na deglutição
Estômago	Síndrome de *dumping*, má-absorção de carboidratos e gorduras, diminuição na capacidade de armazenar alimentos e líquidos e deficiência de vitamina B_{12} e ferro podendo causar anemia
Intestino delgado	Ineficiência na secreção biliar e pancreática e má absorção geral de nutrientes
Intestino grosso	Deficiência nas reabsorções, consequentes perdas hidroeletrolíticas e hipersecreção gástrica

QUIMIOTERAPIA

O uso de medicamentos capazes de destruir células malignas como tratamento antineoplásico atua no bloqueio destas células levando à apoptose. Este tipo de tratamento, mais conhecido como quimioterapia, interfere na ingestão alimentar e na absorção dos alimentos, atuam de forma a produzir efeitos colaterais importantes em consequência da toxicidade gastrintestinal (quadro 24.6):

- Náuseas.
- Vômitos.
- Anorexia.
- Úlceras.
- Diarreia.
- Estomatite.

Quadro 24.6: Problemas relacionados ao tratamento x conduta nutricional.

Aversão à carne	Utilizar leite e derivados, peixes, ovos e soja
Anemia	Proteínas de alto valor biológico (PAVB), vitaminas do complexo B, vitamina C e ferro
Náuseas	Gelo, sorvetes e bebidas gaseificadas
Diarreia	Reduzir gorduras e fibras insolúveis, aumentar líquidos
Odinofagia ou disfagia	Aumentar oferta de líquidos, preparações úmidas e macias
Mucosites	Diminuir alimentos ácidos e condimentos, adaptar consistência, oferecer picolés e líquidos gelados
Lesões na boca	Diminuir alimentos ácidos e condimentos, adaptar consistência, oferecer picolés e líquidos gelados
Xerostomia	Aumentar líquidos, utilizar preparações úmidas e macias
Obstipação	Aumentar fibras insolúveis e líquidos, oferecer frutas ou sucos laxativos
Dia da quimioterapia e radioterapia	Evitar refeições 2 horas antes e 2 horas depois

A nutrição tem papel fundamental, tanto na adequação da dieta, quanto em melhorar a qualidade de vida destes pacientes. Determinadas condutas deverão ser tomadas com a finalidade de suprir as necessidades energéticas sem agravar as aversões; dentre elas podemos citar: fracionamento da dieta, dando prioridade calórica aos horários em que o paciente normalmente sente-se melhor, aumentar a densidade calórica das preparações, tornar a apresentação atrativa, e proporcionar ambientes agradáveis para realização das refeições.

Em grandes estudos randomizados a reposição nutricional não resultou em aumento da massa muscular magra com consequente aumento do índice de sobrevivência, porém propiciam que alguns pacientes que não seriam capazes de suportar a terapia possam ser submetidos à quimioterapia. Uma exceção é o paciente de transplante de medula óssea. Dez dias de nutrição parenteral total (NPT), antes do transplante de medula óssea, tem resultado em uma melhora na sobrevida livre da doença, no tempo de recaída e na sobrevida global.

RADIOTERAPIA

Esta terapia pode provocar desnutrição indiretamente dependendo da localização do tumor, tipo de radiação, tamanho do campo de irradiação, situação do paciente no início e duração da terapia.

São provenientes desta terapia alguns efeitos colaterais (quadro 22.6):

- Anorexia.
- Odinofagia.
- Xerostomia.
- Úlceras.
- Enterite.
- Diminuição de enzimas digestivas.
- Mucosite.
- Alteração do paladar.

Vários estudos têm demonstrado que pacientes em NPT apresentam menos interrupções do tratamento relacionadas à toxicidade e algum ganho de peso, porém nenhuma melhora global. O suporte nutricional deve, portanto, ser usado para apoiar o paciente gravemente desnutrido recebendo radioterapia e àqueles com enterite regional.

É importante ressaltar que o paciente que apresenta ingestão alimentar insuficiente ou perda de peso significativo, tem necessidade de suporte nutricional por via oral por meio de complementos, ou via enteral e ainda pode ser discutida a NPT.

CIRURGIA

A ressecção de tumor ou até mesmo de um órgão afetado proporciona um estresse metabólico com alguns efeitos colaterais:

- Disfagia.
- Estase.
- Saciedade precoce.
- Diarreia.
- Esteatorréia.
- Dores.
- Distúrbios de digestão e absorção.

A terapia nutricional está relacionada ao pré e pós-operatório com a finalidade de recuperar ou manter o estado nutricional deste paciente para o procedimento cirúrgico, bem como na sua recuperação e readaptação pós-cirúrgica.

NUTRIÇÃO ENTERAL (NE)

Indicações:
- Aceitação alimentar por via oral insuficiente ou inferior a 50% das necessidades energéticas diárias por 7 dias ou mais.
- Diagnóstico antecipado de incapacidade de se alimentar o suficiente.
- Trato gastrintestinal funcionante.

Contraindicações:
- Má-absorção severa.
- Obstrução intestinal.
- Fístulas entéricas de alto débito.
- Pancreatite aguda severa.
- Quando prognóstico não indica tal procedimento.

A localização da sonda deve ser optada de acordo com as condições individuais de cada paciente, podendo ser: orogástrica, nasogástrica, oroenteral, nasoenteral, gastrostomia ou jejunostomia. A passagem de sonda pelo nariz ou pela boca está restrita no caso de mucosite ou plaqueotopenia grave, devendo ser observado como precaução.

A dieta enteral deverá suprir as necessidades energéticas, levando em consideração a melhor fórmula para o paciente em questão, pode ser artesanal ou industrializada. Hoje no mercado existe uma grande variedade de dietas especialmente formuladas para este tipo de paciente. Hipercalóricas (embora muitos pacientes não tolerem), com osmolaridade adequada, imunomoduladoras (glutamina, arginina, nucleotídeos e ácidos graxos ômega-3), além de facilmente adaptável às patologias associadas.

NUTRIÇÃO PARENTERAL TOTAL (NPT)

No caso de impossibilidade de utilização da nutrição enteral, fica como escolha a NPT central ou periférica. Apresenta uma composição nutricional completa por via endovenosa, o que descarta a presença de problemas como a quantidade ingerida por via oral ou qualquer intercorrência, como no caso de dieta por via sonda nasoenteral, uma vez que o trato gastrintestinal possa estar comprometido. Por outro lado, predispõe o paciente a um maior risco de infecção. Alguns estudos desencorajam a utilização desta via em parceria à quimioterapia e radioterapia devido a grande possibilidade de risco de infecções, porém, alguns estudos preconizam que NPT por 10 dias no pré-operatório é benéfico para uma melhor recuperação pós-cirúrgica imediata e tardia.

Contudo, deve-se levar em conta que a prioridade é alimentação por via oral, quando não suficiente, optar pela via enteral como complementar ou exclusiva e, somente quando não for possível nenhuma das opções, administrar por via endovenosa (proporciona atrofia da mucosa intestinal e riscos de flebites, trombose, pneumotórax, trauma arterial e sepse).

AVALIAÇÃO NUTRICIONAL E NECESSIDADES ENERGÉTICAS

Diagnosticar o estado nutricional é uma associação à evolução do tratamento, competência imunológica e à função de determinados órgãos, além de apresentar correlação entre desnutrição e resposta terapêutica, com aumento da morbimortalidade. Composta basicamente por:

História clínica
- Avaliar os motivos da eventual perda de peso.
- Cirurgias que fora submetido.

- Correlacionar patologia de base a patologias associadas.
- Condição socioeconômica.
- Acompanhar evolução deste paciente.

Indicadores dietéticos
- Realizar anamnese alimentar.
- Verificar fatores dietéticos etiológicos.
- Intolerâncias, preferências e alergias alimentares.
- Alterações nos hábitos alimentares após a doença.
- Registro alimentar de 24 horas ou recordatório.

Indicadores laboratoriais
- Hemoglobina e hematócrito.
- Albumina sérica.
- Proteínas totais.
- Contagem total de linfócitos.
- Glicemia.
- Proteína carreadora de retinol.
- Balanço nitrogenado.
- Sódio, potássio, ureia e creatinina.
- Transferrina.

Exame físico
- Presença de edema.
- Estado da musculatura esquelética.
- Sinais de deficiência de micronutrientes.

Indicadores antropométricos
- Peso habitual x peso atual.
- IMC.
- Pregas cutâneas (tríceps, bíceps, abdominal, subescapular, suprailíaca).
- Circunferência do braço (CB).
- Circunferência muscular do braço (CMB).
- Bioimpedância elétrica (BIA).

Concluído o diagnóstico nutricional devem-se adaptar as necessidades calóricas à dieta fornecida. Segundo Bloch & Charuhas, 2001, as recomendações nutricionais são as seguintes (tabela 24.5).

VITAMINAS

- O crescimento descontrolado e rápido do tumor, o aumento de células malignas, produz estresse fisiológico que interfere na absorção de vitaminas.
- Deficiência de vitamina B_{12}, ácido fólico, tiamina, vitaminas K, A e E.
- Suplementares vitaminas deficientes, com quantidades acima da RDA para vitaminas A, E, C e complexo B.
- Oferecer dieta variada, quando por via oral, com a finalidade de aumentar oferta de vitaminas.

Tabela 24.5: Recomendações nutricionais para pacientes oncológicos.

	Manutenção de peso	Ganho de peso	Hipermetabólicos, estresse ou má absorção
Calorias	25 a 30kcal/kg/dia	30 a 35kcal/kg/dia	> 35kcal/kg/dia
Proteínas	0,8 a 1,0g/kg/dia	1,0 a 1,2g/kg/dia	1,5 a 2,5g/kg/dia

Minerais
- Suplementar ferro em caso de anemia ferropriva.
- Oferecer alimentos ricos em cálcio e fósforo.

Oligoelementos
- A carência de zinco altera a síntese proteica, portanto, torna-se necessário sua suplementação.
- Selênio: alguns estudos sugerem que tenha efeito inibidor no crescimento tumoral.
- Cobre: sua deficiência sugere suplementação.

Eletrólitos
- Necessários às funções fisiológicas (balanço hídrico, função cardíaca, dentre outras).
- Sua deficiência acarreta o estado geral do paciente.
- Reposição por meio das perdas, devendo ser individualizado.
- Manutenção do equilíbrio eletrolítico.

CONSIDERAÇÕES FINAIS

A melhor maneira de tratar o câncer é curando-o, porém, infelizmente, esta é uma solução que ainda não pode ser vivenciada por todos os pacientes com câncer.

Por ser uma das principais causas de morte no mundo, requer muito mais estudos além dos que já temos hoje. A terapia nutricional faz parte de uma abordagem multiprofissional que tem como objetivo principal a qualidade de vida destes pacientes e não deve possuir limitação para sua aplicação.

BIBLIOGRAFIA

Argiles JM, Carrasco RM et al. Catabolic mediators as targets for cancer cachexia. Drug Discovery Today, 18:838-44.

Bertevello PS, Seelaender MCL. Heterogeneous responce of adipose tissue to cancer cachexia. Bras J Med Biol Res 2001; 34:1161-7.

Bloch AS, Charuhas PM. Cancer and Cancer therapy. The science and practice of nutrition support. A case base core curriculum. American Society for Parenteral and Enteral Nutrition. Kendall/Hust Publishing Company, 2001. p. 643-62.

Brenner DA et al. Tumor necrosis factor a inhibits albumin gene expression in a murine model of cachexia. J Clin Invest 1990; 85:248-55.

Dahele M, Flaron KC. Research Methodology: Cancer cachexia syndrome. Palliat Med, 18:409-17.

Herber D et al. Cancer cachexia and anorexia. In Heber D, Blackburn GL et al. Nutritional Oncology, San diego: Academic Press, 1999. p. 537-46.

Murua AB, Venturelli A, Uribe V. Conducta alternativa em pacientes con cáncer colorrectal asociado a desnutrición secundaria grave. Rev Chilena de Cirurgía 2000; 52:407-10.

Rodriguez FL et al. La proteólise em la invasión y metastasis de la célula tumoral. Rev Inst Nal Cancerol 2000; 46:33-46.

Vega SAJ. Caquectina, responsable de la caquexia y el shock septico. Rev Med Caja seguro Soc, 1990; 22:78-86.

Younes RN, Noguchi Y. Pathophisiology of cancer cachexia. Rev Hosp Clin Fac Med 2000; 55:181-93.

25

Nutrição e Cuidados Paliativos

LUIS ALBERTO SAPORETTI

*"Não se aflija com a pétala que cai...
também é ser...
deixar de ser assim."*

Cecília Meireles

INTRODUÇÃO

No último século ocorreram vários avanços na área médica e de suporte artificial da vida, muitos dos quais na área nutricional. Hoje dispomos de sondas de alimentação enteral, gastrostomias, jejunostomias, nutrição parenteral prolongada (NPP) e modernas formulações de dietas.

Nesse contexto, vários tratamentos médicos passaram a ser possíveis quando o paciente não era mais capaz de alimentar-se por via oral, ou quando a ingesta era inadequada.

Apesar de todo o desenvolvimento tecnológico, deparamo-nos ainda com situações onde os esforços terapêuticos para a cura e reabilitação fracassam e o paciente caminha inexoravelmente para sua morte. Diante dessa situação, torna-se necessário uma mudança de foco na atitude terapêutica que passa a ter como objetivo primário a qualidade de vida e o controle dos sintomas.

O capítulo atual tem por objetivo mostrar os paradoxos da nutrição em doenças avançadas e como podemos amenizar o sofrimento dos pacientes nas fases finais da vida.

CONCEITOS

A Organização Mundial da Saúde define cuidados paliativos do seguinte modo:[1]

"Assistência ativa e integral a pacientes cuja doença não responde mais ao tratamento curativo, sendo o principal objetivo a garantia da melhor qualidade de vida tanto para o paciente como para seus familiares. Os cuidados paliativos:
– Reafirmam a vida e consideram a morte um processo natural.
– Não postergam nem aceleram a morte.
– Aliviam os sintomas desagradáveis.
– Integram aspectos psicológicos e espirituais.
– Ajudam o paciente a ter uma vida o mais ativa possível até a morte.
– Oferece suporte aos familiares."

"Assistência ativa e integral..." A assistência deve ser ativa, ou seja, a atuação dos profissionais deve preceder os eventos, deve atuar no processo e corrigir distorções. Não é simplesmente "deixar de fazer" ou "deixar o paciente morrer..." como podem algumas pessoas pensar. A assistência deve ser integral, abordando todos os aspectos do ser humano: físico, psicológico, social e espiritual. Desse modo, podemos notar que esse cuidado só poderá ser realizado por uma equipe multidisciplinar, pois não é possível abordar adequadamente todos os aspectos do ser humano através de um único profissional.

"... a pacientes cuja doença não responde mais ao tratamento curativo, sendo o principal objetivo a garantia da melhor qualidade de vida..." Diferentes doenças oncológicas e não oncológicas entrarão nesta definição em algum momento de suas evoluções. Não mais será possível a cura, então o alívio dos sintomas e a qualidade de vida serão norteadoras das condutas.

"... tanto para o paciente como para seus familiares." Em medicina paliativa entendemos que o cuidado com o paciente estende-se a seus familiares. Todos nós estamos inseridos em um contexto familiar e social que nos envolve e sustenta, sem o qual o cuidado não é possível. Cuidar dos que ficam e ajudá-los a transcender o processo de morte é uma faceta importante dos cuidados paliativos.

"Não postergam nem aceleram a morte." Quando entendemos a morte como um processo natural e focamos nossa atenção em "aliviar os sintomas desagradáveis" falamos em ortotanásia (a morte em sua hora certa). Não aceleramos a morte (eutanásia) nem a tornamos longa, agônica e cheia de sofrimento (distanásia).

Apesar de adequada, a definição da OMS é abrangente demais pois engloba todas as doenças fora de possibilidade terapêutica de cura. Desse modo, muitas doenças estariam incluídas nesse cuidado desde seu diagnóstico, como várias neoplasias metastáticas, Alzheimer, etc., o que não corresponde à realidade do cuidado paliativo. A Associação Internacional de Hospice e Cuidados Paliativos acrescenta à definição o seguinte:[2] "...para pacientes portadores de doenças incuráveis, em fase avançada, com progressão de doença e prognóstico menor que 6 meses de vida", o que define melhor o espectro de ação do cuidado paliativo.

Nutrição é o processo pelo qual o corpo humano utiliza o alimento na produção de energia para manutenção da saúde, crescimento e funcionamento dos órgãos e tecidos. A nutrição clínica foca a relação da nutrição com o desenvolvimento e tratamento das doenças, assim como os aspectos biológicos e comportamentais do ato de alimentar-se.[3] O alimento não é apenas fonte de energia para o corpo, é também uma parte importante de nossa cultura. É o modo pelo qual expressamos nosso amor pelos outros. A alimentação é o centro da maioria das festas e ocasiões especiais. Todos sabemos que precisamos comer para viver e sempre que alguém deixa de comer sentimos que algo vai mal.[4]

Quando o final da vida se aproxima é normal a recusa da alimentação, o que causa muita angústia nos familiares. No entanto, diversas são as causas da anorexia em doenças avançadas e muitas delas são reversíveis. Precisamos estar aptos a identificar as causas reversíveis de anorexia e combatê-las. É necessário também uma avaliação criteriosa dos benefícios da alimentação oral, enteral e no que se refere à qualidade de vida do paciente.

O PARADOXO DA NUTRIÇÃO EM DOENÇAS AVANÇADAS

CÂNCER AVANÇADO

A indicação de suporte nutricional em câncer avançado permanece controversa.[5,6] Dados coletados de mais de 70 estudos prospectivos, randomizados e controlados desde 1980 não demonstram benefícios da alimentação artificial em pacientes com câncer terminal ou que estejam recebendo tratamento cirúrgico, quimioterápico ou radioterápico.[6] Nenhuma melhora foi notada na sobrevida, toxicidade do tratamento, estado funcional, força ou qualidade de vida.[6] Pesquisas em animais demonstram que o suporte nutricional agressivo acelera o crescimento tumoral, o que ainda não foi comprovado em humanos pois em todos os estudos havia o uso conjunto de quimioterapia.[5] Esses achados levaram o *American College of Physicians* a desencorajar o uso de suporte nutricional artificial nesses pacientes. No entanto, os trabalhos avaliados apresentam populações heterogêneas com diferentes causas de anorexia/caquexia (AC).[6]

Diante de um paciente com câncer avançado, que esteja evoluído com AC é necessário verificar se a causa da perda ponderal é primária, ou seja, da síndrome inflamatória causada pelo tumor ou secundária (quadro 25.1).

Quadro 25.1: Causas secundárias de anorexia/caquexia em pacientes com câncer[6]:

Inanição e desnutrição
- estomatites, perda de paladar e deficiência de zinco
- xerostomia, desidratação
- disfagia, odinofagia
- constipação
- vômitos e náuseas
- dor e dispnéia
- confusão mental e depressão
- problemas sociais e familiares
- má-absorção
- diarreia crônica

Outros estados catabólicos
- infecções crônicas e agudas
- tratamento com citocinas inflamatórias
- insuficiência cardíaca ou renal, cirrose e doença pulmonar grave
- *diabetes mellitus* descompensado e hipertiroidismo

Perda de massa muscular
- inatividade, descondicionamento físico
- deficiência de hormônio de crescimento, hipogonadismo

É necessária uma avalição criteriosa do paciente em busca de causas de inanição e tratá-las adequadamente. Pacientes com infecções devem ser tratados com antibióticos e antifúngicos. Sintomas como dor, náuseas e obstipação devem ser agressivamente combatidos e suas causas revertidas, se possível. Deve-se tomar particular cuidado com efeitos colaterais de medicações. Os opiáceos podem causar náuseas e obstipação. Corticoides podem causar hiperglicemia e facilitam infecções orais/esofagianas por cândida. Pacientes com neoplasias biliares e pancreáticas podem apresentar má-absorção e podem ter seu estado nutricional melhorado com uso de enzimas pancreáticas. Os pacientes deprimidos deverão ser tratados com antidepressivos, conforme os efeitos colaterais desejáveis e indesejáveis. O uso de dietas enterais poderá ocorrer naqueles pacientes com inanição e que apresentam trato digestivo normal. Contudo, é necessário esclarecer os riscos desse procedimento como: pneumonias aspirativas, sinusites, diarreia, perda da sonda, entre outros. O uso de NPP deve ser recomendado a uma minoria de pacientes que sofram de inanição e que não possuam o trato digestivo íntegro e somente após uma discussão clara com paciente e familiares a respeito dos prós e contras dessa medida.[6]

O tratamento da AC primária só será bem sucedido com a terapêutica específica do câncer e a utilização de drogas como corticoides, pró-cinéticos e progestagênios podem auxiliar a redução do sintoma.

Os pró-cineticos melhoram a náusea e a sensação de saciedade precoce associada a AC. A metoclopramida é a droga de escolha, devendo ser utilizada em horário (10 a 15mg cada 4-6 horas). Seus efeitos ocorrem no sistema nervoso central e no esvaziamento gástrico. Por ser um antidopaminérgico seus efeitos colaterais incluem parkinsonismo, confusão e sedação, o que é particularmente frequente em idosos. Outros prócinéticos como a domperidona não tem sua ação comprovada.[5,6]

Os corticoides aumentam o apetite, a sensação de bem-estar e o estado funcional dos pacientes com câncer avançado. Contudo, não se comprovou aumento de peso. A dose a ser utilizada não foi estabelecida (20 a 40mg de prednisona ou equivalente). Devido ao grande número de efeitos colaterais (hipertensão, hiperglicemia, moníliase, etc.) seu uso deve ser supervisionado.[5,6,7]

O megestrol e a medroxiprogesterona são capazes de aumentar o apetite, ingesta calórica e a perda de tecido gorduroso em pacientes com câncer avançado, sem, no entanto, melhorar a qualidade de vida. A dose adequada para o tratamento é de 800mg/d, podendo variar de 160 a 1.600mg/d. Entre seus efeitos colaterais estão a supressão adrenal, edema, trombose, hiperglicemia e hipertensão.

DEMÊNCIA AVANÇADA

Pacientes portadores de demências avançadas, frequentemente, evoluem com disfagia, pneumonia de aspiração, perda ponderal e recusa alimentar. Nessas situações, frequentemente, os médicos optam por sondas nasoenterais de modo a garantir a oferta de alimentos e assim prolongar a vida. Tal conduta, no entanto, não é respaldada pela literatura médica atual, que demonstra evidências de que a alimentação artificial não melhora o prognóstico dos pacientes com demências avançadas.[8,9] Diferentes estudos e revisões demonstram que a alimentação por sonda não é capaz de melhorar o estado nutricional, prevenir broncoaspiração, favorecer a cicatrização de escaras de decúbito ou mesmo melhorar a qualidade de vida dos pacientes com demências avançadas.[8,9] As sondas enterais e gastrostomias apresentam diversas complicações (quadro 25.2) que interferem diretamente com a qualidade de vida do paciente e cuidadores.

Quadro 25.2: Complicações das sondas enterais e gastrostomias.

Sondas enterais	Gastrostomias
Desconforto	Peritonite
Retirada acidental	Sangramento
Trauma local	Celulite
Erosões septo, esôfago, estômago	Perfuração intestinal
Sangramento	Dor local
Pneumotórax	Perda da sonda
Distúrbios hidroeletrolíticos	Diarreia
Diarreia	Distúrbios hidroeletrolíticos
Refluxo gastroesofágico	
Pneumonia aspiração	
Restrição física	

Apesar dessas evidências, a análise pormenorizada dos artigos revelam interpretações não adequadas de alguns resultados.[10] Um artigo de 1997 de Mitchell et al.[11] que avaliava idosos demenciados dependentes para alimentação conclui que pacientes com sonda e sem sonda apresentaram a mesma sobrevida. Contudo foram excluídos desse trabalho pacientes graves que eram totalmente incapazes de se alimentar por boca (gráfico 25.1).

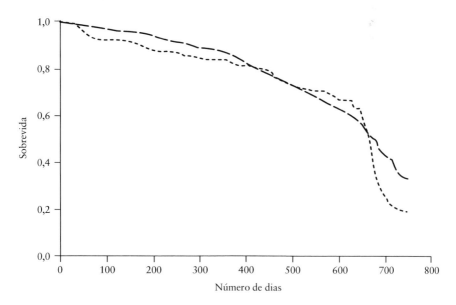

Grafico 25.1: Sobrevida dos pacientes demenciados com sonda nasoenteral *vs.* dieta oral.

Outros autores reforçam ainda que a fase terminal de uma demência é semelhante ao estado vegetativo persistente e que sua sobrevida pode ser aumentada em anos através da alimentação artificial.[10]

Apesar das controvérsias, a literatura bioética internacional é clara em resguardar a decisão prévia do indivíduo, enquanto ainda saudável, de recusar alimentação artificial e, na ausência dessa decisão, ratificar a decisão do responsável legal. No Brasil, apesar de não haver clareza no código penal e no código de ética médica a respeito dessas questões, a Lei 10.241 do Estado de São Paulo, promulgada em 17/03/1999 pelo então governador Mário Covas, é clara em dizer:

Art. 2º São direitos dos usuários dos serviços de saúde do Estado de São Paulo:
XXIII – recusar tratamentos dolorosos ou extraordinários para tentar prolongar a vida; e
XXIV – optar pelo local de morte.

Desse modo, podemos concluir que a indicação de alimentação artificial em demências avançadas é ainda motivo de controvérsia, havendo uma tendência da literatura a contra-indicar tal conduta. Contudo, a decisão mais correta passará pelos valores culturais, sociais e espirituais do paciente e seus familiares.

NUTRIÇÃO NA FASE FINAL DA VIDA

Alimento é vida, alimentar-se é muito mais que abastecer o organismo com energia e nutrientes. É um ato de afeto que reafirma nosso vínculo com o viver e com nossos relacionamentos. Diante de um paciente no final de sua vida devemos priorizar seu conforto e garantir a troca de afeto, seja ela através de pequenas porções de alimento, do toque, de uma palavra amiga ou de um silêncio acolhedor. Algumas regras podem auxiliar esse momento[4]:

- Esqueça o conceito de dieta saudável, deixe o paciente decidir o quê e quanto comer.
- Suspenda as restrições dietéticas.
- Ofereça opções, não imponha.
- Planeje pequenas e frequentes refeições, use alimentos preferidos.
- Ofereça alimento quando o paciente estiver descansado e sem dor.
- Evite odores fortes, sirva alimentos frios ou em temperatura ambiente.
- Procure os temperos mais bem tolerados.
- Tente melhorar a alimentação com suplementos de alto valor protéico.
- Dê preferência a alimentos de alto teor calórico e baixo teor de gordura.
- Ofereça bebidas nos intervalos das refeições. Líquidos durante a refeição podem causar saciedade precoce.
- Torne o ambiente e os pratos atrativos.
- Encoraje refeições com os familiares sempre que possível.
- Saiba que o café da manhã é a refeição mais bem tolerada.
- Caso o paciente não queira comer não encare isso como uma falha. Oriente os familiares.

Uma vez que o alimento é vida, pessoas morrendo precisam de cada vez menos alimento[12]. Nos dias finais eles podem aceitar apenas líquidos e, por fim, recusar tudo. Essa fase é muito angustiante para os familiares. É necessário saber que a desidratação dessa fase não causa sofrimento. Estudos demonstram que a maioria dos pacientes terminais recebendo o mínimo de nutrição não apresentam sensações de fome ou sede. O desconforto ocorre, no entanto, quando os pacientes comem para agradar seus familiares.[7] Sensações de sede ou fome podem ser aliviadas com pequenas quantias de sucos, alimentos ou até mesmo higiene oral.[4,12] Caso hajam sintomas relacionados a desidratação (xerostomia, confusão mental) o uso da hidratação subcutânea pode oferecer alívio do sintoma com o mínimo de desconforto.[5]

> "Os últimos dias de vida podem ser ricos de pessoas, lugares e coisas especiais. Quando alimentar o corpo não traz mais conforto, devemos nutri-lo com carinho, nutrir a mente com compreensão, nutrir os relacionamentos com nossa presença e nutrir a alma com amor".[4]

HIDRATAÇÃO NO FINAL DA VIDA

Embora seja de hábito comum manter a hidratação dos pacientes não há evidências para seu uso em pacientes terminais. Uma vez que o controle dos sintomas é o objetivo primário deve-se atentar para sintomas relacionados a desidratação como fraqueza, xerostomia e confusão. Uma tentativa de hidratação por via subcutânea ou endovenosa pode ser importante para o alívio dos sintomas ou para descartar o nexo causal entre a desidratação e o sintoma que queremos combater. Caso o sintoma não esteja relacionado com a queixa, outras medidas deverão ser adotadas para alívio do sintoma e a hidratação artificial suspensa.[13]

O uso da hidratação artificial nos momentos finais da vida tem sido desaconselhada por não trazer benefícios claros aos pacientes terminais, podendo até prejudicá-los em alguns aspectos. A sede, nessa fase da vida, ocorre na minoria dos pacientes e é frequentemente aliviada por pequenas quantias de líquidos, raspas de gelo ou higiene oral.[4,5,7,12,13] Pacientes no leito de morte costumam não tolerar manipulações, o que pode ser evitado com a diminuição da diurese. A desidratação natural dessa fase diminui a consciência e permite um melhor controle sintomático. Nas horas finais da vida, a respiração torna-se agônica e aparecem ruídos conhecidos popularmente como "sororoca", tais ruídos são um grande motivo de angústia e ansiedade para os familiares que têm a sensação de sufocamento do seu ente querido. A desidratação nessa fase também reduz as secreções pulmonares o que alivia os ruídos respiratórios, diminuindo aspirações das vias aéreas.[4,5,7,12,13]

CONCLUSÃO

Apesar dos avanços tecnológicos da medicina e da nutrição, o uso de alimentação artificial em pacientes portadores de câncer avançado ou demências avançadas não é recomendado. A análise pormenorizada de cada caso, levando em conta aspectos como relação médico-paciente, prognóstico, estado funcional, sintomas desagradáveis, condição social/familiar e expectativas do paciente e seus familiares ajudarão a encontrar a melhor conduta. É necessário frisar que o objetivo maior diante de um paciente portador de uma doença avançada é o controle dos seus sintomas e não dos sintomas que nos afligem. Essa sutileza é frequentemente motivo de condutas desnecessárias e que não melhoram a qualidade de vida do paciente. A análise da qualidade de vida nesses pacientes também é um desafio diário pois passa pelo controle de sintomas e percepção dos valores familiares e espirituais daquele indivíduo.

"De tudo ficaram três coisas:

A certeza de que estamos sempre começando,
A certeza de que é preciso continuar,
E a certeza de que podemos ser interrompidos antes de terminar.

Fazer da interrupção um novo caminho,
Fazer da queda um passo de dança,
Do medo uma escada,
Do sono uma ponte,
Da procura um encontro,
Da morte um renascer."

Fernando Pessoa

REFERÊNCIAS BIBLIOGRÁFICAS

1. World Health Organization – www.who.int/cancer/palliative/definition/en/
2. Internacional Association of Hospice and Palliative Care – www.hospicecare.com
3. Goldman. Cecil Textbook of Medicine, W.B. Saunders Company, 2004. p. 1308.
4. The family book of Hospice Care, Fairview Heath Press, 1999. p. 91-106.
5. Doyle & Macdonalds – Textbook of Palliative Medicine, Oxford, 1998. p. 550.
6. Bruera ED. Update on anorexia and caquexia. Hematology/Oncology. Clin N Am 2002; 16:589-617.
7. Sutton LM, Clipp EC. Management of terminal cancer in the elderly patients. Lancet Oncology 2003; 4:149-57.
8. Gillick M et al. Rethinking the role of tube feeding in patients with advanced dementia. New Eng Jour Med 2000; 342:206-10.
9. Li I. Feeding tubes in patients with severe dementia. American Family Physician 2002; 65: ——.
10. Kunin J. Withholding artificial feeding from the severely demented: merciful or immoral? Contrasts between secular and jewish perspectives. J Med Ethics 2003; 29:208-12.
11. Mitchell SL, Kiely DK, Lipsitz LA. The risk factors and impact on survival of feeding tube placement in nursing home residents with severe cognitive impairment. Arch Intern Med 1997; 157:327-32.
12. Collett LA. At home with dying. Shambala 1997. p. 109-31.
13. Doyle & Macdonalds. Textbook of Palliative Medicine, Oxford, 1998. p. 980-1.

26

Dietas da Moda na Terceira Idade

JOSÉ ANTONIO E. CURIATI

Pesquisa do Instituto Brasileiro de Geografia e Estatística (IBGE)[1], realizada entre julho de 2003 e junho de 2004, em 48.470 domicílios brasileiros, revela que o excesso de peso atinge 40,6% da população adulta do Brasil, aproximadamente 38,8 milhões de pessoas, sendo que 10,5 milhões são obesos (8,9% dos homens e 13,1% das mulheres). A mesma pesquisa mostra ainda que há elevado consumo de açúcares e uma forte carência de verduras, frutas e legumes, tanto entre os mais ricos como entre os mais pobres. O país está consumindo, em relação a 1975, quase o dobro de açúcar na dieta diária e mais sal, havendo ainda excesso de proteínas de origem animal e frituras.

A obesidade pode ser considerada, atualmente, um problema mundial e, associado ao culto da estética que existe em nossa sociedade, o interesse por dietas vem aumentando. Ao se fazer uma pesquisa eletrônica em *website* das principais livrarias do país, encontra-se quase cem títulos sobre dietas, a maioria voltada ao público leigo, apresentadas como panacéias e com escassa comprovação científica.

DIETAS POPULARES PARA PERDA DE PESO

As principais dietas populares para perda de peso são as chamadas dietas pobres em carboidratos, que constituem grande sucesso editorial, por sustentarem que perda de peso pode ser obtida sem restrição calórica, apenas restringindo-se o consumo de carboidratos. Essas dietas têm, também, o atrativo de se apresentarem como alternativa à mudança de estilo de vida, necessário para a redução do peso, como a restrição calórica e o aumento de atividade física.

Esta visão tem recebido grande atenção da imprensa popular, na qual várias dietas pobres em carboidratos têm sido divulgadas por meio de livros *best-seller*, e conseguido grande número de adeptos. Essas dietas limitam a quantidade e a composição dos carboidratos e aumentam a gordura dietética, para obter um grau de redução calórica não intencional, por meio da diminuição do apetite. Isto pode variar de uma dieta que combina carboidratos complexos, que reduziriam a insulina plasmática pós-prandial (dieta Zona, dieta de *South Beach*), a dietas muito ricas em gorduras, que induzem saciedade por causarem cetose e redução da motilidade gastrintestinal (dieta de Atkins). Os defensores dessas dietas as apresentam como científicas e, embora haja algum embasamento teórico, dois expedientes usados para sustentar essa alegação incluem a supervalorização de dados e a combinação de observações científicas não relacionadas, processos esses que frequentemente beiram ao sofisma.[2]

A composição dessas dietas varia, sendo que a proporção de energia proveniente de carboidratos é de apenas 5%, e a de gorduras atinge 59% na dieta de Atkins.[3] A dieta de *South Beach* é uma modificação da dieta de Atkins, baseada na noção de que carboidratos específicos, mas não todos, devem ser restritos, o que permite a inclusão após um período de indução de poucos carboidratos, de frutas, vegetais e outros carboidratos mais complexos.

Embora a maioria das pessoas possa perder peso com uma dieta pobre em carboidratos, parece que é o déficit calórico, e não a composição de nutrientes ou a falta de carboidratos, que determina a perda de peso. Dados de mais de 200 estudos e o *Continuing Survey of Food Intake by Individuals*[4] concluíram que a ingesta calórica prediz a perda de peso independente da composição de macronutrientes da dieta. A taxa de perda de peso e a composição do peso perdido não diferem significativamente entre uma dieta com alto ou baixo teor de carboidratos. Além disso, essas dietas são difíceis de ser mantidas por longos períodos, por serem monótonas e o corpo frequentemente começar a ansiar por carboidratos. Também podem não ser seguras a longo prazo, por serem pobres em fibras, causarem constipação, além de pobres em vitaminas, minerais e eletrólitos.[5] Podem também levar a um perfil lipídico aterogênico e redução de função renal e massa esquelética.

Recentemente, dois estudos randomizados e controlados[6,7] compararam os efeitos a mais longo prazo (6 meses a 1 ano) de uma dieta tradicional hipogordurosa com uma dieta rica em gorduras e pobre em carboidratos, em obesos. A dieta rica em gordura produziu uma maior perda de peso após seis meses, mas, em um ano, a diferença entre os grupos não foi significativa, além de ocorrer taxa de abandono acima de 40% no grupo com dieta rica em gorduras, nos dois estudos. Esses dados indicam que as dietas ricas em gorduras podem ser usadas para perda de peso a curto prazo, sem afetar negativamente fatores de risco cardiovascular, como a pressão arterial e lipídios circulantes, mas não se pode considerar que sejam mais eficazes para se perder peso.

São necessários estudos adicionais para se explorar o efeito diferencial das dietas pobres e ricas em gorduras, sobre perda de peso, comportamento do apetite, saciedade, sensibilidade à insulina e fatores de risco cardiovascular, a curto e a longo prazo, pois muito pouco é conhecido da segurança e dos efeitos a longo prazo dessas dietas. Quanto à sensibilidade à insulina, dietas ricas em gorduras saturadas podem aumentar a resistência à insulina, enquanto a substituição por gorduras monoinsaturadas pode estimular a sensibilidade à insulina. Portanto, para se avaliar a segurança de dietas ricas em gorduras, é importante que se controle o tipo da gordura ingerida. Dietas ricas em fibras e carboidratos, com alimentos de baixa densidade calórica, também podem ser usadas para redução efetiva de peso e diminuição da resistência à insulina.

Os dados atuais não sustentam a hipótese de que essas dietas sejam alternativas a modificação do estilo de vida, nem como substitutos para dietas que enfatizem à ingesta de vegetais frescos e frutas.

DIETA DO MEDITERRÂNEO

Independentemente da função de manutenção do peso corporal adequado, a dieta desempenha um papel importante na prevenção e tratamento de muitos problemas de saúde, incluindo doenças cardíacas, alguns tipos de câncer, acidente vascular cerebral, hipertensão arterial e diabetes tipo 2.

Estudos recentes indicam que a dieta tradicional do Mediterrâneo preenche vários critérios para ser considerada uma dieta saudável para idosos e adultos.

O termo "Dieta do Mediterrâneo"[8] reflete os padrões dietéticos característicos de vários países da região do Mediterrâneo durante a década de 60. A associação entre maior longevidade e menor mortalidade e morbidade por doença coronariana, por alguns tipos de câncer e outras doenças nutricionais e o padrão dietético comum a esses países têm embasado esse conceito. Tais padrões foram definidos em 1993 na *International Conference on the Diets of the Mediterranean*.[8] Eles incluem:

– Abundância de alimentos derivados de plantas (frutas, vegetais, pães, cereais, feijões, nozes e sementes).
– Alimentos pouco processados, frescos e cultivados no local.
– Frutas frescas como sobremesa típica diária, com doces a base de nozes, óleo de oliva e açúcar concentrado ou mel, consumidos durante festividades.
– Azeite de oliva como principal fonte dietética de lipídios.
– Peixes em moderada quantidade.
– Laticínios (principalmente queijo e iogurte) consumidos em baixa a moderada quantidade.
– Consumo de menos do que quatro ovos por semana.
– Carne vermelha consumida em baixa quantidade e frequência.
– Vinho consumido em baixa a moderada quantidade, geralmente com as refeições.

Associa-se também um alto nível de atividade física.

Vários estudos epidemiológicos, conduzidos desde a década de 80, que investigaram o papel das dietas da região do Mediterrâneo sobre o risco de várias doenças crônicas, mostraram uma redução global de mortalidade, de doenças cardiovasculares e neoplasias.

O *Lyon Diet Heart Study*[9] forneceu forte evidência da redução de eventos coronarianos na prevenção secundária, e também sugeriu benefícios dessa dieta na prevenção do câncer.[10]

Outros estudos evidenciaram benefícios sobre mortalidade em idosos. Em uma revisão[11] de estudos com idosos de ambos os sexos na Grécia, Espanha, Dinamarca e Austrália, realizados por diferentes grupos de investigadores, a aderência à dieta do Mediterrâneo associou-se a uma diminuição de mortalidade de 17 a 31% entre os idosos.

No estudo SENECA[12] foram acompanhados mais de 2.000 idosos, entre 70 e 75 anos de idade, de vários países da Europa, por 10 anos, de 1988 a 1999, quanto a três características de estilo de vida – dieta, atividade física e hábito de fumar –, relacionando-os com manutenção de saúde e envelhecimento. A adesão à dieta do Mediterrâneo e o estilo de vida saudável em idades avançadas relacionaram-se positivamente a uma redução do risco de mortalidade e a um retardo na deterioração das condições de saúde.

Em outro estudo[13], realizado com 22.043 adultos na Grécia, a aderência à tradicional dieta do Mediterrâneo, avaliada por meio de uma escala validada de 10 pontos, com seguimento médio de 44 meses, mostrou uma diminuição de mortalidade total de 25%, coronariana de 33% e por câncer de 24%. Esse achado foi independente de sexo, tabagismo, índice de massa corpórea ou atividade física, e foi evidente em indivíduos após os 55 anos de idade.

Vários aspectos da dieta do Mediterrâneo são considerados benéficos com relação ao risco de câncer[14]. Para a maioria dos cânceres epiteliais o risco diminui com o aumento do consumo de vegetais e frutas. A ingesta frequente de carne vermelha aumenta o risco de vários tipos de câncer, enquanto peixe (e consequentemente θ-3 ácidos graxos) tendem a ser outro indicador dietético favorável. A ingesta de grãos integrais relaciona-se a risco reduzido de câncer do trato digestivo superior. Fibras são protetoras quanto ao surgimento de câncer de colo e reto.

Pesquisas bioquímicas, clínicas e epidemiológicas fornecem sólido fundamento para os benefícios da dieta do Mediterrâneo sobre a saúde[11]. Sabe-se que a ingesta moderada de bebidas alcoólicas reduz o risco de doença coronariana, provavelmente por aumentarem o HDL-colesterol. Sabe-se também que lipídios monoinsaturados, principalmente o azeite de oliva, aumentam o HDL-colesterol mais do que lipídios poliinsaturados e mais do que os carboidratos. Há também fortes evidências de que o consumo de vegetais e frutas reduz o risco da maioria das formas de câncer. O alto consumo de vegetais e frutas é típico da dieta do Mediterrâneo e ajuda a explicar a menor incidência de várias formas de câncer na região do Mediterrâneo. Além disso, as evidências recentes sobre os efeitos deletérios dos níveis plasmáticos de homocisteína fornecem uma base adicional para a associação inversa entre o consumo de vegetais e doença coronariana e doença arterial periférica, pois os níveis de homocisteína são reduzidos pelo ácido fólico encontrado principalmente em vegetais.

Além dos já conhecidos processos biológicos que ajudam a explicar os benefícios da dieta do Mediterrâneo, vários outros estão atualmente sendo investigados, principalmente em relação ao azeite de oliva[11], havendo evidências de que ele confere proteção contra o câncer de mama, e achados de que o óleo de oliva pode reduzir o risco de algumas formas de demência e talvez de câncer de endométrio e ovário.

Outras fontes vegetais de ácidos graxos monoinsaturados incluem nozes e óleo de canola. Os ácidos graxos monoinsaturados, sejam do óleo de oliva ou de outras fontes, podem ter os mesmos efeitos benéficos sobre os lipídios sanguíneos e o estresse oxidativo, mas esta possibilidade não tem sido amplamente estudada, embora o *Lyon Diet Heart Study*[9] tenha enfatizado o óleo de canola como fonte de ácido linoléico. Assim, uma dieta do tipo Mediterrâneo, quando adaptada a outras culturas, pode usar opções alimentares, além do azeite de oliva, para aumentar a ingesta de gorduras monoinsaturadas a expensas de gorduras saturadas e carboidratos refinados.

Em conclusão, já existem evidências suficientes para que a dieta tradicional do Mediterrâneo seja considerada uma dieta saudável e adequada para adultos e idosos, independentemente de moda.

REFERÊNCIAS BIBLIOGRÁFICAS

1. www.ibge.com.br
2. Lara Castro C, Garvey WT. Diet, insulin resistance, and obesity: Zoning in on data for Atkins dieters living in South Beach. J Clin Endocrinol Metab 2004; 89:4197-205.
3. Gans KM, Wylie Rosett J, Eaton CB. Treating and preventing obesity through diet: Practical approaches for family physicians. Clin Fam Pract 2002; 4:391-414.
4. Kennedy ET, Bowman SA, Spence JT et al. Popular diets, correlation to health, nutrition and obesity. J Am Diet Assoc 2001; 101:411-20.
5. Krauss RM, Eckel RH, Howard B et al. AHA dietary guidelines – revision 2000: a statement for health care professionals from the Nutrition Committee of the American Heart Association. Circulation, 2000; 102:2284-99.
6. Foster GD, Wyatt HR, Hill JO et al. A randomized trial of a low-carbohydrate diet for obesity. N Engl J Med 2003; 348:2082-90.
7. Samaha FF, Iqbal N, Seshadri P et al. A low-carbohydrate as compared with a low-fat diet in severe obesity. N Engl J Med 2003; 348:2074-81.
8. Serra Majem L, Trichopoulou A, Ngo de La Cruz J et al. Does the definition of the Mediterranean diet need to be updated? Public Health Nutr 2004; 7:927-9.
9. De Lorgeril M, Salen P, Martin JL et al. Mediterranean diet, traditional risk factors and the rate of cardiovascular complications after myocardial infarction. Final report of the Lyon Diet Heart Study. Circulation 1999; 99:779-85.
10. De Lorgeril M, Salen P, Martin JL et al. Mediterranean dietary pattern in a randomized trial: prolonged survival and possible reduced cancer rate. Arch Intern Med 1998; 158:1181-7.
11. Trichopoulou A. Traditional Mediterranean diet and longevity in the elderly: a review. Public Health Nutr 2004; 7:943-7.
12. Haveman Nies A, De Groot LCPGM, Van Staveren WA. Dietary quality, lifestyle factors and healthy ageing in Europe: the SENECA study. Age Ageing 2003; 32:427-34.
13. Trichopoulou A, Costacou T, Bamia C et al. Adherence to a Mediterranean diet and survival in a Greek population. N Engl J Med 2003; 348:2599-608.
14. Gallus S, Bosetti C, Vecchia C. Mediterranean diet and cancer risk. Eur J Cancer Prev 2004; 13:447-52.

27

Gastronomia na Terceira Idade

JULIANA SIMÕES

O alimento é aquele que nos sustenta do nascimento à morte, é aquele que nos fornece substrato para realizarmos nossas atividades. E porque não transformar esta necessidade fisiológica em um momento de prazer?

Para induzir no homem a vontade de alimentar-se, é necessário não só dispensar cuidados com a composição química dos alimentos oferecidos, mas também, torná-los atraentes. Esse desafio do profissional nutricionista exige a combinação dos conhecimentos da ciência da Nutrição com a arte de saber apresentar os alimentos. É necessário conhecer os alimentos sob o aspecto químico, atribuir-lhes propriedades funcionais referentes à nutrição e à gastronomia, para planejar e executar cardápios num padrão alimentar equilibrado e satisfatório.[1]

Elaborar cardápio para pessoas idosas requer considerar os aspectos convencionais relacionados às pessoas sadias, somando-se uma ou mais patologias e características inerentes às alterações fisiológicas que pode-se observar nessa fase.

O processo de envelhecimento normalmente é acompanhado de uma série de alterações orgânicas e fisiológicas, mentais, sociais e psicológicas. Além disso, é frequente a presença de várias doenças simultaneamente que requerem tratamento específico, especialmente por caracterizarem-se como afecções frequentemente não transmissíveis, também conhecidas como crônico-degenerativas.

Segundo Frank,[2] 2004, a humanidade nunca esteve preparada para lidar com o fato de envelhecer. O envelhecer é um processo normal que acomete todas as pessoas, porém associadas a este processo estão as sucessivas perdas em função do declínio do ritmo biológico, e essas perdas estão diretamente relacionadas à forma de se alimentar desse idoso.

A perda das "coisas boas" da vida inclui o prazer de comer qualquer "comida", assim como o isolamento social, onde se observa um distanciamento do seu convívio com o núcleo familiar e da própria sociedade, gerando um impacto social e psicológico.

Essas perdas vão interferir diretamente no estado nutricional do idoso, principalmente quando estão relacionadas com os fatores socioeconômicos e os psicossociais.

Entre os fatores socioeconômicos, a pobreza e o comprometimento da saúde oral têm um papel importante no risco nutricional. Um levantamento realizado pelo PNSN[3] evidenciou que a baixa renda e a pobreza influenciam negativamente o estado nutricional do idoso. Segundo os dados da pesquisa, um quarto dos idosos com renda domiciliar mensal *per capta* inferior a meio salário mínimo apresenta baixo peso em comparação com cerca de 10% de idosos cuja renda excede a dois salários mínimos/capta.

A saúde oral é outro fator de risco, uma vez que na população idosa observa-se um grande aumento de cárie dental, infecções periondontais, utilização de próteses dentárias mal ajustadas e xerostomia (diminuição da saliva). A falta de higiene contribui para o desenvolvimento da cárie dental e infecções periondontais devido ao acúmulo de placa bacteriana. A falta de higiene é atribuída à diminuição da destreza manual, percepção sensorial, motivação e incapacidade física e cognitiva.[2]

A ausência de peças dentárias e a utilização de próteses interferem na capacidade e eficiência do processo de mastigação, influenciando negativamente na escolha dos alimentos.[2]

Deve-se considerar que essas condições podem alterar a avaliação sensorial dos alimentos, uma vez que sua percepção estará provavelmente prejudicada ou influenciada negativamente. Sendo assim, percebe-se o consumo menor de carnes frutas e vegetais, e um aumento da ingestão de doces, resultando numa perda de qualidade da alimentação.[1,2]

Além da redução do consumo desses alimentos, a consistência da dieta e a necessidade de excluir substâncias podem afetar a qualidade sensorial, pois sensações gustativas baseiam-se em efeitos de substâncias químicas e elementos físicos como: calor (ressalta o sabor); dureza, aspereza e maciez (oferecem texturas diversas); o ruído na mastigação; a crocância e a adstringência.[1]

Nas primeiras horas de vida, tem-se início a valorização do estímulo por meio do alimento, sendo possível a diferenciação do gosto. No entanto, a sensação obtida ao ingerir um alimento é denominada não como sabor e sim coerentemente de *flavor*, que é uma interação físico-psicológica do paladar com o olfato.[4]

Contudo, a expressão "colocar água na boca", define bem o fato de que os sinais captados pelos olhos, nariz ou, simplesmente, o pensar no alimento delicioso pode ser suficiente para estimular uma secreção salivar e preparar o organismo para a recepção do alimento.

O sabor é uma noção difícil de ser definida. Pode-se dizer que ele é formado por um conjunto de elementos que permite identificar um alimento, por meio das suas qualidades organolépticas, dimensões afetivas e do seu valor simbólico.[4]

A qualidade sensorial, por meio de sensações térmicas, táteis, gustativas, olfativas e químicas é resultado da interação do homem com o que se come e com as experiências vivenciadas no decorrer da vida. No entanto, essas interações estarão relacionadas às características e às condições sociológicas, fisiológicas e psicológicas do indivíduo que aprecia o alimento como um todo.[5]

Por meio da visão, podem-se definir as características gerais dos alimentos como cor, tamanho, forma, textura e impurezas, que podem despertar fortes sensações no organismo, predispondo a pessoa a avaliar positivamente ou negativamente o alimento.[1]

O olfato, segundo Ferreira[6] (1999), é outro sentido capaz de estimular as sensações, pois capta aroma e sabores provenientes de substâncias voláteis exaladas dos alimentos. Com o processo de cocção e posteriormente mastigação, os compostos voláteis do aroma presentes nos alimentos e bebidas, volatilizam-se e desprendem-se, proporcionando sensações fundamentais para a apreciação de um alimento e o estímulo ao apetite.

A textura dos alimentos pode ser percebida pela audição, por meio da crocância e firmeza percebida. Os sons obtidos na mastigação e na deglutição singularizam os alimentos e completam a percepção da textura.[6]

O paladar é obtido por meio das papilas gustativas situadas na língua, possibilitando a percepção do gosto do alimento doce, salgado, amargo, ácido, engordurado e agridoce. Cada pessoa apresenta a própria percepção sobre cada alimento, sob influência de fatores externos, tais como: temperatura, adstringência, presença de doenças, entre outros.[4]

De acordo com Frank,[2] 2004, a depressão, encontrada em muitos idosos, constitui-se como um dos maiores problemas psicológicos na saúde do idoso, agravados pela sua inserção social, verificada na etiopatogenia da doença, que são a desordem afetiva, a baixa autoestima, as múltiplas enfermidades e a sua precária autoimagem (narcisismo negativo).

O isolamento social e a solidão fragilizam o idoso e o torna susceptível a influências externas, enquanto a baixa estima e a imagem corporal negativa aumentam a suscetibilidade de influência da pessoa em relação aos fatores internos, afetando a aceitação alimentar pelo idoso devido ao fato de não estar sendo estimulado, em função de estar só ou devido à presença de conflitos familiares: o idoso pode agir reduzindo a quantidade ingerida ou não se interessar em se alimentar, fazendo opção por alimentos industrializados de rápido preparo.

Um dos maiores prazeres do ser humano é o momento das refeições, pois é o momento em que a família se reúne para conversar sobre assuntos diversos referentes ao seu dia. Em muitos lares, o idoso é privado ou excluído desse momento, uma vez que devido ao seu tempo ocioso se alimenta mais cedo e dorme cedo.

Segundo Yamatto,[7] 2008, uma refeição deixa de ser uma simples refeição a partir do momento que aquela saborosa combinação de ingredientes transcende e se transforma em recordações, memórias afetivas de momentos especiais. Partindo desse princípio, os nutricionistas que cuidam da alimentação de idosos têm uma tarefa muito difícil: regrar a alimentação com componentes saudáveis, sem abrir mão dos pratos que trazem boas lembranças.

"Os idosos são um grupo fragilizado comparado a outros, com muitas necessidades nutricionais, restrições na dieta e dificuldades para se alimentar. Mesmo assim, não podemos simplesmente cortar e restringir determinados alimentos, pois eles estão totalmente relacionados com sua história de vida.

Cada idoso tem seu próprio hábito alimentar e por mais que se tenha um padrão, não podemos mudar o cardápio bruscamente. "Preparar uma salada de frutas, por exemplo, pode ser algo com uma simbologia, porque remete a sua juventude ou a época com os netos, quando ele preparava a receita".[7]

Não há um prato ideal para um idoso. Porém, há princípios básicos que devem ser levados em consideração. O primeiro deles é uma alimentação bem colorida e diversificada, rica em vegetais. Por causa da idade, o intestino vai ficando preguiçoso, tornando alimentos fibrosos indispensáveis. O último ponto chave na dieta de um idoso é a água.

"Muitos deles têm dificuldades em ingerir copos e mais copos de água, nesses casos o ideal é oferecer alimentos ricos em água, como frutas e sucos".[7]

Seguem abaixo algumas sugestões para enriquecer o preparo dos alimentos e oferecer uma alimentação saborosa e com todos os nutrientes necessários para uma alimentação saudável.

Quadro 27.1: As ervas como componente agregador de sabor.

	Sopas	Legumes e verduras	Carnes e aves	Peixes	Molhos
Alecrim	Sopas	Batata, couve-flor e tomate	Carne e frango assados	Grelhado, cozido, assado	Molho branco
Alho		Brócolis	Em todas as carnes e aves		Molho escuro à base de carne
Alho-porró	Sopas				Molho escuro à base de carne
Cebolinha	Caldo verde, caldo de feijão	Salada de legumes	Carne e frango assados	Cozidos	
Coentro	Sopa de legumes, de lentilha e ervilha	Cenoura	Recheio de aves e frango grelhado	Grelhados, moqueca e marinados	Molhos de peixes
Cominho	Canja, sopa de legumes	Repolho e batata	Cozido de carne e ave	Cozidos	Molho de tomate
Gengibre	Sopa de cenoura	Salada de batatas, vagem	Frangos	Peixe ao forno	
Hortelã	Sopa de tomate	Cenoura refogada, saladas de folhas	Carne moída	Assados	
Louro	Sopa de feijão, legumes e ervilha	Cenoura e berinjela	Frango grelhado	Cozidos e assados	
Manjericão	Sopa de tomate	Salada de folhas e legumes	Recheio de carnes e frangos		À bolonhesa e em vinagrete
Orégano	Minestrone	Batatas ao forno	Cozidos de carne e aves	Assados	Molhos para peixe e frango
Noz moscada	Sopa de caldo de carne e de galinha	Espinafre, cenoura, alcachofra e repolho	Frangos		Molhos branco e de tomate
Páprica	Sopa de legumes	Batata sauté	Carnes e frangos	Grelhado	
Salsa	Sopa de legumes e caldo verde	Salada de folhas, de legumes e vagem	Cozidos de carne e frangos	Recheio para peixes	Molhos de ervas e de tomate
Sálvia	Sopa de lentilhas	Tomate, espinafre e salada de folhas e batatas	Recheio de aves	Recheio de peixes, ensopados	
Tomilho	Sopa de caldo de carne	Batatas	Frangos	Cozidos e em recheios	Molho escuro
Ervas finas		Salada de legumes	Frango grelhado e assado	Grelhados, moqueca e marinados	

As ervas combinam com uma infinidade de alimentos, por isso, muitas vezes, pode-se fazer uma preparação simples e, no entanto, muito saborosa, porque foram aplicadas nas preparações certas.

A preferência por sopas, caldos ou preparações desfiadas/liquidificadas pode levar as refeições à monotonia. Essas podem ser enriquecidas com a utilização de aromáticos e/ou fundos no preparo dessas. Os aromáticos são mistos de ervas que quando adicionados ao líquido de cocção de sopas agrega sabor.

Mirepoix: mistura de vegetais usada para dar sabor a fundos, molhos e outras preparações culinárias. Porcentagem básica: 50% cebola, 25% salsão e 25% cenoura.

Mirepoix branco: garante coloração clara as preparações. Porcentagem básica: 25% cebola, 25% alho-porró, 25% nabo, 25% salsão.

Bouquet garni: combinação de vegetais e ervas. Composição básica: talos de salsão, talos de salsinha, tomilho e louro.

Cebola piqué: cebola cortada ao meio espetada com uma folha de louro e cravo. Usada na produção do molho *béchamel* e algumas sopas.

Sachêt d´épices: saquinho de especiarias para dar sabor principalmente aos fundos. Composição básica: louro, pimenta em grão, talos de salsa e tomilho.

O fundo nada mais é do que um líquido (caldo) saboroso produzido pela cocção lenta de ossos, *mirepoix* e ingredientes aromáticos normalmente feitos em água. Usado como bases de sopas, molhos e outras preparações culinárias que necessitam de cozimento em líquido. Esse substitui a utilização de caldos de carne/ave/legumes industrializados, proporcionando maior qualidade nutricional nas preparações oferecidas. Para tornar o preparo menos trabalhoso, indica-se a utilização de aparas de carnes magras.

Fundo escuro de carne

0,5kg de aparas de carne bovina
160g *mirepoix* – 80g de cebola, 40g de salsão, 40g de cenoura
2 litros de água fria
1 unidade de *sachét d´épicie*
30g de purê de tomate
15ml de óleo de soja

Modo de preparo

1. Numa panela grande, tostar as aparas de carne (ou assar no forno), juntar o *mirepoix* e tostar até adquirir cor dourada, cuidando para não queimar.
2. Juntar a água fria e os demais ingredientes e deixe cozinhar em fogo baixo por 4 horas, no mínimo (escumando sempre) e coe.

Fundo claro de ave

0,5kg de aparas de frango
160g *mirepoix* – 80g de cebola, 40g de salsão, 40g de cenoura
2 litros de água fria
1 unidade de *sachét d´épicie*

Modo de preparo
1. Numa panela grande, coloque todos os ingredientes e deixe cozinhar em fogo baixo por 1 hora (sem mexer e escumando sempre) e coe.

As sopas, purês e caldos ficam mais saborosos com a utilização desses "truques". Esses podem ser congelados em forminhas de gelo e descongelados quando forem ser utilizados.

SUGESTÕES DE PREPARAÇÕES

Sopa purê de mandioquinha

Ingredientes
6 unidades de mandioquinha descascada
2 colheres de sopa de azeite de oliva
Mirepoix – 50g de cebola, 25g de cenoura descascada, 25g de salsão
½ unidade de cebola picada
½ dente de alho picado
1 litro de fundo claro de ave
1 colher de café de sal refinado
1 colher de sobremesa de salsa picada
750g espinafre fatiado
Sal a gosto
300g alho-porró fatiado
1 colher (sopa) de azeite
300g de batata palha

Modo de preparo
1. Lave, higienize e corte a mandioquinha em rodelas.
2. Numa panela de pressão, salteie o *mirepoix* no azeite, adicione a cebola, o alho e junte a mandioquinha. Refogue até que os ingredientes fiquem translúcidos.
3. Adicione o líquido, tampe a panela e cozinhe.
4. Bata tudo no liquidificador e volte para a panela.
5. Finalize com os demais ingredientes.

Sopa purê de cenoura com laranja e gengibre

Ingredientes
1kg de cenoura descascada
900ml de suco de laranja pasteurizado
50g de gengibre
1 colher de sopa de margarina
Sal a gosto

Modo de preparo
1. Durante o preparo do fundo claro de ave, acrescente o gengibre.
2. Coloque a cenoura para cozinhar nesse caldo; assim que estiver cozida, bata no liquidificador com a margarina e o sal.

Abobrinha recheada com legumes

Ingredientes
　4 unidades de abobrinha cortadas ao meio sem semente em formato de barquinha
　3 colheres de sobremesa de azeite
　½ unidade média de cenoura ralada
　1 xícara de chá de ricota
　2 colheres de sopa de creme de leite *light*
　1 dente de alho pequeno
　½ unidade de cebola picada
　Salsa a gosto

Modo de preparo
1. Tempere as barquinhas de abobrinha com sal, 2 colheres de sobremesa de azeite e orégano e reserve.
2. Em uma panela doure a cebola e o alho picado em 1 colher de sobremesa de azeite, acrescente a cenoura e refogue até murchar, desligue o fogo e coloque a ricota esfarelada, misture bem.
3. Em seguida, acrescente o creme de leite, a cebolinha, salsinha e o sal, misture bem e recheie as abobrinhas.
4. Coloque as abobrinhas em uma assadeira e leve ao forno pré-aquecido à 180°C por aproximadamente 10 minutos, retire o papel alumínio e deixe por mais 5 minutos para dourar.

Purê de batata doce com maçã verde

Ingredientes
　500g de batata doce
　½ xícara de chá de azeite de oliva
　Suco de 4 limões
　Sal a gosto
　Orégano a gosto
　4 unidades de maçã verde descascada em rodelas (1cm de espessura)

Modo de preparo
1. Cozinhe as batatas e passe-as pelo processador.
2. Junte metade do azeite, metade do suco de limão e tempere com sal e orégano.
3. Para montagem coloque como base uma rodela de maçã, o purê e cubra com outra rodela de maçã (utilize um aro para auxiliar a montagem).

Gateau de espinafre com batata palha e alho-porró

Ingredientes
　2 colheres de sopa de azeite de oliva
　2 dentes de alho amassado
　750g espinafre fatiado
　Sal a gosto
　300g alho-porró fatiado

1 colher (sopa) de azeite
Sal a gosto
300g de batata palha

Modo de preparo
1. Aqueça o azeite, doure o alho e refogue o espinafre com sal.
2. Proceda da mesma forma com o alho-porró e refogue-o.

Montagem
1. Com auxílio de um aro redondo de 6cm de diâmetro, monte o *gateau* da seguinte maneira: coloque o espinafre e aperte bem, de maneira a acomodá-lo muito bem.
2. Sobre o espinafre, disponha o alho-porró e salpique batata palha para enfeitar.

Penne alho e óleo com rúcula e salmão

Ingredientes
500g de massa seca tipo *penne*
6 colheres de sopa de azeite de oliva
3 dentes de alho amassados
200g salmão fresco em postas
Suco de limão a gosto
200g de rúcula fatiada

Modo de preparo
1. Cozinhe a massa seca em água fervente.
2. Aqueça 2 colheres de azeite e doure 2 dentes de alho amassados.
3. Tempere o macarrão *penne* com sal, alho e óleo.
4. Tempere o salmão com suco de limão e sal a gosto e grelhe-o.
5. Desfie o filé de salmão e misture ao macarrão.
6. Aqueça o azeite e doure o alho restante.
7. Refogue bem a rúcula e adicione ao macarrão.
8. Sirva logo a seguir.

Filé de frango recheado com peras e canela

Ingredientes
3 peitos de frango desossados
4 unidades de peras descascadas e raladas
Canela a gosto
200ml de suco de laranja
2 dentes de alho amassados
Sal a gosto

Modo de preparo
1. Limpe bem os peitos de frango e lave-os com vinagre.
2. Corte-os ao meio e fure.
3. Misture a pera ralada com a canela.
4. Recheie os cada uma das partes com essa mistura.
5. Tempere o frango com o suco de laranja, alho e sal a gosto.

6. Embrulhe com papel alumínio e leve para assar em forno pré-aquecido a 180°C por aproximadamente 20 minutos.
7. Retire o papel alumínio e deixe por mais 15 minutos ou até que cozinhe bem e fique dourado.
8. Sirva com arroz branco e legumes ou verduras de sua preferência.

Dica: Substitua a pera com canela por aspargos com ricota e castanha. Refogue o aspargo com temperos de sua preferência e faça uma pasta com o refogado, a ricota e a castanha e recheie os peitos de frango. Para assar, proceda da mesma forma.

Filé *mignon* com crosta de pistache

Ingredientes
  6 medalhões de filé *mignon*
  Sal a gosto
  2 dentes de alho amassados
  200g de pistache moído
  200ml de creme de leite *light*

Modo de preparo
1. Tempere os filés com o sal e o alho.
2. Misture os pistaches moído com o creme de leite para obter uma pasta.
3. Passe esta pasta sobre os filés.
4. Arrume-os em assadeira untada com azeite ou óleo.
5. Cubra a assadeira com papel alumínio e leve ao fogo por aproximadamente 8 minutos.
6. Retire o papel alumínio, escorra o líquido formado e retorne ao forno por mais 5 minutos. A crosta deve ficar levemente corada e a carne bem cozida.

Dessa forma, o profissional da saúde o Nutricionista exerce papel fundamental na alimentação do idoso, tem o grande desafio de encontrar maneiras de cozinhar pratos favoritos, num estilo que contemple baixo teor de gordura e, ao mesmo tempo, promova saúde e prazer. Para isso pode utilizar estratégias como: a escolha do alimento adequado, a substituição de produtos por outros com baixo teor de gordura, a utilização de especiarias, o emprego de técnicas de cozimento, sempre ficando atento para modificar e criar receitas.[4]

"A Composição Química do alimento não é suficiente para produzir no homem vontade de se alimentar. É necessário tornar os alimentos atraentes".[8] Para viabilizar a alimentação é necessário harmonia de cores, além de oferecer uma refeição quantitativa e qualitativamente adequada.

REFERÊNCIAS BIBLIOGRÁFICAS

1. Ginani V, Araujo W. Gastronomia e Dietas Hospitalares. Revista Nutrição em Pauta, São Paulo, 2002; 56:49-52.

2. Frank AA. Nutrição no envelhecer. Eliane de Abreu Soares. São Paulo: Editora Atheneu, 2004.

3. INAN – Instituto Nacional de Alimentação e Nutrição, 1990. Pesquisa Nacional sobre Saúde e Nutrição – PNSN, 1989. Arquivo de dados da pesquisa. Brasília (Mimeo).

4. Assis MAA. A importância da gastronomia na elaboração de dietas saudáveis. Rev Nutr Pauta, 2002; 55:58-62.

5. Proença RPC. Qualidade nutricional e sensorial na produção de refeições. Rev Nutr Pauta, 2005; 75: 4-16.

6. Ferreira ML. A incidência de respiradores bucais em indivíduos com oclusão classe II. Curutiba. J Bras Odont Ortop Facial, 1999; 4(21):223-40.

7. http://gastronomiaenegocios.uol.com.br/home/tendencias/ver/10/a simbologia da alimentação na terceira idade

8. Brillat Savarin JA. A fisiologia do gosto. Trad. portuguesa de Paulo Neves. São Paulo, Companhia das Letras, 2005.

28

Suplementação Nutricional Oral no Idoso

LILLIAN DE CARLA SANT'ANNA

O distúrbio nutricional mais frequente encontrado em idosos é a desnutrição, caracterizando um problema associado à alta morbi-mortalidade, suscetibilidade a infecções, aumento do tempo de internação hospitalar e redução da qualidade de vida.

A terapia nutricional, incluindo o suplemento nutricional oral (SNO), é parte importante do tratamento e está indicada naqueles pacientes com consumo alimentar abaixo das necessidades nutricionais, implicando em déficit do estado nutricional.

Evidências científicas demonstram que o estado nutricional interfere diretamente na evolução clínica, sendo fundamental a presença de profissionais envolvidos e qualificados para acompanhar a evolução nutricional destes pacientes.

O SNO é considerado como um composto que contém todos os nutrientes importantes, com a finalidade de complementar as necessidades nutricionais dos pacientes e não deve, por sua vez, ser utilizado com substituto das refeições ou única fonte alimentar.

Existem vários tipos de suplementos nutricionais industrializados que podem ser divididos em especializados e padrão, sob a forma de pó ou, ainda, líquido pronto para beber. É importante destacar que muitos desses produtos, além de serem indicados para nutrição oral, também podem ser utilizados para pacientes que recebem nutrição via sonda.

Geralmente, o enfoque do SNO é o macronutriente – carboidrato, proteína e lipídio, mas alguns também contêm vitaminas, minerais e nutrientes específicos como ômega-3 e fibras alimentares.

O SNO é encontrado em formas variadas de apresentação e sabor, mas deve-se observar a aceitação, pois alguns pacientes podem interromper seu uso por monotonia, rejeição do sabor, ou em decorrência das alterações de paladar causadas por alguns tratamentos e doenças. Nessas situações, a aplicação da técnica dietética para criar receitas e preparações com o uso de suplementos pode estimular e melhorar a aceitação.

O SNO tende a não suprimir o apetite e o consumo de alimentos. Sua utilização em domicílio demonstra benefícios, como a promoção de ganho de peso, particularmente naqueles que se apresentam desnutridos.

Devido ao aumento de evidências científicas de seu benefício, o uso e a prescrição de SNO têm aumentado em ambiente hospitalar e domiciliar, em pacientes com doenças específicas, estados nutricionais diversos e diferentes faixas etárias.

Os idosos são mais vulneráveis à desnutrição devido à menor massa corporal magra, além das morbidades e restrições que limitam a capacidade de consumir alimentos e líquidos.

Os idosos reduzem sua ingestão calórico-proteica durante a internação hospitalar. O agravante é que apenas 10% deles têm a capacidade de consumir o suficiente para corrigir as deficiências nutricionais.

Pacientes idosos desnutridos sob risco nutricional possuem indicações essenciais e independentes para Terapia Nutricional. O benefício do SNO nesse contexto é incrementar os ganhos de energia, proteínas e micronutrientes, manter ou melhorar o estado nutricional e elevar as perspectivas de sobrevida.

Exemplos representativos de risco nutricional são: pacientes com ingestão oral inadequada, perda de peso superior a 5% em três meses ou 10% em seis meses ou ainda IMC menor que 20kg/m^2.

Stratton et al. realizaram um estudo com 50 pacientes idosos com fratura do fêmur e diagnóstico nutricional de desnutrição. No período pós-operatório, os pacientes que receberam o SNO tiveram maiores ganhos energético-proteico e de vitaminas hidrossolúveis, sem interferência no apetite quando comparados com o grupo que não recebeu o SNO.

Um dos pontos positivos do SNO em ortopedia diz respeito ao próprio metabolismo ósseo. Preparações hipeproteicas oferecidas durante 6 meses preservaram a densidade mineral, e mesmo prescrições por períodos inferiores a 40 dias já demonstraram diferença estatística para essa variável.

Os estudos recentes revelam que a recomendação diária de proteína para idosos deve ser de 1,0 a 1,5g/kg/dia, resultando em melhor saúde óssea, muscular e resistência.

Em metanálise realizada com 55 estudos, incluindo 9.187 indivíduos, o SNO demonstrou melhorar o estado nutricional e parece diminuir a mortalidade e complicações em idosos desnutridos.

Foi demonstrado em outra metanálise com 4.790 pacientes idosos desnutridos ou em risco de desnutrição, que o suplemento nutricional oral têm efeito positivo no estado nutricional, com ganho de peso, redução do tempo de permanência hospitalar e redução da mortalidade.

Estudo prospectivo realizado na França, referente ao uso de SNO em população acima de 70 anos e desnutrida, revelou economia média de 195 euros por paciente desnutrido ingerindo suplemento, após um ano de acompanhamento.

Os objetivos da terapia nutricional em geriatria incluem:
- Oferta de energia, proteína e micronutrientes em quantidades suficientes.
- Manutenção ou melhora do estado nutricional.
- Estímulo das funções e atividades, bem como da capacidade de reabilitação.
- Promoção da qualidade de vida.
- Redução das morbidades de mortalidade.

Segundo o Guideline da ESPEN, há forte recomendação para o uso de SNO em idosos, pois além de promover aumento na ingestão de energia, proteína e micronutrientes, promove melhora e/ou manutenção do estado nutricional, como mostra a tabela 28.1.

Quando o SNO é bem indicado e utilizado, a terapia torna-se altamente especializada, contribuindo para tratamento clínico e recuperação e/ou manutenção do estado nutricional do paciente.

Tabela 28.1: Diretrizes da ESPEN para suplementos nutricionais orais e alimentação por sonda em Geriatria.

Tópico	Recomendações	Grau
Indicações	Em idosos fragilizados, use SNO para melhorar ou manter o estado nutricional	A
	Idosos fragilizados podem ser beneficiados com a nutrição por sonda, desde que estejam com seu estado geral estabilizado (não em fases terminais da doença)	B
	Em pacientes geriátricos com disfagia neurológica grave, use nutrição enteral para assegurar o fornecimento de energia e nutrientes e, com isso, manter ou melhorar o estado nutricional	A
	Em pacientes geriátricos depois da fratura do colo do fêmur e cirurgia ortopédica, use SNO para minimizar as complicações	A
	Em idosos com demência, o uso de SNO ou de nutrição por sonda pode levar a melhora do estado nutricional	C
	Em pacientes com demência terminal, não é recomendado o uso de nutrição por sonda	A
	Em pacientes com disfagia, não foi ainda comprovada a prevenção da pneumonia por aspiração com o uso de nutrição por sonda	C
	SNO, particularmente com elevado conteúdo de proteínas, pode reduzir o risco de formação de úlcera por pressão	A
Aplicações	Em pacientes geriátricos com disfagia neurológica grave, a nutrição enteral deve ser iniciada tão logo seja possível	C
	Em pacientes geriátricos com disfagia neurológica, a nutrição enteral deve ser acompanhada de terapia intensiva de deglutição até que seja possível uma ingestão oral segura e eficiente	C
Via	Em pacientes geriátricos com disfagia neurológica, dê preferência à gastrostomia percutânea (GEP), ao invés de sondas enterais para terapia nutricional prolongada, pois a GEP está associada com menor percentual de insucessos terapêuticos e com o estado nutricional satisfatório	A
Tipo de fórmula	Fibras alimentares nas dietas enterais podem contribuir para a normalização das funções intestinais em pacientes idosos	A

BIBLIOGRAFIA

Arnaud-Battandier F, Malvy D, Jeandel C et al. Use of oral supplements in malnourished eldery patients living in the community: a pharmaco-economic study. Clin Nutr 2004; 23(5):1096-103.

Mijares AH, Taberber RR, Triguero MLM et al. Prevalencia de malnutrition entre ancianos institucionalizados en la Comunidad Valenciana. Med Clin 2001; 117(8):289-94.

Milne AC, Potter J, Avenell A. Protein and energy supplementation in elderly people at risk from malnutrition. Cochrane Database Syst Rev 2005; 18(2).

Milnes AC, Avenell A, Potter J. Meta-analysis: protein and energy supplementation in older people. Ann Intern Med 2006; 144(1):37-48.

National Collaborating Centre for Acute Care. Nutrition Support for adults oral nutrition support, enteral tube feeding and parenteral nutritions. Methods, evidences & Guidence. February 2006.

Pritchard C, Duffy S, Edington J, Pang F. Enteral Nutrition and Oral Nutrition Supplements: A Review of the Economics Literature. JPEN 2006; 30(52).

Shima M, Marcílio CS, Nogueira OS. Terapia Nutricional Oral: características, composição e indicação da dieta e suplementos orais. In: Knobel E. Terapia Intensiva: Nutrição. São Paulo: Atheneu; 2005.

Stratton RJ. Summary of a systematic review on oral nutritional supplement use in the community. Proceedings of the Nutrition Society 2000; 59:469-76.

Stratton RJ, Bowyer G, Elia M. Food snacks or liquid oral nutritional supplements as a first line treatment for malnutritionin post-operative patients? Proceeding of the Nutrition Society. 65:4A, 2006.

Stratton RJ, Elia M. Critical, systematic analysis of the use of oral nutrition supplements in the community. Clin Nutr 1999; 18(Suppl 2):29-84.

Venegas E, Soto A, Cózar MV et al. Oral nutritional supplements. Are they useful? Nutr Hosp 2000; 15(Suppl 1):49-57.

Volkert D, Berner YN, Berry et al. ESPEN Guidelines on Enteral Nutrition: Geriatrics. Clinical Nutrition. 2006; 25(2):330-60.

29

Dispositivos em Terapia Nutricional Enteral no Idoso: Implicações para a Prática da Enfermagem

CLAUDIA SATIKO TAKEMURA MATSUBA

INTRODUÇÃO

O envelhecimento é considerado uma das etapas do ciclo evolutivo com inúmeras alterações que podem interferir na qualidade de vida. As mudanças são caracterizadas pelo aumento do tecido adiposo e diminuição da massa magra, refletindo na diminuição do metabolismo basal e consequente alteração na força e mobilidade.

Em decorrência dessas mudanças, há o risco da diminuição do olfato, paladar e visão, interferindo no consumo alimentar e na capacidade de mastigação; com a possibilidade do idoso ter escolhas alimentares que poderão diminuir o valor nutritivo do alimento e, dessa forma, se expor em risco de desnutrição.

Najas e Pereira, 2005, destacam que as causas da perda de peso e desnutrição podem estar relacionadas às doenças consumptivas, doenças do trato digestório, depressão e alterações cognitivas, monotonia alimentar, problemas bucais, efeitos colaterais de medicamentos, fatores sociais como pobreza e/ou problemas de saúde, como infecções.

Sabe-se que o fornecimento de nutrientes ocorre inicialmente por via oral. Essa via poderá também ser prejudicada nas situações em que o indivíduo não pode ou não deseja alimentar-se, como na disfagia ou perda da capacidade funcional, impossibilitando a manutenção das necessidades energéticas.

Nestas condições, torna-se essencial o uso de terapia nutricional, por meio de acessos enterais como sondas ou ostomias, sendo essa a via de escolha por estimular o fluxo mesentérico, a produção de secreção gástrica e a proteção da barreira luminal contra bactérias oportunistas da flora intestinal.

DISPOSITIVOS EM TERAPIA NUTRICIONAL ENTERAL (TNE)

Critérios devem ser estabelecidos para a utilização dos dispositivos em geriatria como, por exemplo, a duração prevista da TNE, o risco de refluxo e broncoaspiração pelo rebaixamento do nível de consciência, suporte terapêutico e antecedentes clínicos, limitações estruturais do trato digestório, tipo de fórmula enteral utilizada e conforto do paciente.

Os dispositivos para TNE podem ser posicionados no estômago, duodeno ou jejuno, conforme as facilidades técnicas, rotinas de administração e condição clínica dos pacientes (tabela 29.1).

Tabela 29.1: Dispositivos para TNE.

Vias	Características
Sonda enteral	– Apresenta calibres de 10 a 12 French e comprimento de 110 a 115cm – É constituída de silicone ou poliuretano – Deve possuir fio-guia e ponta em metal ou tungstênio – Pode apresentar em sua extremidade distal orifícios e na extremidade distal, vias para administração de dieta e medicamentos – Pode ter 2 ou 3 vias
Sonda nasogastrojejunal	– Sonda com calibre para via gástrica de 16 French e via jejunal de 8 a 9 French, conforme fabricante – Possui 3 vias, sendo uma para drenagem gástrica, a segunda para alimentação jejunal e a terceira para descompressão gástrica, caso ocorra a aspiração do conteúdo gástrico de forma manual – A introdução dessa sonda exige endoscopia pelo alto risco de enovelamento se introduzida à beira do leito
Sonda de gastrostomia	– Apresenta calibres variados de 12 a 30 French e comprimento de 30 a 150cm – Pode possuir 2 ou 3 vias, tendo balonete insuflado com água ou não – É denominada gastrostomia inicial ou de reposição – Procedimento realizado cirurgicamente ou por via endoscópica – Tipo de terapia indicada após 4 a 6 semanas de uso de sondas enterais, observando-se a condição clínica do paciente
Sonda jejunal	– Pode apresentar calibre de 8 a 14 French e comprimento de 75cm – Procedimento realizado cirurgicamente ou por endoscopia – Devido ao calibre, deve-se ter cautela quanto ao risco de complicação mecânica, como as obstruções
Sonda gastrojejunal	– Constituída de silicone, possuindo calibres entre 18 a 22 French – É introduzida por via endoscópica em pacientes portadores de gastrostomias, que evoluem com gastroparesia – Dispositivo que permite drenar o estômago pela via gástrica e alimentar o intestino pela via jejunal

Para a efetividade da infusão da dieta e minimização de riscos de perdas de acesso enteral é imprescindível que a equipe de enfermagem tenha conhecimento das características dos diferentes dispositivos utilizados, facilitando a uniformização de cuidados na administração e garantindo, dessa forma, segurança no manuseio e maior longevidade do material (tabela 29.2).

FORMAS DE APRESENTAÇÃO

A forma de apresentação dos frascos para TNE poderá ser aberto ou fechado.

No sistema aberto ocorre a manipulação prévia do produto antes da sua administração, com uso imediato ou segundo recomendações do fabricante. No sistema fechado, a administração será por meio de uma dieta industrializada, acondicionada em recipiente hermeticamente fechado e, frequentemente, possuindo um conector específico para o equipo de infusão.

Os locais de manipulação das dietas enterais podem tornar-se fontes de contaminação, se não forem cumpridas rotinas de higiene e antissepsia. Os processos para

Tabela 29.2: Comparação das características das sondas para TNE.

Características	Sonda de borracha e cloreto de polivinila (PVC)	Sonda de silicone e poliuretano
Material e efeito quanto à Flexibilidade Conforto Orofaringe Esôfago	Limitado Limitado Irritação aumentada Irritação aumentada Diminuída após exposição à secreção digestiva	Reforçado Aumentado Irritação diminuída Irritação diminuída Não afetada pela exposição à secreção digestiva
Facilidade de inserção	Sim	Pode exigir fio-guia para facilitar a inserção
Tamanho da sonda e efeito quanto à Aspiração pulmonar Esfíncter esofágico inferior Oclusão da sonda Facilidade para deglutir Facilidade para checar resíduo gástrico	Grosso calibre Risco aumentado Risco aumentado Risco diminuído Sim (+) por não colabar com a aspiração	Pequeno calibre Risco diminuído Risco diminuído Risco aumentado Não (–) a sonda pode colabar com a aspiração

(+) vantagem; (–) desvantagem.

transferência da dieta de sua embalagem original para os frascos, a reconstituição e a mistura de ingredientes favorecem a contaminação das formulações. Por isso, as áreas distintas de preparo da nutrição enteral e os procedimentos para manipulação devem ser pré-estabelecidos e validados para minimizar os riscos de contaminação.

MÉTODOS DE ADMINISTRAÇÃO

Na TNE, a técnica de administração pode ser contínua, intermitente, *in bolus* ou gravitacional, como exemplificado a seguir.

CONTÍNUA (POR BOMBA DE INFUSÃO)

É a forma utilizada quando não há pausa noturna, durante o período de 24 horas.

Indicação – pacientes criticamente enfermos, nutrição pós-pilórica, intolerância à forma de administração intermitente ou *in bolus*, pacientes em uso de insulinoterapia contínua.

Vantagens/desvantagens – possui a vantagem de ter controle rigoroso pelo uso de bombas de infusão e minimizar o risco de alto resíduo gástrico e aspiração pulmonar. A desvantagem pode ser devido à deambulação restrita, aumento no custo para nutrição enteral domiciliar pelo uso de equipamentos e utensílios e não possibilitar pausa noturna fisiológica.

INTERMITENTE (POR BOMBA DE INFUSÃO OU GRAVITACIONAL)

É a forma de administração que ocorre em intervalos de 2 a 4 horas, considerada forma de infusão mais fisiológica porque simula o padrão habitual da alimentação e facilita o acompanhamento da transição da dieta enteral para dieta por via oral.

Indicação – pacientes com estabilidade hemodinâmica, nutrição enteral domiciliar.

Vantagens/desvantagens – possui a vantagem da flexibilidade da infusão da nutrição enteral e custo mais baixo por utilizar menos equipamentos.

Há desvantagens pelo alto risco de complicações como a aspiração, náuseas, vômitos, dor abdominal, distensão e diarreia e risco de intolerância gastrintestinal pela tentativa de atingir o volume de infusão ideal.

INTERMITENTE (*IN BOLUS*)

Indicação – pacientes com estabilidade hemodinâmica, nutrição enteral domiciliar.

Vantagens/desvantagens – como vantagem possui a facilidade de administração, baixo custo por não necessitar de bombas de infusão e administração por um curto período de tempo (usualmente por um período menor que 15 minutos).

As desvantagens podem ser o alto risco de complicações como a aspiração, náuseas, vômitos, dor abdominal, distensão e diarreia e o risco de intolerância gastrintestinal pela tentativa de atingir o volume de infusão ideal.

INTERMITENTE CÍCLICO (POR BOMBA DE INFUSÃO OU GRAVITACIONAL)

É um método cuja dieta poderá ser administrada em períodos programados, considerando-se a pausa noturna de 6 a 8 horas, simulando a pausa noturna habitual.

Indicação – pacientes clinicamente estáveis, nutrição enteral domiciliar.

Vantagens/desvantagens – possui a vantagem de promover a liberdade física dos equipamentos de infusão no período de 8 a 16 horas/dia e o benefício para transição da nutrição enteral para dieta oral (nutrição enteral à noite e dieta oral durante o dia).

A desvantagem é a necessidade de infusão com alta velocidade por um curto período (8 a 16 horas/dia) e o risco de intolerância gastrintestinal para atingir o volume de infusão ideal.

EQUIPAMENTOS ACESSÓRIOS

Alguns estudos demonstram que o controle gravitacional das dietas enterais por meio de equipos controlados manualmente podem variar a infusão em até 50%, com risco de atraso ou infusão rápida, causando intolerâncias digestivas.

Na TNE, recomenda-se o uso de bombas de infusão (BI) quando a alimentação é espessa e viscosa, na administração da dieta diretamente no duodeno e jejuno e nas situações em que há rigorosidade no gotejamento, procurando evitar sobrecarga de volume ou prejuízo no aporte proteico-calórico por minimização da infusão.

As BI são equipamentos destinados à regular a vazão de líquidos administrados ao paciente sob pressão positiva. Suas indicações são a garantia de uma administração segura, principalmente para grandes volumes, recomendando-se o uso de acordo com a faixa etária e que permitam acurácia, inclusive para baixos volumes de infusão.

Com objetivo de minimizar erros, alguns equipamentos possuem uma programação cíclica de volume sendo fundamentais na terapia nutricional pela natureza hipertônica da solução e pelo volume do fluido.

A segurança do dispositivo permite controlar a vazão das soluções, fornecer alarmes visuais e auditivos para detecção de ar, erro de dose, alterações da pressão do equipo e programação de fluxo e disponibilizar indicador de uso da bateria e de acurácia de recebimento da terapia programada, proteção contra fluxo livre, cálculo de dosagem de fármacos, nível de pressão de oclusão ajustável e mecanismo de proteção da programação.

Estas podem ser classificadas de acordo com o controle (volumétrico e não volumétrico) e mecanismo de infusão (peristáltico, seringa e cassete).

No controle volumétrico, há unidade de volume por unidade de tempo (ml/h), controle de vazão do líquido a ser infundido, sendo independente das características do líquido. No controle não volumétrico, há o número de gotas por unidade de tempo (gotas/min), controle pela quantidade de gotas liberadas e o volume depende do tamanho da gota, do tipo de equipo, da temperatura, da viscosidade e da densidade do líquido.

Quanto ao mecanismo de infusão, o mecanismo peristáltico, que pode ser tipo rotativo ou linear, há o esmagamento do equipo, podendo-se utilizar equipo comum com travamento do rotor. Na bomba de seringa, que é caracterizada por um acionamento do êmbolo da seringa pelo motor de passo com alta redução de velocidade há alta precisão e fluxo contínuo para pequenos volumes (menores que 100ml), sendo indicado para unidades de terapia intensiva pediátrica, pois permite infundir pequenos volumes e com fluxo limitado pelo diâmetro da seringa. A bomba de cassete é caracterizada pelo movimento ao pistão da BI que entra e sai do êmbolo do equipo, com preenchimento e esvaziamento do reservatório, em que uma válvula direciona o fluxo conforme o estágio do ciclo de bombeamento, tem grande precisão, o fluxo é pulsátil tendo-se grande fluxo em pouco tempo, mas necessitando-se de equipo especial.

APLICAÇÃO DE PROTOCOLOS DE ENFERMAGEM E GERENCIAMENTO DA SEGURANÇA NA ADMINISTRAÇÃO DA TERAPIA NUTRICIONAL (TN)

É imprescindível que a equipe de enfermagem certifique-se de que a administração da TN ocorrerá de maneira segura por meio do cumprimento de protocolos e da implantação de gerenciamento de riscos, buscando prevenir eventos adversos.

Um sistema de gerenciamento de risco deve incluir detecção de danos ou quase danos, análise de dados e geração de hipóteses para melhoria, priorização de oportunidades de melhoria com implementação e monitorização da permanência da melhoria.

Na TN é fundamental o treinamento contínuo da equipe de enfermagem, visando padronização na realização das atividades, minimizando complicações, garantindo segurança na administração e promovendo o alcance das necessidades proteico-calóricas.

Os protocolos de enfermagem envolvem as etapas de instalação da dieta enteral, administração, monitoramento e observação da tolerância à terapia, sendo necessário que todos os pontos críticos do procedimento sejam exaustivamente monitorizados.

Na instalação da TN, recomenda-se estabelecer um plano de cuidados baseados em:
– Higienização rigorosa das mãos e desinfecção dos dispositivos.
– Orientação ao paciente e/ou família/cuidador pela necessidade da terapia.
– Fluxograma da instalação correta dos frascos da dieta enteral e/ou nutrição parenteral, aplicando as 5 certezas na administração (paciente certo, hora certa, via certa, fórmula certa, dose certa).
– Posicionamento correto do paciente, mantendo a cabeceira do leito entre 30 a 45º de elevação durante a infusão da dieta, minimizando risco de refluxo e consequente broncoaspiração.
– Controle do posicionamento das sondas enterais ou sondas de gastrostomias pela numeração em sua extensão ou demarcação específica do fabricante.
– Reforço da fixação dos dispositivos por meio de fitas adesivas hipoalergênicas ou àquelas disponíveis no mercado para uso apropriado, evitando a perda acidental ou exteriorização espontânea.
– Calibração das bombas infusoras, dando preferência para equipamentos específicos para cada terapia, minimizando riscos de desconexão de cateteres e/ou equipos.

Durante a administração da TN é imprescindível que a equipe de enfermagem participe do estabelecimento de rotinas e cumprimento das atividades como:
– Manutenção da patência das sondas enterais e sondas de gastrostomias.
– Troca periódica dos equipos, cânulas e extensores, em consenso com a Comissão de Controle da Infecção Hospitalar (CCIH) da instituição.
– Controle e anotação frequente da infusão das soluções, permitindo acompanhamento e detecção de volumes superiores ou inferiores ao prescrito, preferencialmente por meio de bombas infusoras.
– Comunicação efetiva por meio de orientações ao paciente, familiar e/ou cuidador sobre a evolução da TN e preparo para alta domiciliar.
– Verificação periódica das medidas antropométricas como peso e estatura.
– Preparo correto dos medicamentos pela sonda enteral, utilizando preferencialmente medicamentos na apresentação líquida como xaropes e gotas.
– Elaboração de protocolos para redução de interações, como a proibição da adição de medicamentos ao frasco da dieta enteral ou preparo simultâneo de vários medicamentos num único recipiente.
– Implantação de protocolos que impeçam uso de "adaptações", que possam expôr em risco de desconexão acidental dos cateteres.
– Recomendação para uso específico de equipos com coloração diferenciada e extremidade distal que impeça uso em cateteres intravenosos.
– Utilização de instrumentos que permitam garantir a instalação correta da TNE.
– Monitoramento rigoroso da pele ao redor de sondas de gastrostomia, minimizando riscos de extravazamento de secreções ou infecções.

– Manipulação correta das vias da sondas de gastrostomia, evitando riscos de insuflação em via do balonete e consequente rompimento do mesmo.
– Notificação frequente dos eventos adversos e implantação de planos de ação com estratégias de melhorias.
– Implantação de indicadores de qualidade permitindo acompanhar índice de perdas de acesso enteral, de infusão da dieta enteral infundida e índice de meta calórica, por exemplo.

A progressão da terapia faz parte da etapa seguinte à administração. É fundamental que o enfermeiro juntamente com os demais membros da equipe multidisciplinar de terapia nutricional (EMNT), também avalie os efeitos da dieta enteral por meio do exame físico, observando o turgor da pele e mucosas, débito urinário e alteração do peso; sintomas de intolerância digestiva como náuseas, vômitos, distensão abdominal e/ou diarreia e adesão do paciente e/ou família à esta terapia.

Outro ponto de destaque para a efetividade da terapia é a comunicação e a interface entre os demais membros da equipe transdisciplinar, como, por exemplo, a equipe de fisioterapia nas situações de aspiração de vias aéreas ou tubo endotraqueal, a equipe de fonoaudiologia em casos de disfagia e suspeita de broncoaspiração e até mesmo, o setor de farmácia para esclarecimento de dúvidas quanto às apresentações farmacêuticas, procurando reduzir intercorrências e obter a infusão programada.

Essa terapia exige do enfermeiro comprometimento e capacitação visando garantir a eficácia e a segurança aos pacientes. É necessário a aplicação de conhecimento teórico e prático, procurando aplicar as teorias de enfermagem e as ciências biológicas e físicas, a fim de justificar sua tomada de decisões, seu julgamento e ações.

Aliado ao conhecimento científico e prática assistencial, acredita-se que o estabelecimento de um plano de cuidados sistematizado com monitorização frequente e alta tecnologia possa ser considerado uma das estratégias para a disseminação da segurança do paciente e da equipe de saúde.

BIBLIOGRAFIA

Bates CJ, Benton D, Biesalski HK et al. Nutrition and aging: a consensus statement. J Nutr Health Aging 2002;6:103-16.

Bosquetti R, Matsuba CST. Papel da enfermagem na terapia nutricional enteral. In: Magnoni D, Cukier C. Nutrição na insuficiência cardíaca. São Paulo: Sarvier; 2002. p. 173-7.

BRASIL, Ministério da Saúde. Secretaria da Vigilância Sanitária. Resolução da Diretoria Colegiada – RCD Nº 63, de 6 de julho de 2000. Regulamento Técnico para a Terapia de Nutrição Enteral. Diário Oficial da União, Brasília, 7 junho 2000.

Ferreira NMLA, Marassi RP. Avaliando condutas na preservação da infusão venosa no doente hospitalizado. Rev Prática Hospitalar. São Paulo. 2005; 7(39):67-74.

Magnoni D, Cukier C. Perguntas e Respostas em Nutrição Clínica. 2 ed. Roca: São Paulo, 2004.

Magnuson BL, Clifford TM, Hoskins LA, Bernard AC. Enteral Nutrition and drug administration, interactions, and complications. Nutr Clin Pract 2005; 20:618.

Matsuba CST, Gutiérrez MGR, Whitaker IY. Development and evaluation of standardized protocol to prevent nasoenteral tube obstruction in cardiac patients requiring enteral nutrition with restricted fluid volumes. J Clin Nursing 2007;16:1872-7.

Matsuba CST, Magnoni D. Enfermagem em Terapia Nutricional. Sarvier: São Paulo; 2009.

Najas MJ, Pereira FAI. Nutrição em gerontologia. In: Tratado de Geriatria e Gerontologia. 2 ed. Guanabara Koogan: Rio de Janeiro; 2005. p. 1180-7.

Pearce CB, Duncan HD. Enteral feeding. Nasogastric, nasojejunal, percutaneous endoscopic gastrostomy, or jejunostomy: its indications and limitations. Postgrad Med J 2002;78:198-204.

Sahyoun N. Usefulness of nutrition screening of the elderly. Nutr Clin Care 1999;2:155-63.

Serpa LF, Kimura M, Faintuch J, Cecconello I. Effects of continnuous versus bolus infusion of enteral nutrition in critical patients. Rev Hosp Clin 2003;58:9-14.

Sobotka L Bases da nutrição clínica. Rio de Janeiro: Rubio; 2008.

Stroud M, Duncan H, Nightingale J. Guidelines for enteral feeding in adult hospital patients. Gut 2003;52(Suppl 7):vii1-vii12.

Williams TA, Leslie GD. A review of the nursing care of enteral feeding tubes in criticallh ill adults: part II. Intens Crit Nursing 2005;21:5-15.

Feldman LB. Gestão de Risco e Segurança Hospitalar. São Paulo: Martinari; 2008.

30

Terapia Nutricional Parenteral

ANDRÉ GUERRA DE ALMEIDA
DANIEL MAGNONI
CELSO CUKIER

INTRODUÇÃO

A terapia nutricional parenteral (TNP) é o método de suporte nutricional em que uma solução estéril de nutrientes, balanceada de acordo com suas necessidades fisiológicas e doença de base, é infundida por via intravenosa, de forma que o trato digestório é excluído do processo.

Considerações quanto às modificações fisiológicas do envelhecimento como reduções do débito cardíaco, da capacidade pulmonar e da função renal, deverão ser criteriosamente avaliadas durante a formulação ou a escolha da TNP.

As portarias publicadas pelo Ministério da Saúde, Secretaria da Vigilância Sanitária (272, de 8 de abril de 1998, e 337, de 14 de abril de 1999), tornaram obrigatória a constituição de equipes multiprofissionais, formadas por membros com reconhecida formação específica e conhecimentos técnicos adequados, constituído por médico, enfermeiro, farmacêutico e nutricionista.

TIPOS DE TERAPIA NUTRICIONAL PARENTERAL

Pode ser subdividida em nutrição parenteral periférica (NPP), suporte nutricional em que a solução de nutrientes é administrada por veias periféricas. É geralmente utilizada em curtos períodos (7 a 10 dias), não atingindo por completo as necessidades nutricionais do paciente, uma vez que as veias periféricas não toleram soluções hipertônicas. A quantidade de calorias infundidas normalmente variam de 1.000 a 1.500kcal/dia. A osmolaridade de uma NPP não deve exceder 700mOsm/l (com uma concentração final de dextrose ≤ 15%), para evitar tromboflebite grave e esclerose da veia periférica.

O segundo tipo de TNP é a chamada nutrição parenteral total (NPT), suporte nutricional em que a solução parenteral é administrada em veia central. É usualmente indicada quando há necessidade de oferta maior do que 7 a 10 dias, porém com a possibilidade de oferecer oferta protéico-calórica completa para o paciente. A osmolaridade da NPT é geralmente superior a 1.000mOsm/l.

INDICAÇÕES DA TERAPIA NUTRICIONAL PARENTERAL

A principal indicação da TNP é a oferta das necessidades nutricionais e metabólicas para pacientes que não podem se alimentar adequadamente por via oral ou enteral. Portanto sua indicação está relacionada à indisponibilidade do trato digestório por disfunção, oclusão, ou quando esta condição se prolongue por um período superior a 7 dias.

É fundamental a avaliação médica nutricional para análise de variáveis que podem determinar o início da TNP, como a necessidade de antecipação (nutrição parenteral precoce), requerimento calórico e protéico, limitação da infusão hídrica, acesso venoso disponível.

Indicações específicas

- Vômitos incoercíveis ou intratáveis.
- Diarréia grave de difícil controle.
- Mucosite ou esofagite (quimioterapia).
- Íleo paralítico/grandes cirurgias abdominais.
- Obstrução intestinal completa.
- Repouso intestinal/fístulas êntero-cutâneas de alto débito.
- Peritonite.
- Síndrome do intestino curto.
- Má absorção grave.
- Pré-operatório no qual a cirurgia não possa ser adiada e o paciente encontra-se com desnutrição grave.

CONTRAINDICAÇÕES À TERAPIA NUTRICIONAL PARENTERAL

A TNP é contraindicada em casos de pacientes que se encontram hemodinamicamente instáveis (choque hipovolêmico, cardiogênico ou séptico), pacientes em edema agudo dos pulmões, anúria sem diálise ou que apresentem graves distúrbios acidobásicos e eletrolíticos.

O uso de TNP é controverso em doença terminal, devendo ser analisado individualmente caso a caso.

ACESSO VENOSO

Para a infusão da TNP dá-se preferência a cateteres que se dirijam para a veia cava superior (veia jugular interna e subclávia), sendo necessário confirmar sua locação por radiografia de tórax antes de sua utilização. A veia cava inferior (veia femoral) deve ser evitada pelo maior risco de infecção.

O acesso venoso deve ser de preferência de via exclusiva para TNP. Contudo, cateteres com múltiplos lúmenes apresentam maior taxa de infecção que o mono lúmen.

O cateter de TNP não deve ser utilizado para monitorização da pressão venosa central, infusão de hemoderivados ou drogas vasoativas.

Tipos de cateteres e acessos

Podem ser de curta ou longa permanência. Os cateteres de curta permanência são obtidos por punção percutânea em veia central ou periférica, com anestesia local à beira do leito. Os cateteres de longa permanência são implantados cirurgicamente, por meio de cateterização venosa central tuneliizado pelo subcutâneo ou com porta de infusão implantável. Pode também ser obtido por cateter central inserido perifericamente (PIC), podendo ser feito à beira do leito. Geralmente, é recomendado para terapia intravenosa por mais de quatro semanas ou com múltiplas sessões de terapia intravenosa intermitente, podendo estas serem realizadas em regime de nutrição parenteral domiciliar, considerando a possibilidade de assistência em casa.

PRESCRIÇÃO DA NUTRIÇÃO PARENTERAL

O médico é responsável pela prescrição da nutrição parenteral.

A prescrição deve contemplar o tipo, a quantidade dos nutrientes e as ofertas extraordinárias, de acordo com o estado mórbido, estado nutricional, atendendo aos requerimentos nutricionais dos pacientes.

As prescrições são individualizadas para cada paciente, de acordo com o estado mórbido específico, necessidade eletrolítica ou instabilidade metabólica e devem ser reavaliadas a cada 24 horas. Muitas instituições têm soluções padronizadas que oferecem combinações de carboidratos, proteínas e lipídios, projetadas para situações clínicas específicas, adaptadas e limitadas a pacientes clinicamente estáveis.

Toda prescrição médica deve ser avaliada pelo farmacêutico quanto à viabilidade técnica de seu preparo e a compatibilidade físico-química de seus componentes e suas concentrações máximas antes de iniciar a manipulação. Qualquer alteração na prescrição que se fizer necessária, em função da avaliação farmacêutica, deve ser discutida com o médico responsável.

NECESSIDADES CALÓRICAS

O gasto energético em indivíduos idosos provavelmente é menor do que em jovens, possivelmente, pela diminuição da atividade física. Idosos têm atividade física menor e a capacidade máxima de realização e exercícios reduz-se 10% a cada década entre 25 e 65 anos. A diminuição da energia gasta em repouso é de aproximadamente 1 a 2% por década em adultos de 20 a 75 anos, podendo estimar a taxa metabólica por meio da fórmula (kcal/m^2/h) = 37 – ([idade (anos) – 20]/10). Entretanto, pela dificuldade de movimentação, podem despender mais energia para sua realização, levando a crer que a diminuição da atividade física e do consumo de oxigênio sejam importantes na redução do gasto energético.

O $\dot{V}O_2$ é o melhor índice do gasto energético total em indivíduos idosos. Contudo, não se deve esquecer que existe, na ausência de doenças, uma grande variabilidade individual no gasto energético total. Entre 20 e 50 anos a média da população aumenta de peso corpóreo, principalmente pelo acúmulo de gordura. A situação fica estável até os 65 anos, após os quais há uma tendência à perda de peso pela redução da massa magra e tecido adiposo.

O gasto energético em idosos também pode ser mensurado por meio das equações de Harris-Benedict:

Homens: TMB = 66,473 + (13,7516 × P*) + (5,003 × A*) – (6,775 × I*)

Mulheres: TMB = 655,0955 + (9,5634 × P*) + (1,8496 × A*) – (4,6756 × I*)

*P = Peso em kg   *I = Idade em anos   *A = Altura em cm

De um modo geral as necessidades nutricionais para o suprimento calórico dos pacientes idosos geralmente estão entre 20 a 25kcal/kg/dia.

Os pacientes idosos toleram cargas menores de fluidos e nutrientes em relação aos jovens, portanto a infusão da nutrição parenteral deve ser iniciada em uma proporção menor, a fim de fornecer cerca de 50% do gasto calórico calculado inicialmente e aumentar a infusão progressivamente até atingir suas necessidades totais.

NUTRIENTES

Aminoácidos (aa) – são disponíveis em concentrações de 5 a 15% e são compostos de 40 a 50% de aminoácidos essenciais e 50 a 60% de aminoácidos não essenciais. Os aminoácidos fornecem 4kcal/g. Geralmente estas calorias não são incluídas como parte da energia total ou calorias não protéicas, uma vez admitido que aminoácidos serão incorporados nas proteínas em vez de catabolizados para obtenção de energia. As necessidades protéicas são similares aos pacientes jovens, mas deve-se ter um cuidado especial com a função renal do paciente idoso. Em indivíduos saudáveis deve-se manter a restrição de ingesta protéica de 0,8g/kg/dia, podendo ser aumentada em situações de estresse de 1 a 1,5g/kg/dia para a maioria dos idosos hospitalizados, devendo ser ajustada em pacientes com insuficiência renal ou hepática. Por volta de 16% do peso dos aminoácidos corresponde ao nitrogênio. A proporção kcal não protéica/nitrogênio é variável, sendo geralmente suficiente a proporção 150:1 para pacientes estáveis. Estudos mostraram em modelos animais que o suplemento de glutamina pode melhorar a função imunológica, reduzir translocação bacteriana e estimular imunoglobulinas excretoras, porém seus produtos de degradação são potencialmente hepatotóxicos.

Glicose – a glicose mono-hidratada (dextrose) é a fonte de carboidrato da TNP. São obtidas em concentrações de 50 a 70%. A dextrose fornece 3,4kcal/g. Pode ser usada como única fonte energética ou associada a diferentes combinações de emulsões lipídicas. Os riscos associados à administração de glicose isolada são: hiper ou hipoglicemia, desidratação hiperosmolar, hipofosfatemia e deficiência de ácidos graxos essenciais. Outros problemas associados à infusão excessiva de glicose são: infiltração gordurosa no fígado, produção aumentada de dióxido de carbono e elevação da excreção de catecolaminas. A taxa de infusão de dextrose deve ser, no máximo, 4mg/kg/min, taxa máxima na qual o organismo metaboliza a glicose independente da idade do paciente. Os pacientes idosos têm maior tendência a desenvolver hiperglicemia devido a mudanças no metabolismo dos carboidratos com o avançar da idade, acompanhado de diminuição da tolerância à glicose e redução da sensibilidade à insulina, portanto, os níveis de glicemia devem ser monitorados por meio de fitas reagentes periodicamente e, caso ocorra hiperglicemia, esta deverá ser corrigida com insulina regular, podendo ser adicionada à solução parenteral.

Lipídios – os lipídios para TNP são emulsões do tipo óleo em água (O/A) que geralmente utilizam óleo de soja ou azeite de oliva. As emulsões lipídicas fornecem 9kcal/g. São utilizadas a fim de evitar deficiência de ácidos graxos essenciais e oferecem uma fonte de calorias não protéicas, podendo suprir até 30% das calorias não protéicas. São disponíveis em concentrações de 10, 20 e 30%. As emulsões lipídicas podem conter triglicérides de cadeia longa (TCL) ou combinações triglicérides cadeia longa com triglicérides cadeia média (TCL/TCM). Pacientes em uso de soluções com emulsões lipídicas apresentam menor hiperglicemia, menor nível sérico de insulina, menor risco de hepatotoxicidade, em comparação à glicose como única fonte de energia. A quantidade de lipídios oferecida deve ser limitada a 1g/kg/dia. Existem estudos que associam a infusão aumentada de lipídios com disfunção de granulócitos, leucócitos, neutrófilos, fagócitos e menor produção de células T4-T8. As emulsões lipídicas devem ser criteriosamente utilizadas em pacientes idosos dislipidêmicos, portadores de aterosclerose ou de pancreatite aguda.

Eletrólitos – os eletrólitos infundidos na TNP podem ser: cálcio, magnésio, fósforo, acetato, cloreto, potássio e sódio. A forma e quantidade de cada eletrólito adicionado são escolhidas conforme o estado metabólico, perdas hídricas não renais, função renal, balanço hidroeletrolítico e acidobásico e a necessidade de reposição de déficits. Quanto maior a concentração de cálcio e fósforo, maior a possibilidade de precipitação de sais de cálcio. Concentrações de 15mEq de íon cálcio e 30mEq de íons fosfato por litro de NP são as maiores que se podem usar sem formação de precipitados. A solubilidade de fosfato de cálcio é afetada pelo pH; quanto mais alto o pH, menor a solubilidade.

Oligoelementos – a maioria dos oligoelementos, também chamados elementos-traço, são cátions bivalentes (cobre, zinco, manganês) e trivalente (cromo), que podem participar de várias reações: floculação com lipídios, degradação das vitaminas (oxidorredução) e formação de complexos com aminoácidos.

Vitaminas – as necessidades de vitaminas na TNP são baseadas nas recomendações da *American Medical Association*. Geralmente a recomendação de vitaminas para os indivíduos idosos é a mesma para os adultos. As necessidades de vitaminas lipossolúveis podem estar aumentadas em doenças agudas, infecções, balanço nitrogenado negativo, adsorção de vitaminas à sonda e o uso de gordura como fonte calórica. Pacientes renais podem requerer dosagem suplementar de vitaminas A e D. As necessidades de vitaminas hidrossolúveis podem estar aumentadas em casos de desnutrição, infecção, ressecção do trato digestório e perdas excessivas por feridas ou fístulas.

MONITORIZAÇÃO METABÓLICA E NUTRICIONAL DA TNP

Testes laboratoriais seriados devem ser realizados para o controle metabólico e evitar possíveis complicações da TNP, como desequilíbrios hidroeletrolíticos, hiper ou hipoglicemia, alterações hepáticas e no clareamento de triglicérides. Pacientes graves, devido a doenças cardiovasculares, respiratórias ou metabólicas, necessitam de medidas periódicas da tensão arterial, pressão venosa central e gasometria e pH sanguíneo.

O balanço nitrogenado avalia a adequação da oferta protéica e deve ser realizado semanalmente. Determinação sérica de albumina, transferrina, pré-albumina ou proteína carreadora de retinol avalia o estado protéico visceral para ajuste da TNP. O índice creatinina-altura também pode ser usado para avaliar e monitorar o estado protéico somático durante a TNP.

CONTROLE, ACONDICIONAMENTO E ROTULAGEM

Os profissionais que atuam nesta área devem estar atentos e aptos a resolver problemas de incompatibilidade, estabilidade, esterilidade das soluções, para garantir segurança e eficácia da terapêutica nutricional. Nas soluções preparadas são efetuados controles físicos: pesagem, controle de partículas, fissuras do recipiente, pH, além de controles químicos e microbiológicos. Ainda são retiradas amostras-memória utilizada para determinação da concentração dos diversos componentes, controle microbiológico, esterilidade e apirogenia.

As soluções parenterais devem ser acondicionadas em recipientes atóxicos, que tenham compatibilidade físico-química com a composição da formulação. O acondicionamento deverá manter a esterilidade, a apirogenicidade do produto durante a conservação, transporte e administração. A conservação das soluções, antes da aplicação no paciente, deve ser feita em temperatura entre 2°C e 8°C, em geladeira exclusiva para este fim. A temperatura para o transporte deve ser mantida na faixa de 2°C a 20°C e o tempo de transporte não deve ultrapassar 12 horas. O acondicionamento deve garantir proteção contra intempéries e incidência direta da luz solar.

O rótulo deve seguir diretrizes estabelecidas e padronizadas, devendo conter a identificação clara do nome do paciente, número do leito, número do prontuário, composição qualitativa e quantitativa da solução, mencionando todos os componentes, osmolaridade, volume total, velocidade de infusão, via de acesso, data e hora de preparo, prazo de validade, condições de temperatura para conservação, transporte e nome do farmacêutico responsável e demais informações legais e específicas para assegurar a utilização da nutrição sob garantias da possibilidade de seu rastreamento por meio de números-controle.

BIBLIOGRAFIA

Allison SP. Cost–effectivenes of nutricional suportin the elderly. Proc Nutr Soc 1995; 54:693-9.

Allison SP. Outcomes from nutritional support in the enderly. Nutrition 1998; 14:479-80.

Andres R, Tobin JD. Aging and disposition of glucose. Adv Exp Med Biol 1975; 61:239-49.

Buskirk ER, Hodgson JL. Age and aerobic power: The rate of change in men and women. Fed Proc 1987; 46:1824-9.

Butterfield WJH, Keen H, Whichelow MJ. Renal glucose threshold variations with age. BMJ 1967; 4:505-7.

Chandra RK. Effect of vitamin and trace-element supplementation on immune responses and infection in the elderly subjects. Lancet 1992; 340:1124-7.

Clevenger FW, Rodriguez DJ, Demarest GB et al. Protein and energy tolerance by stressed elderly patients. J Surg Res 1992; 52:135-9.

Dehn MM, Bruce RA. Longitudinal variations in maximal oxygen intake with age activity. J Appl Physiol 1992; 33:805-7.

Department of Health and Social Security – A Nutrition Survey of the Elederly. Reports on Health and Social Subjects. Report No. 16. London, HMSO, 1979.

Desai D, March RJ, Watters JM. Hyperglycemia following trauma increases with age. J Trauma 1989; 29:719-23.

Fiaratone MA, Oneill EF, Ryan ND et al. Exercise training and nutritional supplementation for physical frailty in very elderly people. N Engl J Med 1994; 330:1769-75.

Howard L, Hassan N. Home parenteral nutrition. 25 years later. Gastroenterol Clin North Am 1998; 27:481-512.

Jeevanandam M, Rammias L, Shamos RF, Schiller WR. Decreased growth hormone levels in the catabolic phase of severe injury. Surgery 1992; 111:495-502.

Lipschitz DA. Nutrition and health in the elderly. Curr Opin Gastroenterol 1991; 7:277-83.

Master AM, Lasser RP, Beckman G. Tables of average weigth and height of Americans aged 65 to 94 years. JAMA 1960; 172:658-62.

McGandy RB, Barrows CH Jr, Spanias A et al. Nutrient intakes and energy expenditure in men of different ages. J Gerontol 1996; 21:587.

Meneilly GS Elahi D, Minaker KL et al. Impairment of monoinsulin-mediated glucose disposal in the elderly. J Clin Endocrinol Metab 1989; 63:566-71.

Mertz W. Trace elements I the elderly. Nutrition 1996; 12:549-50.

Mowe M, Bohmer T, Kindt E. Reduced nutritional status in an elderly population (>70 years) is propable before disease and possibly contributes to the development of disease. Am J Clin Nutr 1994; 59:317-24.

Potter J, Langhorne P, Roberts M. Routine protein energy supplementation in adults: Systematic review. BMJ 1998; 317:495-501.

Prasad AS, Fitzgerald JT, Hess JW et al. Zinc deficiency in elderly patients. Nutrition 1993; 9:218-24.

Rolandelli RH, Ullrich JR. Nutritional support in the frail elderly surgical patient. Surg Clin North Am 1994; 74:79-92.

Rowe JW, Minaker KL, Pallotta JA, Flier JS. Characterization of the insulin resistance of aging. J Clin Invest 1983; 71:1581-7.

Russell RM. Micronutrient requirements of the elderly. Nutr Rev 1992; 50:463-6.

Sacks G, Dearman K, Replogle B, Canada T. Evaluation of malnutrition with Subjective Global Assessment in geriatric longterm care facility patients. JPEN 1998; 22:S11.

Scheeen AJ, Sturis J, Polonsky KS, Van Cauter E. Alterations in the ultradian oscillations of insulin secretion and plasma glucose in aging. Diabetologia 1996; 39:564-72.

Sullivan DH, Moriarty MS, Chernoff R, Lipschitz DA. Patterns of care: An analysis of the quality of nutritional care routinely provided to elderly hospitalized veterans. JPEN J Parenter Enteral Nutr 1989; 13:249-54.

Tzankoff SP, Norris AH. Effect of muscle mass decrease on eage-related BMR changes. J Appl Physiol 1977; 43:1001-6.